EL CONTROL DE TU
ESTADO DE ÁNIMO

EL CONTROL DE TU ESTADO DE ÁNIMO

SEGUNDA EDICIÓN

Cambia lo que sientes, cambiando cómo piensas

Traducción de Genís Sánchez Barberán

DENNIS GREENBERGER
CHRISTINE A. PADESKY

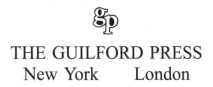

THE GUILFORD PRESS
New York   London

Título original: *Mind Over Mood, Second Edition: Change How You Feel by Changing the Way You Think*, de Dennis Greenberger y Christine A. Padesky
Publicado en inglés por The Guilford Press, a Division of Guilford Publications, Inc.

Traducción de Genís Sánchez Barberán

El último dígito es el número de impresión: 9 8 7 6 5 4 3 2 1

Fotocomposición: Víctor Igual, S. L.

Este libro está impreso en papel libre de ácido.

Impreso en los Estados Unidos de América – *Printed in the United States of America*

Library of Congress Cataloging-in-Publication Data

Names: Greenberger, Dennis. | Padesky, Christine A.
Title: El control de tu estado de ánimo : cambia lo que sientes, cambiando
   cómo piensas / Dennis Greenberger and Christine A. Padesky.
Other titles: Mind over mood. Spanish
Description: Segunda edición. | New York, NY : The Guilford Press, [2016] |
   In Spanish. | Includes bibliographical references and index.
Identifiers: LCCN 2016035417 | ISBN 9781462527908 (pbk. : alk. paper)
Subjects: LCSH: Cognitive therapy—Popular works. | Affective
   disorders—Treatment.
Classification: LCC RC489.C63 G7418 2016 | DDC 616.89/1425—dc23
LC record available at *https://lccn.loc.gov/2016035417*

SUMARIO

Rara vez aparece un libro que pueda cambiar nuestra vida, y *El control de tu estado de ánimo* es uno de estos libros. Greenberger y Padesky han destilado el saber y la ciencia de la psicoterapia y han escrito un manual para el cambio fácil de entender. En su primera edición, este libro lo han leído, releído y recomendado terapeutas, pacientes y personas que deseaban mejorar sus vidas.

Cuando empecé a desarrollar la terapia cognitiva a finales de los años cincuenta, no sabía que llegaría a ser una de las psicoterapias más eficaces y más practicadas del mundo. Al principio fue una terapia ideada para ayudar a las personas afectadas de depresión. Los resultados positivos del tratamiento de este trastorno suscitaron un gran interés en la terapia cognitiva. Hoy en día es el método de psicoterapia que crece con más rapidez, en gran medida porque ha demostrado ser eficaz y rápido en numerosos estudios controlados.

La terapia cognitiva se ha utilizado con éxito para ayudar a pacientes de depresión, trastorno de pánico (o crisis de angustia), fobias, ansiedad, ira, trastornos relacionados con el estrés, problemas de relación, consumo de alcohol y otras sustancias, trastornos de la alimentación, psicosis y muchos otros problemas que llevan a una persona a la consulta de un psicoterapeuta. Este libro enseña al lector los principios básicos que han hecho de la terapia cognitiva un tratamiento eficaz para estos problemas.

El control de tu estado de ánimo ha marcado un hito en la evolución de la terapia cognitiva. Sus aspectos prácticos nunca se habían explicado de manera tan clara y detallada para el público no especializado. Greenberger y Padesky nos ofrecen preguntas guía, consejos, recordatorios y formularios que han desarrollado en su práctica clínica; estos materiales pueden servir como vehículo y como hoja de ruta para las personas que deseen hacer cambios fundamentales en su vida. Es un libro especial y poco común que se puede utilizar como manual de autoayuda o como complemento de una terapia. También se ha usado para enseñar a aplicar con eficacia la terapia cognitiva a graduados en los campos de la salud mental y a residentes en psiquiatría. Es poco frecuente que un mismo libro sirva de autoayuda y que sus importantes principios se estudien en los niveles más elevados de formación. *El control de tu estado de ánimo* es uno de los libros más vendidos sobre terapia cognitiva y se ha traducido a más de veintidós idiomas.

Me complace ver que esta segunda edición de *El control de tu estado de ánimo* amplía los apartados dedicados a la terapia cognitiva en el tratamiento de la ansiedad, reflejando los avances en este campo desde que se publicó la primera edición. La nueva edición también incluye apartados sobre *mindfulness*, aceptación, perdón, gratitud y psicología positiva. Los lectores aprenderán a incorporar estos principios al modelo de la terapia cognitiva con el fin de reducir el sufrimiento de sus clientes y aumentar su felicidad.

Greenberger y Padesky han sido estudiantes, colegas y amigos durante muchos años. Su combinación única de talento, experiencia y educación los ha ayudado a crear este libro. Dennis Greenberger ha sido pionero en la aplicación de la terapia cognitiva al tratamiento ambulatorio y hospitalario. Su trabajo se ha centrado en el desarrollo de programas de tratamiento muy eficaces basados en la investigación en el campo de la psicoterapia. También es fundador y director del Anxiety and Depression Center, un centro especializado en terapia cognitiva con sede en Newport Beach, California. Este centro es un modelo de terapia cognitiva aplicada con calidez y compasión, y con una base empírica, a niños, adolescentes y adultos. Además de dirigir este centro, el doctor Greenberger ofrece formación y supervisión a residentes de psiquiatría, graduados en psicología y otros profesionales de la salud que desean adquirir y perfeccionar las técnicas de la terapia cognitiva. El doctor Greenberger también ha sido presidente de la Academy of Cognitive Therapy, una organización de la que soy fundador y que certifica la capacidad de los psicoterapeutas cognitivos.

Desde 1982, Christine A. Padesky y yo hemos trabajado juntos enseñando terapia cognitiva a miles de terapeutas de todo el mundo. Tras centenares de horas de conversaciones entre los dos, Christine entiende la terapia cognitiva mejor que cualquier otro terapeuta. He observado y admirado su calidez, su claridad y su concentración en la relación que mantiene con los clientes. En 1983 fundó el Center for Cognitive Therapy, un importante centro internacional de formación en terapia cognitiva para terapeutas, que hoy tiene su sede en Huntington Beach, California. Ha formado personalmente a más de 45.000 terapeutas de veintidós países. Es muy respetada por sus colegas y ha ganado premios a nivel nacional e internacional por sus muchas contribuciones originales a este campo. Dos de sus primeras contribuciones fueron el desarrollo del modelo de cinco componentes para entender la ansiedad y el registro de pensamientos de siete columnas. Los lectores de este libro se han beneficiado y se beneficiarán de aplicar estos métodos a sus propios problemas. Christine posee el título Distinguished Founding Fellow de la Academy of Cognitive Therapy, y asesora a terapeutas, clínicas, centros de psiquiatría forense y programas de formación en el ámbito internacional.

La capacidad y la experiencia de Greenberger y Padesky como terapeutas, innovadores y formadores cristalizan en este libro ejemplar. De la misma manera que *Cognitive Therapy of Depression*, que escribí junto con John Rush, Brian Shaw y Gary Emery (Nueva York, Guilford Press, 1979), revolucionó la manera de hacer terapia, *El control de tu estado de ánimo* marca la pauta para aplicar la terapia cognitiva. Sus claras instrucciones ayudarán a terapeutas y lectores a seguir con más fidelidad los principios establecidos de esta terapia y, en consecuencia, los ayudarán a mejorar la calidad de su terapia y de su vida. *El control de tu estado de ánimo* es una herramienta eficaz que pone la terapia cognitiva en manos del lector.

Dr. Aaron T. Beck
Profesor emérito de psiquiatría de la Universidad de Pensilvania
Presidente emérito del Beck Institute for Cognitive Behavior Therapy

AGRADECIMIENTOS

Estamos en deuda con Aaron T. Beck por su papel pionero en el desarrollo de la terapia cognitiva. Su trabajo es la base y la inspiración de *El control de tu estado de ánimo*. Como consejero, colega y amigo, ha contribuido a definir nuestra carrera como psicólogos. Ha respaldado activamente este proyecto y nos ha ofrecido ideas cruciales para mejorar el valor del libro. Esperamos que esta segunda edición de *El control de tu estado de ánimo* sea coherente con su visión de la terapia cognitiva conductual y ofrezca una guía clara para que las personas se puedan ayudar a sí mismas, un compromiso fundamental de su trabajo que nos ha transmitido.

Kathleen A. Mooney ha revisado las versiones iniciales del libro y nos ha dado sugerencias para cada capítulo. Su amable honestidad, su interminable entusiasmo y su creatividad como terapeuta cognitiva, además de su experiencia en el diseño gráfico y editorial, han mejorado de manera sustancial el contenido y el formato del libro. Fue ella quien recomendó la inclusión de consejos útiles y recordatorios, y también se ha encargado de diseñar los iconos que facilitan su búsqueda. Las ideas que ha aportado en cada etapa han hecho que este libro sea mejor.

Nuestro editora en The Guilford Press, Kitty Moore, ha apoyado siempre *El control de tu estado de ánimo* y ha sido un estímulo para nosotros. En realidad, todas las personas con las que hemos trabajado en Guilford han reflejado con su constancia la profesionalidad, la inteligencia y la integridad que hacen de ella una editorial puntera en el campo de la salud mental. Hacemos extensivo este agradecimiento a nuestro editor, Seymour Weingarten, por compartir nuestra visión.

Las sugerencias de Rose Mooney para un borrador inicial de la primera edición nos hicieron reestructurar varios capítulos del libro para mejorar su legibilidad. Rose representó al lector reflexivo ideal mientras escribíamos el texto.

La comunidad de la terapia cognitiva conductual ha contribuido a este libro de incontables maneras. Damos las gracias a todos los investigadores del mundo que se esfuerzan por aprender lo que pueden hacer las personas para liberarse de las garras de los estados de ánimo negativos. Vaya nuestra gratitud a los miles de terapeutas que adoptaron con entusiasmo la primera edición del libro y la utilizaron con sus clientes con tanta creatividad. Muchos de estos terapeutas nos han ofrecido con generosidad sus ideas para mejorar *El control de tu estado de ánimo*. Nos sentimos privilegiados por disfrutar de la amistad de tantos profesionales de nuestro campo. El objetivo de esta segunda edición es reflejar el arte y la ciencia de la terapia basada en pruebas a cuyo desarrollo contribuye, con su dedicación, esta comunidad de terapeutas y especialistas.

Sobre todo, damos las gracias al más de un millón de lectores de la primera edición de *El control de tu estado de ánimo*. Algunos llenaron el libro de anotaciones sobre sus pensamientos y emociones. Otros copiaron los formularios una y otra vez hasta dominar las técnicas. Su esfuerzo, su compromiso y sus sugerencias nos han servido de inspiración durante los tres años que hemos dedicado a redactar esta segunda edición. También las preguntas y las experiencias de nuestros clientes nos han ayudado a entender mejor cómo cambian las personas. Aunque no podemos expresarles nuestro agradecimiento personalmente, este libro es el producto de su franqueza y de su esfuerzo. Nos han enseñado a ser mejores terapeutas y escritores, y esperamos que las lecciones que nos han dado se reflejen en este libro.

También damos las gracias por el placer derivado de nuestra colaboración al escribir el libro: ha sido un proceso repleto de risas y descubrimientos. Hemos escrito cada página al alimón, en un proceso que ha exigido mucho esfuerzo, pero que ha dado como resultado un texto mucho mejor del que habríamos producido por separado.

DENNIS GREENBERGER Y CHRISTINE A. PADESKY

Agradecimiento individual

Gracias a Deidre Greenberger por su calidez y su amor. Su fe inquebrantable en mí y en este proyecto sigue siendo una fuente inagotable de fuerza e inspiración. Su inteligencia, humor, espontaneidad, curiosidad y sabiduría han enriquecido este libro, así como mi vida. Gracias también a Elysa y Alanna Greenberger por haberme bendecido con su presencia.

Han surgido contribuciones muy importantes a este libro de las reuniones semanales y las consultas informales en el Anxiety and Depression Center con Perry Passaro, Shanna Farmer, David Lindquist, Janine Schroth, Robert Yeilding, Bryan Guthrie y Jamie Flack Lesser. Nuestras estimulantes conversaciones, que abarcan los principios de la terapia cognitiva conductual y expanden sus límites, han influido mucho en esta segunda edición. Siempre me ha impresionado cómo utilizan los terapeutas con talento y experiencia los principios y las estrategias en *El control de tu estado de ánimo* para crear resultados positivos. Un agradecimiento especial a mi buen amigo y colega Perry Passaro. Me ha ayudado a afinar el pensamiento, y ha añadido dimensión y significado a lo que puede llegar a ser la terapia cognitiva.

DENNIS GREENBERGER

La totalidad de mi carrera está en deuda con Aaron T. Beck. Sus primeros libros fijaron el rumbo que tomaría, y nuestra amistad de casi cuarenta años ha enriquecido enormemente cada año de mi vida. Su curiosidad, creatividad, humor, espíritu colaborativo y bondad aún me siguen inspirando cada día.

Kathleen Mooney, con quien he estado asociada los últimos treinta y cinco años, contribuye a todos mis proyectos relacionados con la terapia cognitiva conductual. Tiene la habilidad de reconocer ideas buenas y mejorarlas, infundiéndoles su visión creativa, y este libro es un ejemplo de sus aportaciones. Kathleen me anima y me inspira con su espíritu rebosante de energía, la honestidad de su crítica a las ideas, su firme apoyo y su humor. Ya sea explorando nuevos territorios o encontrando el camino a casa, confío en su saber y su guía. Ella hace que cada día sea mejor que el anterior.

CHRISTINE A. PADESKY

BREVE MENSAJE A PROFESIONALES
Y LECTORES INTERESADOS

La investigación demuestra la eficacia de la terapia cognitiva conductual para una amplia gama de problemas psicológicos que incluyen depresión, ansiedad, ira, trastornos de la alimentación, abuso de sustancias y problemas de relación. *El control de tu estado de ánimo* es un manual práctico que enseña las técnicas de la terapia cognitiva conductual de una manera clara y gradual. Su objetivo es ayudar al lector a entender sus problemas y a hacer cambios fundamentales en su vida con la ayuda de un terapeuta o por su cuenta.

Los profesionales pueden utilizar *El control de tu estado de ánimo* para estructurar la terapia, reforzar las técnicas que enseñan a los clientes y ayudarlos a continuar el proceso de aprendizaje terapéutico una vez finalizada la terapia formal. Gracias a sus abundantes formularios y cuestionarios sobre el estado de ánimo, este libro consigue que los clientes apliquen lo que aprenden en la terapia a sus experiencias cotidianas. Las técnicas de la terapia cognitiva conductual se enseñan de una manera secuencial: a medida que el lector avanza, se introducen técnicas nuevas basadas en las aprendidas antes. La estructura del libro, junto con sus guías y consejos útiles para superar «atolladeros» habituales, ayuda al lector a aplicar los principios de la terapia cognitiva conductual para solucionar sus problemas y sentir más felicidad y más satisfacción.

La gran popularidad alcanzada por la primera edición de *El control de tu estado de ánimo* nos ha llenado de satisfacción y de humildad. Cuando escribimos el libro, nuestro objetivo era utilizar las conclusiones empíricas sobre las claves de la terapia eficaz y escribir un libro que los terapeutas pudieran usar para mejorar sus resultados. Una de las características más apasionantes de la terapia cognitiva conductual es que enseña a los clientes técnicas que los ayudan a convertirse en sus propios terapeutas. Esperábamos que un manual que enseñara estas técnicas con claridad fuera una buena guía para lectores de textos de autoayuda y para terapeutas.

El control de tu estado de ánimo fue el primer libro que recibió el Association for

Behavioral and Cognitive Therapies Self-Help Book Seal of Merit. Este sello solo se otorga a los libros de autoayuda que:

• Emplean principios cognitivos y/o conductuales.
• Documentan apoyo empírico para los métodos presentados.
• No incluyen sugerencias ni métodos contraindicados según pruebas científicas.
• Presentan métodos de tratamiento de eficacia probada.
• Concuerdan con las mejores prácticas psicoterapéuticas.

Los terapeutas pueden tener la seguridad de que las técnicas que aprenden sus clientes utilizando *El control de tu estado de ánimo* están avaladas por décadas de investigación y producen los mejores resultados en el tratamiento de la depresión, la ansiedad y otros trastornos del estado de ánimo. La investigación también demuestra que la mejora de los clientes es más duradera (menores índices de recidivas) si aprenden estas técnicas y las aplican por su cuenta, independientemente de un terapeuta.

La segunda edición de *El control de tu estado de ánimo* mejora sustancialmente la primera edición y refleja más de dos décadas de innovaciones en la investigación y la terapia. La nueva edición incorpora e integra más métodos con una sólida base empírica: visualización, aceptación y *mindfulness*; escalas de miedo y exposición para la ansiedad; tolerancia al sufrimiento y a la ambigüedad; y psicología positiva. También ofrece una exposición actualizada de los métodos para el control del estado de ánimo basados en la activación conductual, la relajación y la reestructuración cognitiva. Con todo, esta edición conserva las características básicas de la primera que la hicieron tan popular y útil para lectores y terapeutas.

Con el paso de los años nos ha sorprendido la creatividad en el uso de *El control de tu estado de ánimo* por parte de profesionales y lectores. En cursos de posgrado de psicología y en programas de residencia en psiquiatría de todo el mundo se usa *El control de tu estado de ánimo* como texto obligatorio para enseñar la terapia cognitiva conductual. El libro se ha traducido a más de veintidós idiomas, y las técnicas que enseña han demostrado ser adecuadas para personas de diversas culturas y de todo el espectro económico.

Una colega nos contó que, cuando iba a entrar en una clínica de Bangladés, vio a una mujer dibujando en el suelo con un palo. Al acercarse se dio cuenta de que estaba escribiendo el registro de pensamientos de la primera edición de *El control de tu estado de ánimo*. Otro colega nos dijo que, según unos jefes aborígenes de Australia, el modelo de cinco componentes del capítulo 2 era uno de los modelos de mayor relevancia cultural para relacionar las ideas de la terapia cognitiva conductual con la antigua sabiduría de su pueblo. El libro también se ha usado en centros muy conocidos dedicados al tratamiento de adicciones, en centros de atención psicológica, en hospitales, en unidades forenses y con poblaciones de personas sin techo. Y, naturalmente, la mayor parte de ejemplares los han adquirido personas que lo han descubierto como texto de autoayuda o por recomendación de profesionales de la salud mental. Todos estos usos del libro reflejan el deseo de los profesionales y del gran público de aprender y utilizar estrategias prácticas y comprobadas para el control del estado de ánimo.

En su primera edición, *El control de tu estado de ánimo* iba acompañado de otro libro, *Clinician's Guide to Mind Over Mood,* que ofrecía recomendaciones detalladas para aplicar con eficacia estas técnicas a diversos problemas y en distintos entornos clínicos. En 2016 se publicará una edición revisada de esta guía.

Esperamos que esta segunda edición de *El control de tu estado de ánimo* siga siendo una guía útil para quienes deseen dar un giro positivo a su estado de ánimo y a su vida. Con independencia de que sus enseñanzas se plasmen en un dibujo en el suelo o en un dispositivo digital, el objetivo es el mismo: aprender técnicas que nos permitan contemplar la vida con más felicidad y mayor satisfacción.

Esperamos que los profesionales sean curiosos y adopten una perspectiva didáctica cuando utilicen *El control de tu estado de ánimo* con sus clientes. Aunque la experiencia del mundo que tiene cada persona es diferente, se pueden usar principios comunes para entender cómo se forman esas experiencias y cómo se pueden transformar. El conocimiento psicológico y los principios de la psicoterapia han avanzado desde la primera edición de *El control de tu estado de ánimo.* Nos hemos esmerado en incorporar estos avances a la segunda edición para que el texto siga reflejando lo mejor de la práctica psicoterapéutica de base empírica.

DENNIS GREENBERGER y CHRISTINE A. PADESKY

LISTA DE FORMULARIOS

EL CONTROL DE TU ESTADO DE ÁNIMO

CAPÍTULO 1

CÓMO NOS PUEDE AYUDAR
EL CONTROL DE TU ESTADO DE ÁNIMO

Una ostra crea una perla a partir de un grano de arena. El grano irrita a la ostra, que reacciona recubriéndolo con una capa protectora hasta formar una bonita perla. Para la ostra, el grano que la irrita se convierte en la semilla de algo nuevo y bello. Del mismo modo, *El control de tu estado de ánimo* nos ayudará a desarrollar algo nuevo: unas técnicas muy útiles que nos permitirán superar nuestro sufrimiento actual. Las técnicas que aprenderemos en este libro nos ayudarán a sentirnos mejor y seguirán teniendo valor para nuestra vida mucho después de que hayamos superado nuestros problemas iniciales.

Esperamos que, al igual que muchas personas que han aprendido los métodos que se enseñan en este libro, el lector acabe viendo que el problema que le ha llevado a *El control de tu estado de ánimo* le ha ofrecido la oportunidad y la motivación para adquirir unos conocimientos y unos puntos de vista que le han hecho disfrutar de la vida con más plenitud.

¿CÓMO NOS AYUDARÁ ESTE LIBRO?

El control de tu estado de ánimo enseña estrategias, métodos y técnicas que han demostrado su utilidad en alteraciones del estado de ánimo como la depresión, la ansiedad, la ira, el pánico, los celos, la culpa y la vergüenza. Estas técnicas también ayudan a solucionar problemas de relaciones, a controlar mejor el estrés, a mejorar la autoestima, a tener menos miedo, a ganar confianza y a superar el consumo de alcohol u otras sustancias. *El control de tu estado de ánimo* está pensado para enseñar estas técnicas paso a paso y llevar a cabo con rapidez y eficacia los cambios deseados.

Las ideas de este libro proceden de la terapia cognitiva conductual, una de las formas de psicoterapia más eficaces. El adjetivo *cognitiva* se refiere a lo que pensamos y cómo lo pensamos. Los terapeutas cognitivos conductuales destacan la comprensión de los pensamientos, las creencias y las conductas relacionadas con nuestros estados de ánimo, nuestras experiencias físicas y lo que sucede en nuestra vida. Una idea fundamental de la terapia cognitiva conductual es que los *pensamientos* sobre un suceso o una experiencia influyen con fuerza en la respuesta emocional, conductual y fisiológica a ese suceso o experiencia.

Por ejemplo, si estamos en la cola del supermercado y pensamos: «Esto va para largo, más vale que me relaje», es probable que nos sintamos tranquilos. Nuestro cuerpo se relaja y puede que empecemos a conversar con la persona de al lado o que hojeemos una revista. En cambio, si pensamos: «Deberían abrir más cajas para no tener una cola tan larga», puede que nos sintamos enfadados e irritados. El cuerpo se tensa, nos sentimos alterados y podemos acabar quejándonos a otros clientes o al cajero.

El control de tu estado de ánimo nos enseña a identificar y entender las relaciones entre los pensamientos, los estados de ánimo, las conductas y las reacciones físicas, no solo en situaciones cotidianas como esta, sino también frente a sucesos importantes. Aprenderemos a pensar en nosotros mismos y en las situaciones de una manera más útil, a cambiar las pautas de pensamiento y las conductas que nos mantienen atrapados en emociones y relaciones disfuncionales, y a hacer cambios en nuestra vida cuando los pensamientos nos avisen de que hay problemas que se deben resolver. Al final, estos cambios nos ayudarán a ser más felices, a estar más tranquilos y a sentir más confianza. Además, las técnicas que aprenderemos nos ayudarán a establecer relaciones más positivas y a disfrutar de ellas.

¿CÓMO SABREMOS SI ESTE LIBRO NOS AYUDA?

Nos es mucho más fácil seguir intentando algo cuando sabemos que estamos progresando. Por ejemplo, cuando un niño aprende a leer, suele empezar aprendiendo el alfabeto y reconociendo las letras. Al principio hace falta mucho esfuerzo y mucha práctica, pero a medida que la capacidad del niño se desarrolla, reconocer las letras le es más fácil y automático. Con el tiempo, el niño deja de prestar atención a las letras sueltas porque ya ha aprendido a unirlas en palabras sencillas y puede mirar una página en busca de palabras que ya sabe. Más adelante desarrolla la capacidad de leer frases simples y acabará leyendo frases más complejas, párrafos y libros sencillos. Pronto dejará de fijarse en las palabras y centrará su atención en el significado de lo que lee. En la escuela, los niños leen mejor cada curso, y sus avances se pueden medir con test.

Del mismo modo, podremos observar y medir nuestros avances cuando utilicemos *El control de tu estado de ánimo*. En las primeras semanas aprenderemos técnicas sueltas. Con el tiempo, las iremos combinando para mejorar nuestro estado de ánimo y nuestra vida. Una manera de evaluar estos avances es puntuar nuestro estado de ánimo a medida que practicamos las técnicas descritas en el libro. En el capítulo 4 veremos cómo podemos representar estas puntuaciones para visualizar nuestros avances con el paso del tiempo.

CÓMO UTILIZAR ESTE LIBRO

El control de tu estado de ánimo es distinto de otros libros que el lector pueda haber leído. Su objetivo es ayudarnos a desarrollar maneras nuevas de pensar y de actuar para que nos sintamos mejor. Las técnicas que ofrece exigen práctica, paciencia y perseverancia. Por lo tanto, es importante que hagamos los ejercicios de cada capítulo. Algunas técnicas pueden ser más complicadas de lo que parecen cuando intentamos ponerlas en práctica. La mayoría de las personas se dan cuenta de que el beneficio obtenido es mayor cuanto más practican.

Al principio es conveniente dedicar un poco de tiempo a practicar estas técnicas cada día. Si avanzamos con demasiada rapidez y no practicamos lo suficiente, no aprenderemos a aplicarlas a nuestros problemas. Así pues, lo importante no es la velocidad del aprendizaje, sino dedicar a cada capítulo el tiempo suficiente para entender las ideas y poder aplicarlas de una manera adecuada. Veremos que bastará con dedicar una hora o poco más a las técnicas de algunos capítulos. Pero para otras técnicas harán falta semanas o hasta meses de práctica para que se hagan automáticas y podamos beneficiarnos plenamente de ellas.

Podemos leer los capítulos de *El control de tu estado de ánimo* en el orden que consideremos más útil. Por ejemplo, si hemos acudido al libro para trabajar con un estado de ánimo concreto, al final del capítulo 4 se recomiendan los capítulos pertinentes (13, 14, y/o 15) y nos podremos saltar los restantes. Otra opción es leer el libro desde el principio hasta el final y realizar los ejercicios del capítulo 2 al capítulo 16.

Si usamos *El control de tu estado de ánimo* en el contexto de una terapia, el terapeuta puede recomendar un orden de lectura diferente. Hay muchas maneras de adaptar el desarrollo de las técnicas del libro, y el terapeuta puede tener su propia idea sobre la secuencia más adecuada para cada caso. Si el terapeuta desconoce el libro, será conveniente que le sugiramos la lectura del apartado «Breve mensaje a profesionales y lectores interesados», en las páginas 17-19.

¿Se pueden aplicar las técnicas del libro a otros problemas?

Sí. Las mismas técnicas que se aplican a los estados de ánimo pueden servir para el estrés, el consumo de alcohol y otras sustancias, los trastornos de la alimentación, los problemas de relación, la baja autoestima y otros problemas. También se pueden utilizar para cultivar estados de ánimo positivos, como la felicidad y la sensación de significado y finalidad en la vida.

¿Qué ocurre si deseamos usar los formularios más de una vez?

A lo largo del libro se presentan ejercicios pensados para ayudarnos a aprender y aplicar las técnicas importantes que se introducen en cada capítulo. El objetivo de los formularios que acompañan a estos ejercicios es practicar con ellos. En el Apéndice se presentan más copias de muchos de ellos y todos están disponibles en <www.guilford. com/MOM2-materials> para que los lectores los puedan utilizar y copiar a su conveniencia.

Las técnicas y estrategias de *El control de tu estado de ánimo* se basan en decenios de investigación. Son métodos prácticos y de eficacia demostrada que, una vez aprendidos, aportan a nuestra vida más felicidad y satisfacción. Dedicar tiempo a leer este libro y a practicar lo que enseña nos acerca a transformar nuestra vida de una manera positiva.

Resumen del capítulo 1

➤ La terapia cognitiva conductual ha demostrado su eficacia para el tratamiento de la depresión, la ansiedad, la ira y otros trastornos del estado de ánimo.

➤ La terapia cognitiva conductual también se aplica al tratamiento de los trastornos alimentarios, el consumo de alcohol y otras sustancias, el estrés, la baja autoestima y muchos otros problemas.

➤ *El control de tu estado de ánimo* está pensado para enseñar, paso a paso, las técnicas de la terapia cognitiva conductual.

➤ La mayoría de las personas se dan cuenta de que cuanto más practican cada técnica mayor es el beneficio obtenido.

➤ El libro ofrece guías para adaptar el orden de lectura de los capítulos al estado de ánimo que interesa al lector.

CAPÍTULO 2

ENTENDER NUESTROS PROBLEMAS

BEN: *«No soporto envejecer»*.

Una tarde, un terapeuta recibió una llamada de Sylvie, una mujer de setenta y tres años de edad que estaba preocupada por su marido, Ben. Sylvie había leído un artículo sobre la depresión en una revista popular que parecía describir lo que le pasaba a su marido. Los últimos seis meses, Ben se había quejado constantemente de sentirse cansado, aunque Sylvie le oía pasear por el salón a las tres de la madrugada, incapaz de dormir. También dijo que no era tan cariñoso con ella como de costumbre y que solía estar irritable y negativo. Había dejado de ver a sus amigos y no parecía interesado en hacer nada. Después de que un médico lo examinara y le dijera que no tenía ningún problema físico, Ben se quejó a su mujer: «No soporto envejecer. Me siento fatal».

El terapeuta pidió hablar con Ben, que se puso al teléfono de mala gana y le dijo que no se tomara a mal que no tuviera una buena opinión de los «loqueros», que no quería ver a ninguno porque no estaba loco, y que simplemente estaba viejo. «¡A usted tampoco le gustaría tener setenta y tres años y que le doliera todo!» Al final le dijo que acudiría a la consulta una sola vez para complacer a Sylvie y que estaba seguro de que no serviría de nada.

La manera de entender nuestros problemas influye en la manera de afrontarlos. Ben pensaba que sus problemas de sueño, cansancio, irritabilidad y falta de interés eran normales para su edad. Y puesto que no podía cambiar el proceso de envejecimiento, no esperaba que nada lo ayudara a sentirse mejor.

En la primera sesión, el terapeuta se fijó enseguida en la diferencia entre el aspecto de Sylvie y el de Ben. Sylvie se había vestido con esmero para el encuentro, con una falda rosa que hacía juego con la blusa, los pendientes y los zapatos. Estaba sentada con la espalda recta y saludó al terapeuta con una sonrisa y la mirada brillante y llena de esperanza. En cambio, Ben estaba encorvado en su asiento y, aunque iba arreglado, se había afeitado mal el lado izquierdo de la barbilla. Tenía la mirada apagada y los ojos marcados por unas profundas ojeras que revelaban su fatiga. Se levantó con rigidez y lentitud para saludar al terapeuta, diciendo con voz adusta: «Bueno, aquí me tiene para una hora».

El terapeuta fue haciendo preguntas con tacto durante la siguiente media hora y la historia de Ben fue saliendo a la luz. Tras cada pregunta, Ben suspiraba profundamente y respondía con voz cansada. Había sido camionero durante treinta y cinco años, y los últimos catorce se había dedicado al transporte local. Tras jubilarse solía encontrarse con tres amigos también jubilados para charlar, comer algo o ver deportes. También le gustaba arreglar cosas, trabajar en proyectos para la casa y reparar las bicicletas de sus ocho nietos y sus amigos. Veía con frecuencia a sus tres hijos y a sus nietos, y se sentía orgulloso de mantener una buena relación con todos.

Dieciocho meses atrás, a Sylvie se le diagnosticó un cáncer de mama del que se había recuperado tras una operación y unas sesiones de quimioterapia. A Ben se le humedecieron los ojos al hablar de la enfermedad de su mujer: «Creía que la perdería y no sabía qué hacer». Al oír estas palabras, Sylvie le acarició el brazo diciéndole: «Pero estoy bien, cariño. Todo ha ido bien». Ben tragó saliva y asintió con la cabeza.

Mientras Sylvie estaba en tratamiento, uno de los mejores amigos de Ben, Louie, cayó enfermo de repente y falleció. Hacía dieciocho años que eran amigos y Ben sintió muchísimo su pérdida. Se enfadaba al pensar que Louie habría sobrevivido si hubiera ido antes al hospital. Sylvie dijo que, tras la muerte de Louie, Ben llegó a obsesionarse con su tratamiento contra el cáncer. «Creo que Ben se sentiría responsable de mi muerte si nos hubiéramos saltado una sesión», dijo. Ben dejó de ver a sus amigos y se dedicó a cuidar de Sylvie.

«Cuando el tratamiento de Sylvie acabó, sabía que solo era una solución temporal. Lo que me quedara de vida estaría lleno de enfermedad y de muerte. Yo mismo me sentía medio muerto. Una persona joven como usted no lo puede entender.» Ben suspiró: «Pero tanto da, porque ¿de qué sirvo yo ahora? Mis nietos se arreglan las bicicletas, mis hijos ya tienen a sus amigos y Sylvie estaría mejor si me hubiera ido. No sé qué es peor, si morir o vivir solo porque todos tus amigos han muerto».

Tras oír el relato de Ben, y viendo que el informe del médico descartaba cualquier causa física para sus problemas, al terapeuta le quedó claro que Ben estaba deprimido. Presentaba síntomas físicos (insomnio, pérdida de apetito, fatiga), cambios de conducta (había abandonado sus actividades, evitaba a los amigos), cambios en el estado de ánimo (tristeza, irritabilidad, culpa) y un estilo de pensamiento (negatividad, autocrítica, pesimismo) típicos de la depresión. Como es frecuente en estos casos, Ben había sufrido varias pérdidas durante los dos últimos años (el cáncer de Sylvie, la muerte de Louie y la sensación de que sus hijos y sus nietos ya no lo necesitaban).

Aunque Ben no creía que la terapia lo pudiera ayudar, Sylvie consiguió que aceptara acudir a tres sesiones más antes de decidir si continuaba.

ENTENDER LOS PROBLEMAS DE BEN

En la segunda sesión, el terapeuta ayudó a Ben a entender los cambios que había experimentado los dos últimos años. Usando el modelo de cinco componentes de la figura 2.1, Ben pudo ver que unos cambios en el *entorno* (el cáncer de Sylvie, la muerte de Louie) habían provocado unos cambios de *conducta* (dejar de ver a sus amigos, más visitas al hospital para el tratamiento de Sylvie). Además, había empezado a *pensar* en su vida y en sí mismo de una manera diferente («Todos los que me importan mueren», «Mis hijos y mis nietos ya no me necesitan») y se sentía peor tanto *emocionalmente* (irritable, triste) como *físicamente* (cansado, con problemas de sueño).

Observemos que los cinco componentes de la figura 2.1 están conectados por unas flechas que indican la influencia de cada uno en todos los demás. Por ejemplo, los cambios en la conducta influyen en los pensamientos y las sensaciones (desde el punto de vista físico y emocional). La conducta también puede modificar el entorno y lo que sucede. Y los cambios en la manera de pensar influyen en la conducta, el estado de ánimo y las reacciones físicas, y pueden dar lugar a cambios en el entorno. Entender cómo interactúan estos componentes nos ayudará a entender nuestros problemas.

Ben pudo ver que cada componente de su experiencia influía en los otros haciendo que su tristeza fuera más profunda. Por ejemplo, al pensar «mis amigos morirán pronto porque nos hacemos viejos» (pensamiento), Ben dejó de llamarlos por teléfono (conducta). Cuando Ben se aisló de sus amigos, empezó a sentir soledad y tristeza (estado de ánimo), y su inactividad contribuyó a sus problemas de sueño y a su sensación de cansancio (reacciones físicas). Puesto que ya no llamaba a sus amigos ni hacía nada con ellos, muchos de sus amigos dejaron de llamarlo (entorno). Con el tiempo, la interacción entre estas fuerzas hizo que Ben cayera en una espiral de depresión.

Al principio, cuando Ben y el terapeuta reconocieron esta pauta, Ben se desanimó: «¡Entonces no hay nada que hacer, todo esto irá a peor hasta que me muera!». El terapeuta le sugirió la posibilidad de que si cada una de estas cinco áreas estaba conectada con las demás, cualquier mejora pequeña en una contribuiría a cambios positivos en las otras. La terapia ayudaría a Ben a encontrar los cambios pequeños que le harían sentirse mejor.

Ben es una de las cuatro personas que aparecen en este capítulo y que seguiremos a

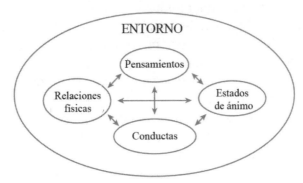

FIGURA 2.1. Modelo de cinco componentes para entender experiencias vitales, © 1986, Christine A. Padesky.

lo largo del libro. Estas personas sufrían problemas que se suelen solucionar con las estrategias y los métodos descritos en *El control de tu estado de ánimo*. Para proteger el anonimato, los datos personales se han modificado y la información descriptiva combina la de varios clientes. Por lo demás, sus situaciones y sus avances reflejan nuestra experiencia como terapeutas que asisten a personas con estos problemas.

LINDA: *«¡Mi vida sería fantástica si no tuviera ataques de pánico!»*.

«Un amigo me ha dicho que la terapia cognitiva conductual puede acabar con mis ataques de pánico. ¿Me podría usted ayudar?» La interlocutora hacía unas preguntas muy directas con voz firme y segura. Fue igual de directa al relatar las experiencias recientes que la habían impulsado a llamar. «Me llamo Linda. Tengo veintinueve años y excepto por el miedo a volar en avión nunca he tenido problemas de importancia. Soy responsable de marketing en una empresa y siempre he estado encantada con mi trabajo. Pero dos meses atrás me ascendieron a directora regional y ahora tengo que volar mucho. El problema es que me entran sudores fríos solo de pensar en subir a un avión y ya estaba pensando en rechazar el ascenso. Pero un amigo me ha recomendado que primero le llamara. ¿Me puede ayudar?»

Linda llegó pronto a la primera sesión con una cartera y una libreta, dispuesta a aprender qué tenía que hacer. Siempre había tenido miedo a volar, un miedo que, sospechaba, había aprendido de su madre, que evitaba los aviones. Sus ataques de pánico (crisis de angustia) habían empezado ocho meses atrás, antes de que la ascendieran.

Linda había tenido el primer ataque de pánico mientras compraba en un supermercado. Notó que el corazón le latía con fuerza y al no entender qué le pasaba se asustó. Fue la primera vez que acabó empapada de sudor a causa del miedo. Creyó que estaba sufriendo un ataque al corazón y acudió al servicio de urgencias de un hospital. Tras una serie de pruebas, el médico le aseguró que gozaba de buena salud y que su corazón estaba bien.

Linda siguió sufriendo ataques de pánico una o dos veces al mes hasta su reciente ascenso. Desde entonces había sufrido ataques varias veces por semana. El corazón se le disparaba, empezaba a sudar y le costaba respirar. Además de cuando estaba en un avión, la sensación de pánico aparecía «de forma inesperada, incluso en casa», duraba unos minutos y desaparecía con la misma rapidez.

«Me gano bien la vida. Tengo buenos amigos y una familia que me apoya. No consumo alcohol ni otras sustancias. Siempre he vivido bien. ¿Por qué me pasa esto?» En efecto, Linda era feliz, tenía un buen trabajo y llevaba una vida equilibrada. El único trauma importante había sido la muerte de su padre un año atrás. Linda lo echaba mucho de menos, pero tenía el consuelo de la relación con su madre y con sus dos hermanos, que vivían cerca. Aunque su trabajo era muy exigente, Linda parecía disfrutar con la presión, si bien se preocupaba mucho por su rendimiento y por lo que los demás pensaran de ella.

¿Por qué sufría Linda aquellos ataques de pánico? A lo largo del libro seguiremos sus avances mientras aprendía a entenderlos. Al aprender más sobre las conexiones entre sus reacciones físicas, sus pensamientos y sus conductas, Linda aprendió a superar el pánico y a volar con toda tranquilidad.

ENTENDER LOS PROBLEMAS DE LINDA

Los ataques de pánico, las preocupaciones y el miedo a volar eran problemas relacionados con la ansiedad. ¿Se puede explicar este trastorno con el modelo de la figura 2.1? Veamos cómo se relacionan los cinco componentes con las experiencias de Linda:

Entorno/cambios vitales/situaciones: la muerte de mi padre, ascenso en el trabajo.

Reacciones físicas: sudores fríos, palpitaciones, dificultad para respirar, nerviosismo.

Estados de ánimo: miedo, nervios, pánico.

Conductas: evitar volar, pensar en rechazar el ascenso.

Pensamientos: «Voy a sufrir un ataque al corazón», «Me estoy muriendo», «¿Y si las cosas salen mal y me superan?», «Si subo a un avión, pasará algo malo».

Como podemos ver, el modelo de cinco componentes describe tanto la ansiedad como la depresión. Veamos algunas diferencias entre una y otra. En la depresión, los cambios físicos suelen suponer una lentificación (por ejemplo, problemas de sueño y sensación de cansancio). En cambio, la ansiedad suele estar marcada por una aceleración de las reacciones físicas (palpitaciones, aumento de la sudoración, excitabilidad). En la depresión, el principal cambio conductual es que a la persona le cuesta hacer algo: cada vez hace menos cosas y suele retraerse y apartarse de los demás. Linda decía que disfrutaba de la gente y de su trabajo, pero evitaba ciertas cosas que le provocaban ansiedad. Cuando nos hallamos en un estado de ansiedad, la evitación es el cambio de conducta más habitual.

Por último, en los estados de depresión y ansiedad, el pensamiento difiere mucho. Los pensamiento de Ben eran típicos de la depresión y tendían a ser negativos, desesperanzados y autocríticos. El pensamiento de Linda era típico de la ansiedad. Era más catastrófico («voy a sufrir un ataque al corazón») e implicaba preocupación por unos sucesos futuros concretos (subir a un avión) además de una preocupación general («¿y si las cosas salen mal y me superan?»). Los pensamientos relacionados con la depresión suelen centrarse en el pasado y en el presente, y los típicos de la ansiedad suelen centrarse en el presente y en el futuro.

En los capítulos 13, 14 y 15 se presentan con más detalle las características que distinguen diferentes estados de ánimo. En el capítulo 13 se ofrece una escala para puntuar los síntomas comunes de la depresión (véase la p. 224) y en el capítulo 14 se ofrece otra para puntuar los síntomas de la ansiedad (véase la p. 253).

MARISSA: *«Vivir no vale la pena».*

Marissa estaba muy deprimida. En la primera visita al terapeuta dijo que cada vez estaba más alterada y que empezaba a sentir que perdía el control. Su depresión había empeorado los últimos seis meses y esto la asustaba porque anteriormente ya había sufrido dos depresiones graves —la primera cuando tenía dieciocho años y la segunda a los veinticinco— y en cada ocasión se había intentado suicidar. Con lágrimas en los ojos, se subió la manga y enseñó las cicatrices que le habían quedado en la muñeca tras el primer intento.

Entre los seis y los catorce años de edad, Marissa había sido objeto de abusos sexuales por parte de su padre. Sus padres se divorciaron cuando tenía catorce años. Ya entonces, Marissa tenía una imagen negativa de sí misma. «Creía que debía ser muy mala para que mi padre me maltratara así. Temía acercarme a otros niños porque si supieran lo que me había pasado me verían como a un monstruo. También tenía miedo de los adultos porque pensaba que me harían daño.»

Marissa aprovechó la primera oportunidad que tuvo para irse de casa y se casó con su primer novio, Carl. Se quedó embarazada cuando los dos tenían diecisiete años y se divorciaron al cabo de tres años más, poco después del nacimiento de su segundo hijo. Se casó otra vez con veintitrés años, pero al cabo de dos años se volvió a separar. Sus dos maridos bebían demasiado y la maltrataban físicamente.

Tras pasar dieciocho meses de depresión después del segundo divorcio, Marissa resurgió sintiéndose más fuerte. Se dijo que cuidaría mejor de sus hijos ella sola, sin sus exmaridos, y empezó a trabajar para mantener a su familia. Era muy afectuosa con sus hijos y estaba orgullosa de ellos. El mayor, que ahora tenía diecinueve años, trabajaba media jornada y estudiaba en una universidad local, y el más joven iba bien en los estudios.

Ahora, a los treinta y seis años, Marissa trabajaba de auxiliar administrativa en una empresa. A pesar de que había salido muy bien adelante, Marissa era muy autocrítica. En la primera cita con el terapeuta mantuvo un mínimo contacto visual con él, con la mirada fija en las manos, que tenía apoyadas en el regazo. Hablaba en voz baja con un tono monocorde y no sonreía. En varias ocasiones, cuando hablaba de lo «inútil» que se sentía y del sombrío futuro que la esperaba, sus ojos se llenaban de lágrimas. «Cada vez pienso más en el suicidio. Mis hijos ya tienen edad para valerse por sí mismos. Este dolor nunca acabará. La muerte es la única salida.» En respuesta a preguntas sobre su vida y sobre qué la hacía tan dolorosa, Marissa dijo que sentía continuamente una profunda tristeza. La depresión había empeorado los últimos seis meses y cada vez le era más difícil concentrarse en el trabajo. Su jefe ya le había dado dos avisos verbales y uno por escrito sobre la puntualidad, la calidad y la cantidad de su trabajo. Cada vez se sentía más cansada y menos motivada.

En casa, Marissa solo quería estar sola. No contestaba al teléfono ni hablaba con su familia o sus amistades. Preparaba una comida mínima para sus hijos y después se encerraba en su habitación para mirar la televisión hasta quedarse dormida.

Cuando acudió a la primera sesión, Marissa no era muy optimista sobre la ayuda que le podría brindar la terapia cognitiva conductista, pero había prometido a su médico de familia que lo intentaría. Se había dicho que esta terapia era su última esperanza: si el tratamiento no funcionaba, solo le quedaba el suicidio. El terapeuta estaba muy preocupado por Marissa y la remitió a un psiquiatra por si la pudiera ayudar alguna medicación, aunque los antidepresivos habían servido de muy poco en ocasiones anteriores. Marissa también acordó con el terapeuta que haría un seguimiento de sus estados de ánimo y sus actividades durante la semana siguiente para ver si había alguna conexión.

ENTENDER LOS PROBLEMAS DE MARISSA

Si aplicamos el modelo de cinco componentes de la figura 2.1. para entender la depresión de Marissa, veremos algunas similitudes con las pautas de pensamiento, el estado de ánimo, la conducta y las experiencias físicas de Ben. Sin embargo, y a diferencia de Ben, las situaciones vitales importantes que contribuyeron a la depresión de Marissa se remontaban a su infancia.

Veamos a continuación cómo utilizaron Marissa y su terapeuta el modelo de cinco componentes.

Entorno/cambios vitales/situaciones: mi padre abusó sexualmente de mí; mis dos maridos eran alcohólicos y maltratadores; soy una madre sola de dos adolescentes; mi jefe responde negativamente a mi trabajo.

Reacciones físicas: fatiga constante.

Estados de ánimo: depresión.

Conductas: costarle trabajar, evitar a familia y amigos, llorar con facilidad, autolesionarse, sufrir dos intentos de suicidio.

Pensamientos: «Soy una inútil», «No sirvo para nada», «Nunca me pondré bien», «Mi vida es un desastre», «Haría bien en matarme».

Habrá quien piense que las duras vivencias de Marissa la habían destinado a no salir nunca de la depresión. Como veremos, no fue así.

VIC: *«Ayúdeme a ser perfecto».*

Vic, un ejecutivo de cuarenta y nueve años de edad, empezó a recibir terapia tres años después de unirse a Alcohólicos Anónimos para dejar de beber. Vic, que medía un metro ochenta y era de complexión atlética, llegó a la primera sesión vistiendo de una manera impecable, con un traje gris de raya fina y una corbata de color granate. Todo era perfecto en su aspecto, desde el corte de pelo hasta el lustre de los zapatos.

A pesar de sus frecuentes impulsos de beber, Vic se había abstenido los últimos tres años. Sus impulsos eran más fuertes cuando se sentía triste, nervioso o furioso y pensaba: «No soporto sentirme así. Necesito un trago para estar mejor». No asistía con constancia a las reuniones de Alcohólicos Anónimos y resistirse a beber aún le costaba mucho.

Vic pasaba por períodos de depresión en los que se consideraba «inútil», «despreciable» y «fracasado». Se ponía nervioso con frecuencia y no dejaba de pensar en que lo despedirían del trabajo por bajo rendimiento a pesar de que siempre recibía buenas evaluaciones. Cuando sonaba el teléfono, temía que fuera su jefe para decirle que estaba despedido. Se quedaba sorprendido y aliviado cada vez que no era así.

También tenía accesos de ira. Aunque no eran muy frecuentes, sí eran muy destructivos, sobre todo en la relación con su mujer, Judy. Perdía los estribos enseguida si creía que alguien le faltaba al respeto, se portaba mal o injustamente con él, o si le parecía que las personas más cercanas no se preocupaban por sus sentimientos. En el trabajo contenía su ira, pero cuando estas situaciones se daban en casa perdía la calma y estallaba. La vergüenza y el arrepentimiento que sentía después acentuaban aún más su sensación de inutilidad.

Para Vic, sus veinticinco años de relación con el alcohol se debían a su inveterada sensación de inutilidad, a su poca autoestima y a la impresión de que le iba a suceder algo «terrible». Si bebía se sentía mejor, más fuerte y con sensación de «control», pero la sobriedad hacía pasar a un primer plano las sensaciones negativas que el alcohol ocultaba.

A poco de empezar la terapia quedó claro que Vic era un perfeccionista. Sus padres no paraban de decirle: «Nunca debes cometer errores» y «Hagas lo que hagas, hazlo bien». Vic acabó pensando: «Si no soy perfecto, es que soy un fracasado».

Vic había crecido junto a su hermano mayor, Doug, que era muy buen estudiante y deportista. Desde niño, Vic tenía la impresión de que el amor y el afecto de sus padres dependían de su rendimiento. Aunque sus padres le manifestaban su amor de muchas maneras, nunca tuvo la sensación de que estuvieran tan orgullosos de él como lo estaban de Doug. Se sentía presionado para ser el mejor en los estudios y en los deportes. Un año marcó un tanto en un partido de fútbol importante, pero se quedó decepcionado porque un compañero había marcado dos. Vic no se contentaba con una buena actuación: tenía que ser el mejor.

De adulto, Vic se dio cuenta de que ser el mejor era cada vez más difícil. Conjugaba sus roles de esposo, padre y ejecutivo, y determinaba su valía personal en función de su desempeño en cada una de estas áreas. Pero rara vez se juzgaba perfecto en ninguna de ellas y no dejaba de preocuparse por cómo lo veían los demás. Cuando trabajaba en la oficina muchas horas para complacer a su jefe, al volver a casa se preocupaba por haber desatendido a su mujer y a sus hijos.

Vic llegó a la consulta en busca de alguna manera de sentirse mejor y de tener más seguridad en sí mismo. También quería ayuda para mantener la abstinencia. Al final de la primera sesión dijo al terapeuta con una sonrisa: «Mire, lo único que quiero es que me haga usted perfecto: entonces seré feliz». El terapeuta le propuso que un objetivo de la terapia podría ser ayudarlo a ser feliz tal como era, con todas sus imperfecciones. Vic tragó saliva y, tras unos instantes, asintió con la cabeza.

ENTENDER NUESTROS PROBLEMAS

ENTENDER LOS PROBLEMAS DE VIC

A veces experimentamos más de un estado de ánimo intenso. Vic, además de depresión y ansiedad, tenía estallidos de ira frecuentes. La aplicación a su caso del modelo de cinco componentes revela algunas similitudes con los casos de Ben y de Marissa (depresión) y el de Linda (ansiedad).

Entorno/cambios vitales/situaciones: casi tres años sin beber, presionado desde la infancia (por mis padres y por mí mismo) para ser el mejor.

Reacciones físicas: problemas de sueño, problemas estomacales.

Estados de ánimo: nerviosismo, depresión, ira, estrés.

Conductas: luchar contra el impulso de beber, no ir a veces a las reuniones de Alcohólicos Anónimos, intentar hacerlo todo a la perfección.

Pensamientos: «No sirvo para nada», «Soy un inútil», «Soy un fracasado», «Me despedirán», «Soy un inepto», «Pasará algo terrible», «Si cometo un error es que no sirvo», «Si me critican es para rebajarme».

El pensamiento de Vic era negativo y autocrítico (típico de la depresión) y también reflejaba preocupación, dudas sobre su persona y predicciones catastróficas (típicas de la ansiedad). También surgían temas relacionados con la equidad, la falta de respeto y ser objeto de malos tratos (típicos de la ira). Los problemas estomacales y de sueño pueden indicar depresión, ansiedad o incluso reacciones a la ira y al estrés. De estos tres estados de ánimo, el que asaltaba a Vic con más frecuencia era la ansiedad. Como Linda, Vic solo evitaba las situaciones concretas que estaban vinculadas con su ansiedad. Recordemos que Ben y Marissa evitaban muchas situaciones a causa de su depresión.

Para que el lector comprenda mejor cómo interactúan en su vida estas cinco áreas, le propongo rellenar el formulario 2.1 de la página siguiente.

EJERCICIO. **Entender mis problemas**

De la misma manera que Ben, Marissa, Linda y Vic utilizaron el modelo de cinco componentes para entender sus problemas, podrá empezar a entender los suyos fijándose en lo que experimenta en las cinco áreas o componentes de su vida: entorno/cambios vitales/situaciones, reacciones físicas, estados de ánimo, conductas y pensamientos. En el formulario 2.1 describa cualquier cambio reciente o problema persistente en cada una de estas áreas. Si tiene alguna dificultad para rellenar el formulario, hágase las preguntas de los consejos útiles de las páginas siguientes.

FORMULARIO 2.1. **Entender mis problemas**

Entorno/cambios vitales/situaciones: _____

_____

Reacciones físicas: _____

_____

Estados de ánimo: _____

_____

Conductas: _____

_____

Pensamientos: _____

_____

¿Podemos ver alguna relación entre las cinco áreas del formulario 2.1? Por ejemplo, ¿nuestros pensamientos y nuestros estados de ánimo parecen conectados? ¿Algún cambio en nuestro entorno ha provocado un cambio en los otros componentes? ¿Nuestras conductas parecen estar relacionadas con estados de ánimo o pensamientos? Para muchas personas, los cinco componentes están conectados entre sí, y esta conexión también tiene un aspecto favorable: un cambio positivo pequeño en un componente puede provocar cambios positivos en el resto. En psicoterapia buscamos los cambios más pequeños que puedan provocar la mayor mejora positiva general. Aunque pueden ser necesarios cambios pequeños en varias áreas para que nos sintamos mejor, los cambios en la manera de pensar o en la conducta suelen ser importantes si lo que queremos es crear mejoras positivas duraderas. En los capítulos siguientes se explica por qué.

- -

CONSEJOS ÚTILES En caso de problemas para rellenar el formulario 2.1, será útil repasar los formularios rellenados por Linda, Marissa y Vic, y plantearse las siguientes preguntas:

Entorno/cambios vitales/situaciones. ¿Qué cambios recientes ha habido en mi vida (positivos y/o negativos)? ¿Cuáles han sido los sucesos que más me han estresado el año pasado? ¿Los últimos tres años? ¿Los últimos cinco años? ¿En mi infancia? ¿Me enfrento a algún reto o problema duradero (por ejemplo, discriminación o acoso por parte de otras personas, problemas físicos/de salud, personales o de otros miembros de la familia, problemas económicos)?

Reacciones físicas. ¿Qué síntomas físicos tengo? (Incluyendo cualquier cambio general en el nivel de energía, apetito, dolor o sueño, además de síntomas ocasionales, como tensión muscular, cansancio, ritmo cardíaco acelerado, dolores estomacales, sudoración, mareos o dificultad para respirar.)

Estados de ánimo. ¿Qué palabras simples describen mis estados de ánimo más frecuentes o aflictivos *(tristeza, nerviosismo, ira, culpa, vergüenza)*?

Conductas. ¿Qué conductas están relacionadas con mis estados de ánimo? ¿En el trabajo? ¿En casa? ¿Con amigos? ¿Estando a solas? (Entendiendo por conducta lo que se hace o se evita hacer. Por ejemplo, Linda evitaba los aviones, Vic intentaba ser perfecto y Ben dejó de hacer cosas.)

Pensamientos. Cuando tengo estados de ánimo intensos, ¿qué pensamientos tengo sobre mí? ¿Sobre otras personas? ¿Sobre mi futuro? ¿Qué pensamientos interfieren con hacer lo que me gustaría o lo que creo que debería hacer? ¿Qué imágenes o recuerdos me vienen a la cabeza?

Resumen del capítulo 2

➤ En cualquier problema hay cinco componentes o áreas: entorno/cambios vitales/ situaciones, reacciones físicas, estados de ánimo, conductas y pensamientos.

➤ Cada una de estas áreas interactúa con las demás.

➤ Cambios pequeños en un área pueden provocar cambios en las otras.

➤ Identificar estas cinco áreas nos ofrece una manera nueva de entender nuestros problemas e ideas para hacer cambios positivos en nuestra vida (véase el formulario 2.1).

CAPÍTULO 3

LO QUE CUENTA ES EL PENSAMIENTO

En el capítulo 2 hemos visto las relaciones entre pensamientos, estados de ánimo, conductas, reacciones físicas y entorno/situaciones vitales. En este capítulo, veremos que, si queremos sentirnos mejor, lo más conveniente es empezar por los pensamientos. Conocer mejor nuestra manera de pensar puede ayudarnos en muchos ámbitos de la vida.

RELACIÓN ENTRE PENSAMIENTO Y ESTADO DE ÁNIMO

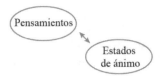

Cuando experimentamos un estado de ánimo, hay un pensamiento asociado a él que ayuda a definirlo. Por ejemplo, imaginemos que estamos en una fiesta y un amigo nos presenta a Alex. Cuando charlamos con él, Alex no nos mira a la cara: mira al otro lado de la sala por encima de nuestro hombro. Veamos ahora tres pensamientos distintos que podríamos tener en esa situación y cuatro estados de ánimo posibles para cada pensamiento. Pido al lector que marque el estado de ánimo que sentiría con cada pensamiento.

Pensamiento. Alex es un maleducado. Pasando así de mí, me insulta.

　Estados de ánimo posibles (marcar uno). Irritado　Triste　Nervioso　Comprensivo

Pensamiento. Alex no me encuentra interesante. Aburro a todo el mundo.

　Estados de ánimo posibles (marcar uno). Irritado　Triste　Nervioso　Comprensivo

Pensamiento. Alex parece tímido. Mirarme le debe incomodar.

　Estados de ánimo posibles (marcar uno). Irritado　Triste　Nervioso　Comprensivo

Este ejemplo ilustra que los estados de ánimo que experimentamos suelen depender de nuestros pensamientos. Las distintas interpretaciones de un suceso pueden dar lugar a estados de ánimo diferentes. Puesto que los estados de ánimo suelen ser negativos o pueden dar lugar a conductas que tienen consecuencias (como decir a Alex que es un maleducado), es importante que identifiquemos lo que estamos pensando y que comprobemos la exactitud de nuestros pensamientos antes de actuar. Por ejemplo, si Alex fuera tímido sería inexacto pensar que es un maleducado, y si respondiéramos con ira o irritación podríamos arrepentirnos después.

Además, situaciones que a nuestro parecer inducirían el mismo estado de ánimo en cualquier persona —como perder el trabajo— pueden provocar estados de ánimo diferentes en función de las creencias personales y los significados. Por ejemplo, alguien que se enfrentara a perder su trabajo podría pensar «soy un inútil» y sentirse deprimido. Otra persona podría pensar «no tienen derecho a despedirme, eso es discriminación» y montar en cólera. Y otra podría pensar «aunque esto no me gusta, me da la oportunidad de intentar algo nuevo», y sentir una mezcla de nerviosismo y expectación.

Los pensamientos suelen determinar nuestro estado de ánimo ante una situación dada. Además, un estado de ánimo determinado suele dar lugar a pensamientos que lo apoyan y lo refuerzan. Por ejemplo, las personas airadas piensan en cómo las han perjudicado, las deprimidas piensan en todos los aspectos negativos de su vida y las que sufren ansiedad piensan en peligros. Esto no significa que bajo un estado de ánimo intenso nuestros pensamientos sean erróneos, pero es más probable que distorsionemos o pasemos por alto información que contradiga la validez del estado de ánimo y de nuestras creencias. En general, cuanto más intenso es un estado de ánimo, más extremos tenderán a ser los pensamientos que lo acompañan.

Por ejemplo, si estamos ligeramente preocupados antes de una fiesta, podríamos pensar: «Cuando conozca gente nueva no sabré qué decir y me sentiré muy violento». Pero si estamos muy preocupados podríamos pensar: «No sabré qué decir. Me pondré rojo como un tomate y haré el ridículo». Además, en ese momento no recordaremos que ya hemos ido a muchas fiestas, que normalmente se nos ocurre algo que decir al conocer a alguien y que solemos pasárnoslo bien. Todos hemos pensado así alguna vez. Por eso es conveniente que seamos conscientes de nuestros pensamientos cuando estemos más alterados para ver cómo influyen en nuestro estado de ánimo. En el ejemplo siguiente, los pensamientos de Marissa hacen que su depresión empeore.

MARISSA: *relación entre pensamiento y estado de ánimo*

Marissa creía que nadie podría quererla, una creencia para ella muy real. Dadas sus malas experiencias con los hombres, no podía ni siquiera imaginar que alguien la pudiera querer de verdad. Esta creencia, junto a su deseo de mantener una relación, hizo que cayera en la depresión. Cuando un compañero de trabajo (Julio) empezó a sentirse atraído por ella, Marissa tuvo las siguientes experiencias:

- Un amigo bromeó con ella sobre las frecuentes llamadas que recibía de Julio en el trabajo diciéndole: «¡Parece que tienes un admirador, Marissa!», a lo que Marissa respondió: «¿Qué quieres decir? Tampoco es que me llame tanto». *(No repara en la información positiva.)*
- Julio felicitó a Marissa y ella pensó: «Solo lo dice para que la relación en el trabajo sea buena». *(Descarta la información positiva.)*
- Cuando Julio le pidió que comiera con él, Marissa pensó: «Seguro que he explicado el proyecto muy mal y le molesta que se retrase». *(Llega a conclusiones negativas.)*
- Mientras comían, Julio le comentó a Marissa que, en su opinión, los dos habían abordado el proyecto de una manera muy creativa y que había disfrutado mucho pasando más tiempo en su compañía. Luego le dijo que la encontraba atractiva. Marissa pensó: «Ya, seguramente se lo dirá a todas, aunque no lo crea». *(Descarta experiencias positivas.)*

Puesto que Marissa estaba convencida de que nadie podría quererla, distorsionaba la información que no encajaba con esta creencia. Al estar tan deprimida, le costaba creer cualquier cosa positiva que le dijeran los demás y que podría hacer que se sintiera mejor. Pasar por alto la información que no coincide con nuestras creencias es algo que podemos aprender a cambiar. Para Marissa, aprender a aceptar información positiva sobre su atractivo podría ser el principio de algo estupendo.

RELACIÓN ENTRE PENSAMIENTO Y CONDUCTA

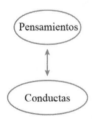

Entre pensamiento y conducta suele haber una relación muy estrecha. Por ejemplo, es más probable que intentemos hacer algo si creemos que es posible. Durante años, se había tenido por imposible que un ser humano corriera la prueba de la milla en menos de cuatro minutos. En las reuniones atléticas de todo el mundo, los mejores corredores hacían la milla un poco por encima de ese tiempo. Un día, un corredor llamado Roger Bannister identificó los cambios que podría hacer en su estilo y en su estrategia para romper aquella barrera. Creía que era posible correr con más rapidez y dedicó muchos meses de esfuerzo a modificar su técnica para alcanzar ese objetivo. En 1954, Roger Bannister consiguió ser el primer hombre en correr la milla en menos de cuatro minutos. La creencia en que podría conseguirlo contribuyó a su cambio de conducta.

Lo sorprendente fue que, cuando Bannister batió aquel récord, los mejores corredores del mundo también empezaron a correr la milla en menos de cuatro minutos. A diferencia de Bannister, no habían modificado su técnica sustancialmente. Las que habían cambiado eran sus creencias: ahora veían posible correr con aquella rapidez, y su conducta siguió este pensamiento. Está claro que saber que algo es posible no significa que todo el mundo lo pueda hacer. Pensar no es lo mismo que hacer. Pero cuanto más creamos que algo es posible, más probable será que lo intentemos y, quizá, que lo consigamos.

Cada día, todos tenemos «pensamientos automáticos» que influyen en nuestra conducta. Son las palabras y las imágenes que nos vienen a la cabeza a lo largo de la jornada. Por ejemplo, imaginemos que nos hallamos en una reunión familiar. La comida ya está servida en el bufé y algunos asistentes se acercan para llenar el plato mientras otros siguen charlando sentados. Nosotros hemos estado hablando diez minutos con un primo. Consideremos los siguientes pensamientos y escribamos cuál sería nuestra conducta si los tuviéramos.

Pensamiento	Conducta
Si no voy ahora, no quedará comida.	
Es de mala educación ir corriendo a por comida en medio de una conversación.	
No parece que mi abuelo sea capaz de sostener el plato.	
La conversación con mi primo es fascinante: nunca he conocido a nadie tan interesante.	

¿Ha variado nuestra conducta en función del pensamiento?

A veces no somos conscientes de los pensamientos que influyen en nuestras conductas porque aparecen automáticamente, con rapidez y en el límite de la conciencia. En ocasiones actuamos por costumbre y los pensamientos que lo originaron ya han caído en el olvido. Por ejemplo, pensemos en una persona que siempre cede cuando alguien está en desacuerdo con ella. Este hábito pudo haber empezado con una creencia como: «Si no estamos de acuerdo será mejor que ceda porque, de lo contrario, nuestra relación se resentirá». Cuando un acto se ha convertido en rutinario, no solemos ser conscientes de los pensamientos que lo guían. Un ejemplo de la vida de Ben ilustra esta conexión entre pensamiento y conducta.

BEN: *conexión entre pensamiento y conducta*

Cuando Louie falleció, Ben dejó de verse con sus amigos para comer o hacer otras cosas con las que solía disfrutar. Al principio, su familia pensaba que esta conducta era parte del duelo por la muerte de Louie. Pero como los meses pasaban y Ben seguía negándose a salir con sus amigos, su mujer, Sylvie, empezó a sospechar que había otras razones para que no saliera de casa.

Una mañana, Sylvie se sentó con Ben y le preguntó por qué no devolvía las llamadas a sus amigos. Ben se encogió los hombros y dijo: «¿Y para qué? Ya tenemos una edad en la que todos vamos muriéndonos». Sylvie le respondió exasperada: «Pero ¡ahora estás vivo, haz las cosas que te gustan!». Ben asintió con la cabeza mientras pensaba: «Sylvie no lo entiende».

La verdad es que Sylvie no lo entendía, porque Ben no era consciente de los pensamientos que guiaban su conducta y no podía explicarle por qué había dejado de hacer cosas que le gustaban. Cuando Ben aprendió a identificar sus pensamientos, se dio cuenta de que albergaba una serie de ellos: «Todos se están muriendo. ¿De qué me vale hacer algo si los voy a acabar perdiendo? ¿Cómo voy a disfrutar si no tengo ganas de nada?». Cuando Louie falleció, Ben se dijo que había llegado a la edad en que la muerte ya está muy cerca. Esta conciencia influyó en sus pensamientos y en su voluntad de hacer cosas que le solían gustar.

En cambio, Sylvie, que tenía cinco años menos que Ben, pensaba que debía realizar todas las actividades agradables que pudiera y disfrutar al máximo de la vida. Seguía viéndose con sus amistades y se mantenía muy activa. Como podemos ver, los diferentes pensamientos de Sylvie y Ben sobre la vejez tenían un gran impacto en su conducta.

RELACIÓN ENTRE PENSAMIENTO Y REACCIONES FÍSICAS

Los pensamientos también influyen en las reacciones físicas. Por ejemplo, cuando miramos una película solemos prever lo que pasará a continuación. Si pensamos que va a suceder algo aterrador o violento, nuestro cuerpo reaccionará en consecuencia. El corazón latirá más deprisa, la respiración se alterará y los músculos se tensarán. Si prevemos una escena romántica, la calidez del cuerpo aumentará y hasta puede que nos excitemos sexualmente.

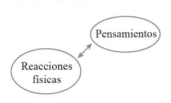

Muchos deportistas aprovechan la estrecha relación entre pensamiento y reacciones físicas. Los buenos entrenadores dan a sus equipos charlas inspiradoras esperando inflamar a los jugadores para que fluya la adrenalina y den lo mejor de sí. A los deportistas olímpicos se les enseña a imaginar cada detalle de su actuación en una prueba. La investigación revela que estos deportistas experimentan contracciones musculares leves que reflejan los movimientos que realizan durante la prueba. Esta conexión pensamiento-musculatura mejora el rendimiento del deportista.

La investigación también ha revelado que los pensamientos, las creencias y las actitudes tienen un impacto en la salud. Un ejemplo es el llamado «efecto placebo», por el que la creencia en la utilidad de un tratamiento inocuo aumenta la probabilidad de que acabe siendo útil. Por ejemplo, la creencia en que una píldora nos ayudará puede provocar una mejoría, aunque la píldora solo contenga azúcar. El estudio del cerebro ha revelado que el efecto placebo se debe, en parte, a que las creencias son una clase de actividad cerebral y pueden producir cambios reales en las respuestas físicas.

LINDA: *conexión entre pensamiento y reacciones físicas*

Hemos visto que los pensamientos influyen en las reacciones físicas, pero las reacciones físicas también pueden influir en los pensamientos. Por ejemplo, tras subir unas escaleras, Linda observó que el corazón le latía más deprisa y pensó que estaba sufriendo un ataque al corazón (figura 3.1). Este pensamiento tan aterrador puso su cuerpo en estado de alerta y desató una serie de cambios físicos que incluían respiración rápida y superficial y sudoración intensa. Al hacerse la respiración más superficial, el corazón de Linda recibía menos oxígeno y el ritmo de los latidos se incrementó. También llegó menos oxígeno al cerebro dando lugar a una sensación de mareo.

El pensamiento de Linda de que estaba sufriendo un ataque al corazón intensificó su reacción física y la hizo creer que corría peligro de muerte. La respuesta física a la idea de que iba a morir se fue acentuando hasta que Linda acabó sufriendo un verdadero ataque de pánico. Al cabo de un rato, Linda se dio cuenta de que no sufría ningún ataque y los síntomas físicos fueron desapareciendo.

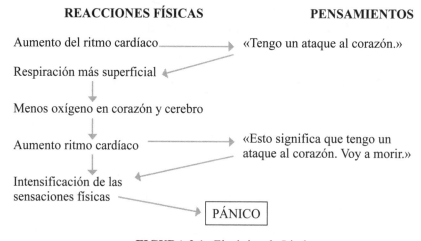

FIGURA 3.1. El pánico de Linda.

RELACIÓN ENTRE PENSAMIENTO Y ENTORNO

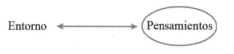

Al principio de este capítulo hemos visto que los pensamientos influyen en el estado de ánimo. Algunas personas son más propensas a esta influencia por razones biológicas o genéticas. Pero el entorno y las experiencias vitales también conforman las creencias y los estados de ánimo que influyen en la vida de una persona. Usamos las expresiones *entorno* y *experiencias vitales* para describir todo lo externo a una persona, incluyendo la familia, la comunidad, el lugar donde vive, las interacciones con los demás e incluso la cultura. Podemos estar bajo la influencia de experiencias presentes, y también de experiencias pasadas que se remontan a la infancia.

Recordemos que Marissa fue objeto de abusos sexuales y maltratos físicos durante la infancia y en los inicios de la vida adulta. Estas experiencias le hicieron creer que era despreciable, que nadie la aceptaba o la quería, y que los hombres eran peligrosos, maltratadores y poco afectuosos. Es comprensible que los primeros intentos de Marissa de hallar un sentido a sus experiencias hicieran que se infravalorara y estuviera muy pendiente de las reacciones negativas de los demás.

Para influir en las creencias no hacen falta sucesos traumáticos del entorno. La manera de pensar en nosotros y en nuestras vidas está influida por la cultura, la familia, el barrio, el sexo, la religión y los medios de comunicación. Como ejemplo de la influencia de la cultura en las creencias, pensemos en los mensajes que recibimos de niños. En muchas culturas se elogia a las niñas por ser bonitas y se recompensa a los niños por ser fuertes y atléticos. Una niña podría deducir que la belleza es la clave para gustar a los demás y valorarse únicamente en función de su aspecto. Un niño puede acabar creyendo que debe ser fuerte y atlético y juzgarse en función de su éxito o fracaso en el deporte.

Aunque no hay nada que haga intrínsecamente más agradable la belleza o la fuerza, algunas culturas nos enseñan a establecer estas conexiones. Una vez implantadas, estas creencias pueden ser difíciles de modificar. A muchas niñas de constitución atlética les cuesta valorar sus aptitudes, y muchos niños con talento musical o artístico, pero sin aptitud para el deporte, pueden juzgar ese talento de una manera negativa.

Vic se crio en una comunidad suburbana de profesionales titulados que valoraban sus logros y los de sus hijos. Su familia y su escuela reflejaban los valores de una comunidad que destacaba el éxito y la excelencia. Cuando el rendimiento de Vic en los estudios o en los deportes no era excelente, su familia, sus profesores y sus amigos se sentían decepcionados y reaccionaban como si hubiera fracasado.

Estas reacciones hicieron pensar a Vic que no daba la talla, a pesar de que su rendimiento general era muy bueno. Puesto que Vic se veía así, no es de extrañar que se sintiera angustiado en situaciones que le exigían un gran esfuerzo. Participar en un deporte lo horrorizaba porque existía el riesgo de que no ganara o no lo hiciera bien. Para él, esos resultados querían decir que no servía.

Como podemos ver, la infancia de Vic no fue tan traumática como la de Marissa. Sin embargo, el entorno en el que creció tuvo en sus pensamientos una influencia muy fuerte que se prolongó hasta la edad adulta.

EJERCICIO. **Relaciones de los pensamientos**

El formulario 3.1 es un ejercicio práctico para reconocer las relaciones entre pensamientos y estados de ánimo, conductas y reacciones físicas.

FORMULARIO 3.1. **Relaciones de los pensamientos**

Sarah, de treinta y cuatro años de edad, estaba sentada en la última fila del auditorio en una reunión de padres de alumnos. Le preocupaba la educación que recibía su hijo de ocho años y tenía preguntas sobre la seguridad de las aulas. Cuando iba a alzar la mano para expresar sus inquietudes, pensó: «¿Y si alguien cree que hago preguntas tontas? Quizá no deba plantearlas delante de todos. Si alguien está en desacuerdo podría darse un debate y me podrían humillar».

RELACIÓN ENTRE PENSAMIENTO Y ESTADO DE ÁNIMO

En función de los pensamientos de Sarah, ¿cuál de los siguientes estados de ánimo es más probable que experimente? (Marque los que proceda.)

☐ 1. Ansiedad /nerviosismo

☐ 2. Tristeza

☐ 3. Felicidad

☐ 4. Ira

☐ 5. Entusiasmo

RELACIÓN ENTRE PENSAMIENTO Y CONDUCTA

En función de los pensamientos de Sarah, ¿cómo se comportará?

☐ 1. Hablará en voz alta y expresará sus inquietudes.

☐ 2. Guardará silencio.

☐ 3. Expresará abiertamente su desacuerdo con lo que dicen otras personas.

RELACIÓN ENTRE PENSAMIENTO Y REACCIONES FÍSICAS

En función de los pensamientos de Sarah, ¿qué cambios físicos notaría? (Marcar los que proceda.)

☐ 1. Ritmo cardíaco acelerado

☐ 2. Sudor en las palmas de las manos

☐ 3. Respiración alterada

☐ 4. Mareo

Cuando Sarah tuvo esos pensamientos se sentía angustiada y nerviosa, se quedó callada, su ritmo cardíaco aumentó y tenía las palmas sudorosas y la respiración alterada. ¿Son estas las reacciones que hemos previsto en el ejercicio? Aunque no todas las personas reaccionan igual a unos pensamientos dados, es importante tener presente que los pensamientos influyen en el estado de ánimo, en la conducta y en las reacciones físicas.

EL PENSAMIENTO POSITIVO, ¿ES LA SOLUCIÓN?

Aunque los pensamientos influyan en el estado de ánimo, en la conducta y en las reacciones físicas, el pensamiento positivo no es una solución a los problemas. La mayoría de las personas que sufren ansiedad, depresión o ira nos dirán que «tener pensamientos positivos» no es tan fácil. En el fondo, la idea de tener solo pensamientos positivos es demasiado simplista, no da lugar a cambios duraderos y puede hacernos pasar por alto información importante.

En cambio, *El control de tu estado de ánimo* nos enseña a tener en cuenta toda la información y a considerar los problemas desde distintos ángulos. Contemplar todos los aspectos de una situación y considerar una amplia gama de información —positiva, negativa y neutra— nos permite entender las cosas de una manera más útil y hallar soluciones nuevas a los problemas que afrontamos.

Si Linda estuviera planificando un viaje de negocios que le exigiera volar en avión, el solo hecho de tener pensamientos positivos como «no tendré un ataque de pánico..., todo irá bien» no la prepararía para la angustia que podría sentir. En realidad, con este pensamiento positivo, Linda sentiría que ha fracasado si tuviera la más mínima sensación de ansiedad. Una solución mejor sería que Linda previera que podría sentirse angustiada y que tuviera un plan para afrontar la angustia en pleno vuelo. Si solo pensamos en lo positivo, puede que no seamos capaces de predecir ni afrontar sucesos que resulten peores de lo esperado.

¿CAMBIAR LA MANERA DE PENSAR ES EL ÚNICO CAMINO PARA SENTIRSE MEJOR?

A pesar de que identificar, comprobar y considerar otros pensamientos es fundamental en la terapia cognitiva conductual y en *El control de tu estado de ánimo,* suele ser igual de importante modificar las reacciones físicas y/o la conducta. Por ejemplo, si llevamos mucho tiempo sufriendo ansiedad, es probable que evitemos lo que la provoca. Parte de afrontar la ansiedad es aceptarla (cambio cognitivo), aprender a relajarnos (cambio físico) y aproximarnos a lo que la provoca para aprender a afrontarlo (cambio conductual). Las personas con ansiedad no suelen sobreponerse a ella hasta que no cambian su manera de pensar y superan la evitación.

Hacer cambios en el entorno/situación vital también nos puede ayudar a sentirnos mejor. Reducir el estrés, aprender a decir no a exigencias poco razonables de los demás, pasar más tiempo con personas que ofrezcan apoyo, trabajar con los vecinos para aumentar la seguridad del barrio y tomar medidas para reducir la discriminación o el acoso en el trabajo son algunos de estos cambios del entorno/situación vital.

Algunas situaciones vitales son tan difíciles que limitarse a ver las cosas de otra manera no es una idea acertada. Por ejemplo, una víctima de maltratos necesita ayuda para modificar la situación o para retirarse de ella. Limitarse a cambiar los pensamientos no es una solución adecuada para los maltratos: el objetivo es que cesen. Los cambios de pensamiento podrían ayudar a alguien que se encontrara en esta situación a sentirse motivado para buscar ayuda, pero limitarse a cambiar los pensamientos para aceptar los maltratos no es una solución eficaz.

Al rellenar los formularios de este libro, aprenderemos a identificar y modificar los pensamientos, los estados de ánimo, las conductas, las respuestas físicas y el entorno/situaciones vitales.

Resumen del capítulo 3

➤ Los pensamientos ayudan a definir nuestros estados de ánimo.

➤ Los pensamientos influyen en nuestra conducta y en lo que elegimos hacer o no hacer.

➤ Los pensamientos y las creencias influyen en nuestras respuestas físicas.

➤ Las experiencias vitales (el entorno) contribuyen a formar las actitudes, las creencias y los pensamientos que se desarrollan en la infancia y persisten en la vida adulta.

➤ *El control de tu estado de ánimo* nos ayudará a considerar toda la información disponible; no se trata solo de pensar en positivo.

➤ Aunque los cambios en la manera de pensar son fundamentales, muchos problemas también exigen cambios en la conducta, en las reacciones físicas y en el entorno familiar y/o laboral.

CAPÍTULO 4

IDENTIFICAR Y PUNTUAR ESTADOS DE ÁNIMO

Para entender y mejorar los estados de ánimo que experimentamos es útil identificarlos, aunque darles un nombre puede ser difícil. Podemos sentir un cansancio constante y no darnos cuenta de que estamos deprimidos, o podemos sentirnos nerviosos y fuera de control sin reconocer que estamos angustiados. Además de la depresión y de la ansiedad, hay otros estados de ánimo aflictivos muy habituales, como la ira, la tristeza y la culpa (véanse los capítulos 13-15).

IDENTIFICAR ESTADOS DE ÁNIMO

A continuación se presenta una tabla con distintos estados de ánimo. No es una lista exhaustiva, y el lector puede añadir más en las líneas en blanco. Esta lista ayuda a nombrar los estados de ánimo de una manera más concreta que limitarse a calificarlos de *buenos* o *malos*. Obsérvese que los estados de ánimo se suelen describir con una sola palabra. Cuando una persona identifica un estado de ánimo concreto puede fijarse objetivos para mejorarlo y hacer un seguimiento de sus avances. Aprender a distinguir los estados de ánimo nos permitirá elegir actuaciones pensadas para mejorar unos estados concretos. Por ejemplo, ciertas técnicas de respiración son positivas para la ansiedad, pero no para la depresión.

Si nos cuesta identificar un estado de ánimo, prestemos atención a nuestro cuerpo. Unos hombros en tensión pueden indicar miedo o irritación, y una sensación de pesadez en todo el cuerpo sería señal de depresión o decepción. Identificar las reacciones físicas puede ofrecer pistas sobre el estado de ánimo que sentimos.

Otra manera de identificar mejor nuestros estados de ánimo es prestar mucha atención. Por ejemplo, podemos proponernos observar tres estados de ánimo diferentes durante un día, o elegir alguno de los estados de ánimo de la lista anterior y tomar nota de

Lista de estados de ánimo				
Deprimido	Angustiado	Enfadado	Culpable	Avergonzado
Triste	Ofuscado	Agitado	Asustado	Irritado
Inseguro	Orgulloso	Furioso	Pánico	Frustrado
Nervioso	Indignado	Dolido	Alegre	Decepcionado
Airado	Aprensivo	Feliz	Cariñoso	Humillado
Abatido	Ansioso	Temeroso	Contento	Agradecido
Otros estados de ánimo:	_____	_____	_____	_____

situaciones pasadas en las que los hayamos sentido. Otra estrategia es identificar una situación reciente en la que hayamos tenido una reacción emocional intensa y marcar en la lista los estados de ánimo pertinentes.

Cuando Vic empezó la terapia sabía que se sentía angustiado y deprimido, pero cuando aprendió a identificar sus estados de ánimo descubrió que, en muchas ocasiones, también estaba enfadado. Esta información fue muy útil, porque Vic pudo tomar conciencia de lo que hacía que se enfadara y pudo establecer objetivos para abordarlo en la terapia. Aunque llevaba prácticamente tres años sin beber, decía que se sentía impulsado a hacerlo cuando temía estar a punto de «descontrolarse». Cuando él y su terapeuta examinaron las ocasiones en que Vic se sentía así, quedó claro que ocurría cuando estaba muy nervioso o enfadado, y que su corazón se aceleraba, las palmas de las manos le sudaban y tenía la sensación de que iba a ocurrir algo malo. Había etiquetado estas sensaciones con el nombre *descontrol* y sentía el impulso de beber porque creía que el alcohol lo ayudaría a recuperar el control.

Vic tendía a ser poco concreto sobre sus estados de ánimo y solía decir que se encontraba «incómodo» o «aturdido». Cuando supo que sus principales problemas emocionales eran la ira y la ansiedad, empezó a centrar la atención en las situaciones donde sentía estas emociones, y en lugar de agruparlas bajo un término como *aturdimiento* aprendió a distinguirlas. Al profundizar más en lo que sentía, le quedó claro que cuando su *estado de ánimo* era de ansiedad *pensaba*: «Estoy perdiendo el control», y que cuando su *estado de ánimo* era de ira *pensaba*: «Merezco más respeto». Saber qué estados de ánimo sentía fue un paso importante para que entendiera mejor sus reacciones.

Es fácil confundir estados de ánimo con pensamientos. Al principio de la terapia de Ben, cuando el terapeuta le preguntaba qué sentía (su estado de ánimo), Ben respondía: «Querría estar solo». Cuando Ben empezó a analizar con más detalle las situaciones en las que quería estar solo, descubrió que solía *pensar* que los demás (familiares o amigos) no lo necesitaban o no querían estar con él. También se dio cuenta de que estaba previendo (pensando) que si estuviera con otras personas no estaría a gusto. Observó que cuando *pensaba*: «No quieren estar conmigo» o «Si voy, no estaré a gusto», su estado de ánimo era triste y que el pensamiento «querría estar solo» estaba relacionado con este estado de ánimo. Para identificar nuestros estados de ánimo debemos distinguirlos de nuestros pensamientos.

También es importante distinguir los estados de ánimo y los pensamientos de las conductas y los factores situacionales (aspectos del entorno). Las conductas y los factores situacionales se pueden identificar respondiendo a las siguientes preguntas:

1. ¿Con quién estaba? *(Situación)*

2. ¿Qué estaba haciendo? *(Conducta)*

3. ¿Cuándo ocurrió? *(Situación)*

4. ¿Dónde me encontraba? *(Situación)*

Por regla general, los estados de ánimo se pueden etiquetar con una palabra. Si sentimos varios estados de ánimo en una situación, usaremos una sola palabra para cada uno. Por ejemplo, podríamos decir que en una situación sentimos «tristeza, miedo y vergüenza». Si nos hace falta más de una palabra para describir un estado de ánimo, es probable que estemos describiendo un pensamiento. Los pensamientos son palabras o imágenes —incluyendo recuerdos— que nos vienen a la cabeza.

Es útil aprender a diferenciar entre pensamientos, estados de ánimo, conductas, reacciones físicas y factores situacionales. De este modo podremos determinar qué partes de nuestra experiencia podemos cambiar para mejorar nuestras vidas.

**PARA
RECORDAR**

• Podemos describir situaciones y conductas preguntándonos:
  • ¿Quién?
  • ¿Qué?
  • ¿Cuándo?
  • ¿Dónde?
• Los estados de ánimo se pueden describir con una palabra.
• Los pensamientos son palabras, imágenes y recuerdos que nos vienen a la cabeza.

El formulario 4.1 permite practicar la relación entre estados de ánimo y situaciones.

EJERCICIO. **Identificar estados de ánimo**

Un paso para sentirnos mejor es identificar los distintos componentes de nuestras experiencias: situaciones, conductas, estados de ánimo, reacciones físicas y pensamientos. El objetivo del ejercicio 4.1 es ayudarlo a separar sus estados de ánimo de las situaciones en las que se halla. Para realizar el ejercicio es conveniente que se centre en situaciones concretas en las que haya sentido un estado de ánimo intenso.

FORMULARIO 4.1. **Identificar estados de ánimo**

Describa una situación reciente en la que haya experimentado un estado de ánimo intenso. A continuación, identifique sus estados de ánimo en esa situación o inmediatamente después. Haga lo mismo con cinco situaciones distintas.

1. Situación: _____

   Estados de ánimo: _____

2. Situación: _____

   Estados de ánimo: _____

3. Situación: _____

   Estados de ánimo: _____

4. Situación: _____

   Estados de ánimo: _____

5. Situación: _____

   Estados de ánimo: _____

Esta fue una de las respuestas que escribió Vic en el formulario 4.1:

Situación: «*Voy solo en el coche de camino al trabajo para entrar a las 7:45*».

Estados de ánimo: *asustado, angustiado, inseguro.*

Y esta fue una de las respuestas de Ben:

Situación: «*Max me telefoneó para que fuéramos a comer*».

Estados de ánimo: *tristeza, pesar.*

Como ilustran estos ejemplos, conocer la situación no siempre nos ayuda a entender por qué una persona siente una emoción dada. ¿Por qué se sintió triste Ben cuando lo invitaron a comer? La presencia de un estado de ánimo intenso es la primera señal de que sucede algo importante. En capítulos posteriores veremos por qué Ben y Vic —como nosotros— experimentaron los estados de ánimo que mencionaron en el formulario 4.1.

PUNTUAR ESTADOS DE ÁNIMO

Además de identificar los estados de ánimo, es importante aprender a puntuar su intensidad. Esto nos permite observar cómo fluctúan, y nos dice qué situaciones o pensamientos están asociados a esos cambios. Por último, podemos usar los cambios de la intensidad emocional para evaluar la eficacia de las estrategias que aprendemos.

Para ver cómo varían nuestros estados de ánimo, es muy útil utilizar una escala de puntuación. Ben y su terapeuta crearon la siguiente escala para puntuar sus estados de ánimo:

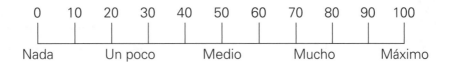

Luego, el terapeuta pidió a Ben que usara esta escala para puntuar los estados de ánimo que mencionó en el formulario 4.1. En el caso de la invitación a comer, Ben los puntuó así:

Situación: «Max me telefoneó para que fuéramos a comer».

Estados de ánimo: tristeza, pesar.

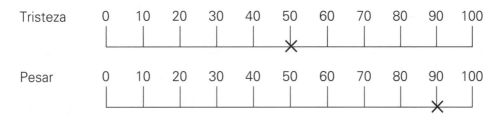

Estas puntuaciones indican que Ben sentía un nivel muy elevado de pesar (90) y un nivel medio de tristeza (50) al hablar con Max.

EJERCICIO. **Puntuar estados de ánimo**

En el formulario 4.2, puntúe la intensidad de sus estados de ánimo. Anote en las líneas en blanco las situaciones y los estados de ánimo identificados en el formulario 4.1. Para cada situación, puntúe uno de los estados de ánimo identificados en las escalas presentadas e indique el estado de ánimo que se ha puntuado.

FORMULARIO 4.2. **Identificar y puntuar estados de ánimo**

1. Situación: _____

Estados de ánimo: _____

Nada 0   10   20   30   40   50   60   70   80   90   100 Máximo

2. Situación: _____

Estados de ánimo: _____

0   10   20   30   40   50   60   70   80   90   100

3. Situación: _____

Estados de ánimo: _____

0   10   20   30   40   50   60   70   80   90   100

4. Situación: _____

Estados de ánimo: _____

0   10   20   30   40   50   60   70   80   90   100

5. Situación: _____

Estados de ánimo: _____

0   10   20   30   40   50   60   70   80   90   100

Muchas personas encuentran útil puntuar sus estados de ánimo una vez a la semana o, como mínimo, dos veces al mes. Si sufrimos depresión (infelicidad) y/o ansiedad (nerviosismo), para puntuarlas podemos utilizar el «Inventario de depresión» (formulario 13.1, p. 224) y el «Inventario de ansiedad» (formulario 14.1, p. 253). Para otros estados de ánimo, podemos utilizar el formulario «Puntuar y seguir mis estados de ánimo» (formulario 15.1, p. 286). Una vez medidos los estados de ánimo, marquemos la puntuación en el formulario o formularios pertinentes: para la depresión, el formulario 13.2 (p. 225); para la ansiedad, el formulario 14.2 (p. 254); y para otros estados de ánimo, el formulario 15.2 (p. 287).

Dediquemos ahora un momento a anotar las puntuaciones de los estados de ánimo que queramos mejorar. Es conveniente realizar esta primera puntuación antes de leer otros capítulos del libro para tener un registro del punto de partida.

Al utilizar *El control de tu estado de ánimo* también será útil tomar nota de los cambios en los estados de ánimo positivos. Usaremos el formulario 15.1 para evaluar nuestra felicidad durante la semana anterior. Si ya usamos el formulario 15.2 de la p. 287 para anotar los cambios de otro estado de ánimo, podemos utilizar una copia del formulario 15.2 del Apéndice para anotar los de la felicidad. Otra posibilidad es utilizar colores diferentes en el mismo formulario para puntuar distintos estados de ánimo.

Puntuemos nuestra felicidad en el formulario 15.1 al menos una vez al mes. A medida que vayamos usando y practicando las técnicas de *El control de tu estado de ánimo,* podremos medir su impacto en el nivel de felicidad.

Seguir los cambios de estas puntuaciones nos dirá si *El control de tu estado de ánimo* nos sirve de ayuda. De ser así, sentiremos los estados de ánimo negativos con menor frecuencia e intensidad, y nuestro nivel global de felicidad irá en aumento.

¿Y si nos enfrentamos a varios estados de ánimo?

Afrontar varios estados de ánimo es bastante habitual. Nuestra vida afectiva puede ser compleja. Por fortuna, las técnicas de este libro son fundamentales para hacer frente a todos los problemas relacionados con los estados de ánimo. En estos casos, para obtener los resultados más rápido se recomienda elegir el estado de ánimo más aflictivo y leer el capítulo correspondiente (véanse los capítulos 13 a 15). Al final del capítulo en cuestión, se recomienda qué capítulos leer después.

Por ejemplo, si sufrimos al mismo tiempo depresión y ansiedad, decidiremos cuál de los dos problemas queremos solucionar primero. En caso de que optemos por la depresión, leeremos el capítulo 13, haremos los ejercicios correspondientes y luego leeremos los restantes capítulos hasta que la depresión se modere. Una vez aliviada la depresión, leeremos el capítulo 14 dedicado a la ansiedad y a continuación leeremos los capítulos recomendados para reducirla. Muchas personas se sorprenden al ver que las técnicas que nos ayudan con la depresión también son útiles para afrontar la ira, la culpa, la ansiedad, etc., además de incrementar nuestra felicidad.

Puede que un terapeuta u otro profesional nos recomiende este libro y nos sugiera leer los capítulos en un orden diferente. *El control de tu estado de ánimo* se puede utilizar de muchas maneras. Y si bien cada capítulo mejora nuestro conocimiento y nuestras técnicas, habrá personas que no necesiten usar todos los capítulos para sentirse mejor.

Ahora que ya hemos leído los cuatro primeros capítulos y hemos hecho los ejercicios correspondientes, es un buen momento para personalizar nuestro uso de *El control de tu estado de ánimo*. En lugar de pasar directamente al capítulo 5, se recomienda leer el capítulo dedicado al estado de ánimo que más nos preocupe:

- Depresión: capítulo 13 (p. 221).
- Ansiedad y pánico: capítulo 14 (p. 251).
- Ira, culpa o vergüenza: capítulo 15 (p. 285).

Cuando terminemos el capítulo en cuestión y los ejercicios pertinentes, se recomendará el capítulo por el que continuar para utilizar *El control de tu estado de ánimo* con la mayor eficacia y sentirnos mejor lo antes posible.

Resumen del capítulo 4

➤ Un estado de ánimo intenso es señal de que sucede algo importante en nuestra vida.

➤ Los estados de ánimo se suelen describir con una sola palabra.

➤ Identificar unos estados de ánimo concretos nos ayuda a fijar objetivos y a determinar nuestros avances.

➤ Es importante identificar los estados de ánimo que surgen en situaciones concretas (formulario 4.1).

➤ Puntuar los estados de ánimo (formulario 4.2) nos permite valorar su intensidad, determinar nuestros avances y evaluar la eficacia de las estrategias que aprendemos.

➤ El uso de *El control de tu estado de ánimo* se puede adaptar para afrontar el estado de ánimo que más nos preocupe. Al terminar este capítulo, pasaremos al capítulo correspondiente a ese estado de ánimo y después leeremos los capítulos recomendados al final.

CAPÍTULO 5

FIJAR OBJETIVOS Y OBSERVAR LAS MEJORAS

En la obra de Lewis Carroll *Alicia en el País de las Maravillas* hay un pasaje en el que Alicia llega a una bifurcación, se encuentra con el gato de Cheshire y le pregunta qué camino debe seguir para salir de allí. El gato le dice que depende del sitio al que quiera llegar. Alicia, que nunca ha estado en el País de las Maravillas, le responde: «No me importa mucho el sitio...». «Entonces no importa mucho el camino que tomes», dice el gato. «Siempre que llegue a *alguna parte*», añade Alicia como explicación.

De la misma manera que Alicia nunca había estado en el País de las Maravillas, puede que nunca hayamos aprendido técnicas para controlar nuestros estados de ánimo y no sepamos qué esperar o dónde queremos estar al acabar este libro. Para hacer el mejor uso de él, el lugar al que nos dirigimos es importante. Si sabemos cuáles son nuestros objetivos, tendremos unas ideas más claras sobre la manera de usar este libro y determinar nuestros avances. Tener un objetivo también facilita seguir practicando lo que aprendemos.

Pensemos en las razones de que hayamos elegido este libro o de que nos lo hayan recomendado. ¿En qué esperamos ser diferentes tras usar *El control de tu estado de ánimo*?

En el formulario 5.1 de la página siguiente escribiremos nuestros objetivos para no olvidarlos y para determinar nuestros avances a medida que vayamos leyendo *El control de tu estado de ánimo*. ¿Nos gustaría estar menos deprimidos? ¿Ser más felices? ¿Tener menos ataques de pánico? ¿Sentir menos ansiedad? ¿Mejorar nuestras relaciones? ¿Consumir menos alcohol u otras sustancias? ¿Ir a lugares o hacer cosas que hoy evitamos? ¿Tener más determinación? Intentemos que nuestros objetivos sean lo más concretos que sea posible y expresémoslos de manera que podamos medir nuestros avances. Por ejemplo, «mejorar mis relaciones» es un buen objetivo, pero «tener más conversaciones positivas y agradables con mis hijos» es aún mejor porque es más fácil determinar si nos acercamos a este objetivo más concreto. Las medidas que ofrece el libro nos ayudan a determinar cambios en los estados de ánimo, si este es nuestro objetivo.

EJERCICIO. **Fijar objetivos**

Escriba en el formulario 5.1 dos cambios de su estado de ánimo o de su vida que espera conseguir aprendiendo las técnicas del libro. Cada objetivo deberá ser algo que pueda observar o medir (como un cambio anímico o conductual). Si tiene más de dos objetivos, escríbalos debajo o en otra hoja de papel.

FORMULARIO 5.1. **Fijar objetivos**

1. _____

_____

_____

2. _____

_____

_____

De *Mind Over Mood, Second Edition*, © 2016, Dennis Greenberger y Christine A. Padesky.

Muchas personas tienen sentimientos encontrados cuando se trata de hacer cambios en su vida o de dedicar tiempo a aprender técnicas. Por ejemplo, Anna solía sentir ansiedad y a veces tenía ataques de pánico. Aprendió que si se quedaba en casa y no salía, tenía menos ansiedad. Al final se sentía muy cómoda en casa y rara vez tenía que salir porque acordó con su jefe que trabajaría en casa la mayor parte de los días. Sin embargo, se perdía las actividades sociales con las que solía disfrutar. Los objetivos que escribió en el formulario 5.1 eran reducir la ansiedad y salir de casa sin problemas cuando quisiera. Estos objetivos tenían ventajas (podría realizar más actividades) y desventajas (tendría que salir de su «zona de confort»).

Tras reflexionar un poco más, Anna se dio cuenta de que reducir la ansiedad que le producía salir de casa tenía más ventajas, entre ellas la posibilidad de ver a familiares y amigos con más frecuencia, pasear por el bosque como le gustaba hacer antes o tener más oportunidades profesionales. Cuando Anna sopesó los pros y los contras del cambio, decidió que había más ventajas que desventajas y se sintió más motivada para cambiar. Después fue revisando los pros y los contras periódicamente, sobre todo cuando los pasos que necesitaba dar eran más difíciles. El formulario 5.2 nos pide que consideremos las ventajas y las desventajas de lograr los objetivos que nos hemos fijado antes.

EJERCICIO. **Ventajas y desventajas**

Escriba en las casillas del formulario 5.2 las ventajas y las desventajas de alcanzar o no alcanzar los objetivos especificados en el formulario 5.1. Si hubiera más de dos objetivos, imprima más copias del formulario 5.2.

FORMULARIO 5.2. **Ventajas y desventajas de lograr o no los objetivos**

Objetivo 1 _____

	Lograr este objetivo	No lograr este objetivo
Ventajas		
Desventajas		

Objetivo 2 _____

	Lograr este objetivo	No lograr este objetivo
Ventajas		
Desventajas		

De *Mind Over Mood, Second Edition*, © 2016, Dennis Greenberger y Christine A. Padesky.

¿Hemos visto las ventajas y las desventajas de lograr o no lograr nuestros objetivos? ¿Las ventajas de lograrlos y las desventajas de no lograrlos son suficientes para motivarnos a aprender y practicar técnicas que nos ayuden a alcanzarlos?

Por fortuna, la mayoría de las personas tienen conocimientos, cualidades y aptitudes que les ofrecen la esperanza de lograr sus objetivos. Por ejemplo, cuando Anna se proponía algo solía dedicarse a ello hasta que lo lograba. Contaba con el afecto y el apoyo de su familia y de sus amigos. La mayor parte de su vida había salido de casa y había vivido sin sentir ansiedad. Cada una de estas cualidades y circunstancias hacían más probable que lograra sus objetivos de reducir la ansiedad y vivir con más libertad de movimientos.

EJERCICIO. **Qué nos puede ayudar**

Escriba, en el formulario 5.3, las cualidades, las experiencias y los valores personales que le pueden ayudar a lograr sus objetivos. Piense en logros del pasado y en obstáculos que haya superado; en cualquier cualidad que posea, como el sentido del humor u otras aptitudes que lo ayuden en momentos difíciles; en sus creencias espirituales; en su voluntad de aprender técnicas nuevas; en las personas que lo apoyan; en su resistencia y salud física; e incluso en su determinación para lograr metas. Escriba cualquier cosa que considere útil para lograr los objetivos especificados en los formularios 5.1 y 5.2.

FORMULARIO 5.3. ¿Qué me ayudará a lograr mis objetivos?

_____

_____

_____

_____

_____

_____

De *Mind Over Mood, Second Edition*, © 2016, Dennis Greenberger y Christine A. Padesky.

Es conveniente marcar estas páginas para que, a medida que nos acerquemos a nuestros objetivos, tengamos presentes las ventajas y desventajas de lograrlos (formulario 5.2) y los recursos que hemos identificado en el formulario 5.3.

EJERCICIO. **Señales de mejora**

Además de puntuar su estado de ánimo, es conveniente que busque señales de mejora. ¿Qué diferencias espera ver cuando empiece a mejorar? Indique, en el formulario 5.4, qué podría notar cuando empiece a hacer cambios y mejorar.

FORMULARIO 5.4. **Señales de mejora**

Marque las afirmaciones que indicarían una mejora:

☐ Dormir mejor.

☐ Hablar con más personas.

☐ Sentirme más relajado.

☐ Sonreír más a menudo.

☐ Terminar el trabajo.

☐ Levantarme siempre a la misma hora.

☐ Realizar actividades que evito.

☐ Afrontar mejor los desacuerdos.

☐ No perder tanto los estribos.

☐ Que otros me digan que parezco estar mejor.

☐ Sentir más confianza.

☐ Saber defenderme.

☐ Ver el futuro con esperanza.

☐ Disfrutar más cada día.

☐ Sentir gratitud.

☐ Ver que mis relaciones mejoran.

Además de las señales que ha marcado arriba, escriba otras dos o tres que indicarían que ha empezado a mejorar y a acercarse a sus objetivos:

_____

_____

_____

Es útil prestar atención y detectar pequeñas señales de mejora cuando utilizamos *El control de tu estado de ánimo*. Del mismo modo que nuestros problemas pueden empeorar con el tiempo, los cambios positivos suelen empezar siendo pequeños y después hacerse más grandes y significativos. El hecho de empezar a notar cambios positivos nos puede animar a seguir aprendiendo y practicando las técnicas de *El control de tu estado de ánimo*.

Resumen del capítulo 5

➤ Fijar objetivos para cambiar estados de ánimo o conductas nos ayuda a saber adónde vamos y determinar nuestros avances.

➤ Las personas suelen tener sentimientos encontrados acerca de realizar cambios porque suele haber ventajas y desventajas. Tener presentes las razones para cambiar nos puede ayudar a seguir motivados.

➤ Las personas que nos apoyan, nuestras cualidades, nuestras experiencias y nuestros valores, y nuestra motivación para aprender técnicas nuevas, nos ofrecen la esperanza de lograr nuestros objetivos.

➤ Es útil prestar atención y detectar las señales de mejora que hayamos marcado en el formulario 5.4, porque los cambios positivos empiezan siendo pequeños y crecen con el tiempo.

CAPÍTULO 6

SITUACIONES, ESTADOS DE ÁNIMO Y PENSAMIENTOS

Un cálido día de primavera, un instructor de tenis enseñaba a un alumno a servir la bola. El alumno alzaba y golpeaba la pelota una y otra vez, y el instructor se fijaba en sus movimientos. Después de cada golpe, y sin hacer ni una crítica, el instructor aconsejaba al alumno sobre la posición de la raqueta, la altura de la bola, el ángulo de impacto y los movimientos al golpear.

En el tenis, para que un saque o servicio sea válido, la pelota debe ir a parar a una zona concreta de la pista. Sin embargo, el instructor no se fijaba en el destino de la bola, y después de cada saque solo centraba sus consejos en mejorar cada elemento de la técnica. Sabía que si el alumno los aprendía sería capaz de combinarlos para dirigir la bola al lugar correcto.

Del mismo modo que el instructor de tenis se centraba en el desarrollo de ciertas técnicas, los maestros de música inician a sus alumnos en notas, ritmos y métodos de ejecución, y los operarios con experiencia instruyen a sus aprendices sobre cómo realizar ciertas tareas en un proyecto de trabajo. Todos estos ejemplos suponen enseñar a los alumnos unas *técnicas concretas* y animarlos a *practicarlas* hasta que se familiaricen con ellas y las ejecuten con soltura. Todos hemos tenido la experiencia de desarrollar técnicas mediante la práctica (como conducir, cambiar pañales o cocinar).

Por fortuna, también hay una serie de técnicas que se pueden aprender para mejorar el estado de ánimo y hacer cambios positivos en nuestras vidas. Estas técnicas se resumen en un formulario de siete columnas llamado «Registro de pensamientos» (figura 6.1). Como el alumno que practica un golpe de tenis, usaremos partes de este registro en muchas ocasiones durante las próximas semanas con el fin de dominar las técnicas necesarias para rellenar todo el formulario.

Cuando el terapeuta de Marissa le mostró el primer registro de pensamientos, Marissa se sintió agobiada y deprimida, y el terapeuta utilizó esta reacción para ayudarla a rellenarlo (figura 6.2, pp. 68-69). Obsérvese que, en las dos primeras columnas, Marissa describió la situación en la que se hallaba y lo que sentía. En el capítulo 4 ya hemos aprendido a identificar situaciones y estados de ánimo. Cuando el terapeuta ayudó a Marissa a rellenar la tercera columna, etiquetada «Pensamientos (imágenes) automáticos», salieron a la luz ciertos pensamientos asociados a sus reacciones emocionales.

A continuación, Marissa y su terapeuta marcaron con un círculo el pensamiento más conectado con su sensación de agobio («Es demasiado complicado para que lo aprenda») y escribieron las pruebas que apoyaban este pensamiento en las columnas 4 y 5. En la columna 6 escribieron otras maneras de considerar la situación basándose en las pruebas de las columnas 4 y 5. Luego puntuaron con 90%, 60% y 70% la creencia de Marissa en

REGISTRO DE

1. Situación	2. Estados de ánimo	3. Pensamientos (imágenes) automáticos
¿Quién? ¿Qué? ¿Cuándo? ¿Dónde?	a. ¿Qué sintió? b. Puntúe cada estado de ánimo (0-100 %).	a. ¿Qué le pasaba por la cabeza justo antes de que empezara a sentirse así? ¿Otros pensamientos? ¿Imágenes? b. Marque el pensamiento activo.

FIGURA 6.1. Muestra de registro de pensamientos, © 1983, Christine A. Padesky.

estas alternativas. Como vemos en la columna 7, rellenar el registro de pensamientos redujo el agobio de Marissa del 95 % al 40 %, y su depresión, del 85 % al 80 %.

En los próximos capítulos estudiaremos cómo usar el registro de pensamientos para mejorar nuestros estados de ánimo. En el capítulo 7 aprenderemos a descubrir los pensamientos automáticos y las imágenes. El capítulo 8 nos enseña a buscar pruebas de nuestros pensamientos automáticos. En el capítulo 9 veremos cómo utilizar las pruebas halladas para desarrollar en nuestra vida maneras más adaptativas de pensar. El resto de este capítulo se centra en lo que necesitamos saber para rellenar las columnas 1-3 de un registro de pensamientos, usando las técnicas que ya hemos aprendido.

PENSAMIENTOS

4. Pruebas que apoyan el pensamiento activo	5. Pruebas que no apoyan el pensamiento activo	6. Pensamientos alternativos/ equilibrados a. Escriba un pensamiento alternativo o equilibrado. b. Puntúe su creencia en cada pensamiento (0-100 %).	7. Puntúe los estados de ánimo actuales Vuelva a puntuar los estados de ánimo de la columna 2 y cualquier estado de ánimo nuevo (0-100 %).

REGISTRO DE

1. Situación	2. Estados de ánimo	3. Pensamientos (imágenes) automáticos
¿Quién? ¿Qué? ¿Cuándo? ¿Dónde?	a. ¿Qué sintió? b. Puntúe cada estado de ánimo (0-100 %).	a. ¿Qué le pasaba por la cabeza justo antes de que empezara a sentirse así? ¿Otros pensamientos? ¿Imágenes? b. Marque el pensamiento activo.
Martes, 9.30. En la consulta del terapeuta, mirando el registro de pensamientos.	Agobiada, 95%. Deprimida, 85%.	Esto es demasiado complicado para mí. Nunca voy a entenderlo. Imagen/recuerdo: llevar malas notas a casa y que mis padres me gritaran. No voy a mejorar nunca. No hay nada que me pueda ayudar. Esta terapia no va a funcionar. Estoy condenada a estar siempre deprimida.

FIGURA 6.2. Primer registro de pensamientos de Marissa.

COLUMNA 1: SITUACIÓN

En el capítulo 4 hemos aprendido a describir situaciones respondiendo a las preguntas quién, qué, cuándo y dónde. Al rellenar la columna 1 del registro de pensamientos, deberemos ser lo más concretos que sea posible. Limitemos la descripción de la «Situación» a un marco temporal concreto, desde unos segundos hasta treinta minutos. Por ejemplo,

PENSAMIENTOS

4. Pruebas que apoyan el pensamiento activo	5. Pruebas que no apoyan el pensamiento activo	6. Pensamientos alternativos/ equilibrados a. Escriba un pensamiento alternativo o equilibrado. b. Puntúe su creencia en cada pensamiento (0-100 %).	7. Puntúe los estados de ánimo actuales Vuelva a puntuar los estados de ánimo de la columna 2 y cualquier estado de ánimo nuevo (0-100 %).
Miro este registro de pensamientos y no sé qué hacer. No era muy buena en los estudios. No sé a qué se refiere con pruebas.	En el trabajo aprendí el sistema informático para archivar datos, que es complicado. Al principio, algunos formularios eran difíciles, pero el terapeuta me ayudó en los primeros y después ya fueron más fáciles. El terapeuta ha dicho que ahora solo tengo que saber rellenar las dos primeras columnas. El terapeuta me puede ayudar hasta que sepa hacerlo yo sola.	Aunque ahora esto parece complicado, ya he aprendido cosas complicadas en otras ocasiones, 90 %. El terapeuta me enseñará cómo se hace, 60 %. Con la práctica, acabará teniendo sentido y será más fácil, 70 %.	Agobiada, 40 %. Deprimida, 80 %.

«Todo el martes» no es lo bastante concreto. Aunque tengamos un estado de ánimo «todo el martes», en un día se dan tantas situaciones y pensamientos que no se pueden describir en el formulario. La investigación indica que tenemos de cincuenta mil a setenta mil pensamientos cada día. ¡Son muchos pensamientos que escribir! Reducir la situación a un marco temporal concreto, cuando el estado de ánimo sea especialmente intenso, permite que nos centremos en los pensamientos más importantes. La descripción que hizo

Marissa de su situación: «Martes, 9.30. En la consulta del terapeuta, mirando el registro de pensamientos», es un buen ejemplo de concreción.

Columna 2: Estados de ánimo

En la columna «Estados de ánimo» del registro de pensamientos detallamos los estados de ánimo experimentados en la situación que hemos descrito y puntuamos su intensidad en una escala de 0 a 100.

En general, los estados de ánimo se pueden describir con una sola palabra. Como hemos visto en el capítulo 4, podemos experimentar más de un estado de ánimo; de ser así, deberemos consignarlos y puntuarlos en una escala de 0 a 100. Si nos cuesta identificar el estado de ánimo que experimentamos, podemos consultar la lista de la página 52. Si describimos un estado de ánimo con una frase entera, puede que hayamos descrito un pensamiento en lugar de un estado de ánimo. De ser así, escribamos la frase en la columna «Pensamientos (imágenes) automáticos» e intentemos hallar una sola palabra para describir el estado de ánimo en la columna 2.

Quienes experimenten ansiedad o ataques de pánico también harían bien en detallar y puntuar las reacciones físicas que experimentan (véase el capítulo 14). Puesto que no hay una columna separada para estas reacciones, se pueden escribir en la mitad inferior de la columna «Estados de ánimo» del registro de pensamientos trazando una línea bajo los estados de ánimo que hemos listado y anotando «Reacciones físicas» sobre la línea, como se muestra en la figura 6.5. En general, las reacciones físicas se pueden describir con una o dos palabras (por ejemplo, «Corazón acelerado, 85 %»).

Columna 3: Pensamientos (imágenes) automáticos

En la columna «Pensamientos (imágenes) automáticos», escribiremos cualquier cosa que nos haya pasado por la cabeza en la situación que hemos descrito. Solo debemos anotar los pensamientos que hayan surgido en la situación. Los pensamientos pueden ser verbales o visuales. Si son imágenes o recuerdos describámoslos con palabras o mediante un dibujo. Por ejemplo, uno de los pensamientos de Marissa era llevar malas notas a casa (figura 6.2). En el capítulo 7 se ofrece información más detallada para mejorar la identificación de nuestros pensamientos.

Marissa trajo a la siguiente sesión de terapia el registro de pensamientos de la figura 6.3 con las tres primeras columnas rellenadas.

Otro ejemplo muestra la reacción de Vic a una discusión con su mujer (figura 6.4).

En la figura 6.5 se reproduce un registro de pensamientos de Linda en el que describía uno de sus primeros ataques de pánico, con las primeras tres columnas rellenadas. Obsérvese que había experimentado varias reacciones físicas y que las anotó en la mitad inferior de la columna 2.

A poco de iniciar el tratamiento, Ben llevó a su terapeuta el registro de pensamientos de la figura 6.6 con las tres primeras columnas rellenadas.

PARA RECORDAR

- En la columna «Situación» del registro de pensamientos (columna 1), anotar las respuestas a estas preguntas: ¿Quién?, ¿Qué?, ¿Cuándo?, ¿Dónde?

- Los estados de ánimo se identifican con una palabra, y su intensidad se puntúa en una escala de 0 a 100 % (columna 2).

- Las reacciones físicas se pueden describir y puntuar en la parte inferior de la columna «Estados de ánimo» (columna 2). Esto es especialmente útil para personas con ansiedad o ira, o preocupadas por su salud.

- En «Pensamientos (imágenes) automáticos» (columna 3) se describen pensamientos, creencias, imágenes, recuerdos y significados asociados a las situaciones.

1. Situación	2. Estados de ánimo	3. Pensamientos (imágenes) automáticos
¿Quién? ¿Qué? ¿Cuándo? ¿Dónde?	a. ¿Qué sintió? b. Puntúe cada estado de ánimo (0-100 %).	a. ¿Qué le pasaba por la cabeza justo antes de que empezara a sentirse así? ¿Otros pensamientos? ¿Imágenes? b. Marque el pensamiento activo.
Miércoles, 14:45. Mi jefe viene a comprobar cómo llevo el proyecto de nóminas.	Deprimida, 90 %. Nerviosa, 95 %. Con miedo, 97 %.	El proyecto no está listo. Lo que ya está hecho no está bien. Estoy fracasando. (Me van a despedir.) Me sentiré humillada si le digo a mi familia que he perdido el trabajo.

FIGURA 6.3. Las primeras tres columnas del segundo registro de pensamientos de Marissa.

1. Situación	2. Estados de ánimo	3. Pensamientos (imágenes) automáticos
¿Quién? ¿Qué? ¿Cuándo? ¿Dónde?	a. ¿Qué sintió? b. Puntúe cada estado de ánimo (0-100 %).	a. ¿Qué le pasaba por la cabeza justo antes de que empezara a sentirse así? ¿Otros pensamientos? ¿Imágenes? b. Marque el pensamiento activo.
Viernes, 18.00. Judy y yo discutíamos sobre qué película íbamos a ver.	Enfadado, 99 %. Dolido, 95 %. Triste, 70 %.	Nunca se interesa por lo que yo quiero hacer. Siempre hacemos lo que ella quiere. (Siempre quiere tener el control.) No soporto sentirme así. No soporto estar siempre enfadado. Voy a explotar. Esto es demasiado. Necesito un trago.

FIGURA 6.4. Las primeras tres columnas del registro de pensamientos de Vic.

1. Situación	2. Estados de ánimo	3. Pensamientos (imágenes) automáticos
¿Quién? ¿Qué? ¿Cuándo? ¿Dónde?	a. ¿Qué sintió? b. Puntúe cada estado de ánimo (0-100 %).	a. ¿Qué le pasaba por la cabeza justo antes de que empezara a sentirse así? ¿Otros pensamientos? ¿Imágenes? b. Marque el pensamiento activo.
Son las 14:30. Estoy sola en el centro comercial y he estado comprando unos 45 minutos.	Miedo, 100 %. Pánico, 100 %. Reacciones físicas. Corazón acelerado, 100 %. Sudor, 80 %. Mareo, 90 %. Opresión en el pecho, 80 %.	Voy a dejar de respirar. No tengo suficiente aire. Tengo un ataque al corazón. Pierdo el control. (Voy a morir.) Tengo que ir al hospital. Imagen: me veo tendida en el suelo, sin poder respirar.

FIGURA 6.5. Las primeras tres columnas del registro de pensamientos de Linda.

1. Situación	2. Estados de ánimo	3. Pensamientos (imágenes) automáticos
¿Quién? ¿Qué? ¿Cuándo? ¿Dónde?	a. ¿Qué sintió? b. Puntúe cada estado de ánimo (0-100 %).	a. ¿Qué le pasaba por la cabeza justo antes de que empezara a sentirse así? ¿Otros pensamientos? ¿Imágenes? b. Marque el pensamiento activo.
25 de mayo. Me preparo para ir a las 15.00 a celebrar un cumpleaños a casa de mi hija.	Triste, 85 %. Compungido, 80 %.	Los cumpleaños son muy tristes. Tengo dos hijos adultos que viven con su familia fuera de la ciudad. No los veo tanto como me gustaría. En los cumpleaños debería estar toda la familia al completo. Nunca volveremos a ser una familia así. Mi vida nunca volverá a ser lo que fue.

FIGURA 6.6. Las primeras tres columnas del registro de pensamientos de Ben.

EJERCICIO. **Distinguir entre situaciones, estados de ánimo y pensamientos**

El formulario 6.1 es un ejercicio que ayuda a identificar y separar los distintos aspectos de las experiencias. En la columna de la derecha, escriba si el ítem de la izquierda es un pensamiento, un estado de ánimo o una situación, siguiendo el ejemplo de los tres primeros ítems.

FORMULARIO 6.1. **Distinguir entre situaciones, estados de ánimo y pensamientos**

	¿Situación, estado de ánimo o pensamiento?
1. Nervioso	*Estado de ánimo*
2. En casa	*Situación*
3. No seré capaz de hacerlo	*Pensamiento*
4. Triste	
5. Hablo por teléfono con un amigo	
6. Irritado	
7. Conduzco el automóvil	
8. Siempre voy a sentirme así	
9. En el trabajo	
10. Me estoy volviendo loco	
11. Encolerizado	
12. No sirvo para nada	
13. 16.00 h	
14. Va a pasar algo terrible	
15. Nunca sale bien nada	
16. Desanimado	
17. Nunca lo voy a superar	
18. Sentado en un restaurante	
19. He perdido el control	
20. Soy un fracasado	
21. Hablando con mi madre	
22. Está siendo desconsiderado	
23. Deprimido	
24. Soy un inútil	
25. Culpable	
26. En casa de mi hijo	
27. Estoy teniendo un ataque al corazón	
28. Se han aprovechado de mí	
29. En la cama, intentando dormir	
30. Esto no va a funcionar	
31. Vergüenza	
32. Voy a perder todo lo que tengo	
33. Pánico	

A continuación se presentan las respuestas al formulario 6.1. Para aclarar las diferencias entre nuestras respuestas y las dadas aquí, repasar las secciones pertinentes de este capítulo.

1. Nervioso .... Estado de ánimo
2. En casa .... Situación
3. No seré capaz de hacerlo .... Pensamiento
4. Triste .... Estado de ánimo
5. Hablo por teléfono con un amigo .... Situación
6. Irritado .... Estado de ánimo
7. Conduzco el automóvil .... Situación
8. Siempre voy a sentirme así .... Pensamiento
9. En el trabajo .... Situación
10. Me estoy volviendo loco .... Pensamiento
11. Encolerizado .... Estado de ánimo
12. No sirvo para nada .... Pensamiento
13. 16.00 h .... Situación
14. Va a pasar algo terrible .... Pensamiento
15. Nunca sale bien nada .... Pensamiento
16. Desanimado .... Estado de ánimo
17. Nunca lo voy a superar .... Pensamiento
18. Sentado en un restaurante .... Situación
19. He perdido el control .... Pensamiento
20. Soy un fracasado .... Pensamiento
21. Hablando con mi madre .... Situación
22. Está siendo desconsiderado .... Pensamiento
23. Deprimido .... Estado de ánimo
24. Soy un inútil .... Pensamiento
25. Culpable .... Estado de ánimo
26. En casa de mi hijo .... Situación
27. Estoy teniendo un ataque al corazón .... Pensamiento
28. Se han aprovechado de mí .... Pensamiento
29. En la cama, intentando dormir .... Situación
30. Esto no va a funcionar .... Pensamiento
31. Vergüenza .... Estado de ánimo
32. Voy a perder todo lo que tengo .... Pensamiento
33. Pánico .... Estado de ánimo

Si nos cuesta distinguir entre situaciones, estados de ánimo y pensamientos, es aconsejable releer los capítulos 3 y 4. Diferenciar estos componentes nos ayudará a realizar cambios importantes. Por ejemplo, a veces es más fácil modificar una situación o un pensamiento que cambiar directamente nuestro estado de ánimo.

Resumen del capítulo 6

➤ Los registros de pensamientos ayudan a desarrollar una serie de técnicas para mejorar los estados de ánimo y las relaciones, y dar lugar a cambios positivos.

➤ Las primeras tres columnas de un registro de pensamientos distinguen una situación de los estados de ánimo, las reacciones físicas y los pensamientos asociados a ella.

➤ Los registros de pensamientos son un instrumento para desarrollar maneras nuevas de pensar con el fin de sentirnos mejor.

➤ Como sucede al aprender cualquier técnica, es necesario practicar con registros de pensamientos hasta que se conviertan en un instrumento fiable que nos ayude a sentirnos mejor.

CAPÍTULO 7

PENSAMIENTOS AUTOMÁTICOS

Marissa estaba trabajando en su mesa cuando el jefe se acercó y la saludó. Mientras hablaban, el jefe le dijo: «Por cierto, te felicito por el informe que hiciste ayer». En cuanto oyó estas palabras, Marissa se asustó y se puso nerviosa. Ese estado de ánimo le duró toda la mañana.

Mientras Vic colocaba los platos en la encimera después de cenar, su mujer le dijo: «Hoy he llevado el coche a cambiar el aceite». Irritado, Vic respondió: «Te dije que iría yo el sábado». Su mujer le contestó: «Llevas dos semanas diciendo que irás y al final he ido yo». «¡Pues muy bien! —gritó Vic, tirando el paño de cocina al suelo—. ¿Por qué no te buscas a otro marido?» Luego cogió su abrigo y se marchó de casa dando un portazo.

Cuando empecemos a fijarnos en nuestros estados de ánimo veremos que, como en el caso de Marissa, a veces experimentamos uno que parece no encajar con la situación. La mayoría de la gente no se siente angustiada cuando le hacen un cumplido. En otras ocasiones reaccionaremos con la misma rapidez e intensidad que Vic. Alguien ajeno que viera esta escena pensaría que esta reacción era exagerada, aunque a Vic le pareciera lógica.

¿Cómo podemos explicar nuestros estados de ánimo? Si podemos identificar los pensamientos que los acompañan, los estados de ánimo se suelen explicar muy bien. Los pensamientos son como pistas para entenderlos. En el caso de Marissa, tenemos el siguiente rompecabezas.

Situación	Pista: pensamientos	Estado de ánimo
El jefe me felicita.	¿?	Nerviosa, 80 %. Asustada, 90 %.

¿Cómo se explica esta reacción? Marissa no podía entenderla hasta que habló con el terapeuta.

TERAPEUTA: ¿Qué le daba miedo de esa situación?

MARISSA: No sé, quizá ver que el jefe había reparado en mi trabajo.

TERAPEUTA: Y eso, ¿qué tiene de malo?

MARISSA: Bueno, que no siempre trabajo bien.

TERAPEUTA: ¿Y qué podría pasar?

MARISSA: Pues que un día el jefe vea un error.

TERAPEUTA: Y luego, ¿qué podría ocurrir?

MARISSA: Que se enfadara conmigo.

TERAPEUTA: Y entonces, ¿qué es lo peor que podría pasar?

MARISSA: No había pensado en eso, pero... supongo que me despediría.

TERAPEUTA: Este pensamiento sí que da miedo. ¿Y qué podría ocurrir entonces?

MARISSA: Que con una mala recomendación me costaría encontrar otro trabajo.

TERAPEUTA: Pues esto ayuda a explicar por qué se sintió tan asustada. ¿Me podría resumir qué ha sacado de todo esto?

MARISSA: Puede que el cumplido me hiciera ver que el jefe se fija en mi trabajo. Sé que cometo errores y me preocupaba lo que podría pasar si notara alguno. Supongo que me precipité al pensar que me despediría y que no podría conseguir otro trabajo. Ahora suena un poco tonto.

Obsérvese que los pensamientos revelados por Marissa a su terapeuta ofrecen las pistas necesarias para entender su reacción emocional.

Situación	Pista: pensamientos	Estado de ánimo
El jefe me felicita.	El jefe se fija en mi trabajo. Si encuentra un error me despedirá y no podré conseguir otro.	Nerviosa, 80 %. Asustada, 90 %.

La mayoría de nosotros estaríamos nerviosos y atemorizados si pensáramos que nos iban a despedir y que no podríamos encontrar otro trabajo. Ahora se explican los estados de ánimo de Marissa. Como podemos ver, un paso importante para entender nuestros estados de ánimo es aprender a identificar los pensamientos que los acompañan.

Veamos ahora los pensamientos automáticos que pudo tener Vic cuando se enfadó con su mujer por haber cambiado el aceite del coche.

Situación	Pista: pensamientos	Estado de ánimo
Judy ha cambiado el aceite del coche. Judy dice: «Llevas dos semanas diciendo que irás y al final he ido yo».		Enfadado, 95 %.

Escribamos en la columna «Pista: pensamientos» cualquiera que, en nuestra opinión, pueda explicar la reacción de Vic.

Ya fuera de casa, Vic se dio cuenta de que no estaba enfadado por que su mujer hubiera cambiado el aceite. La verdad es que aquella semana había estado muy ocupado y fue de gran ayuda que se encargara ella. Su enfado estaba relacionado con los *pensamientos* que tenía sobre el hecho de que cambiara el aceite. Pensó: «Debe de estar furiosa conmigo por no haberlo hecho yo. No se da cuenta de lo que me esfuerzo por hacerlo todo. Me critica, me tiene por un inútil. Por mucho que me esfuerce, nunca está contenta».

Estos pensamientos nos ayudan a entender las reacciones de Vic. Se llaman *pensamientos automáticos* porque nos vienen a la cabeza de una manera automática: no nos proponemos pensar en ellos. La verdad es que ni siquiera solemos ser conscientes de estos pensamientos, y uno de los objetivos de la terapia cognitiva conductual es traerlos a la conciencia.

Esta toma de conciencia es el primer paso hacia el cambio y hacia una mejor resolución de los problemas. Cuando Vic fue consciente de sus pensamientos se le abrieron varias posibilidades de cambio. Si consideraba que sus pensamientos estaban distorsionados o no le servían, podía dedicarse a cambiar su comprensión de la situación, y si concluía que los pensamientos eran correctos, podía hablar con su mujer sobre lo que sentía y pedirle que valorara más sus esfuerzos.

CÓMO TRAER A LA CONCIENCIA LOS PENSAMIENTOS AUTOMÁTICOS

Puesto que no dejamos de pensar e imaginar, tenemos pensamientos automáticos constantemente. Pensamos en amigos, o en el fin de semana, o en los recados que debemos hacer. Todos son pensamientos automáticos. Cuando queremos sentirnos mejor, los pensamientos más importantes son los que nos ayudan a entender nuestros estados de ánimo. Estos pensamientos pueden ser *palabras* («me despedirán»), *imágenes* mentales

(Marissa podría haberse «visto» como una persona sin techo sentada en una esquina), o *recuerdos* (cuando cometía un error, podía venirle a la cabeza el recuerdo de recibir un palmetazo de la maestra de quinto curso).

CONSEJOS   Para identificar pensamientos automáticos, observemos qué nos
ÚTILES   viene a la cabeza cuando tenemos un sentimiento muy fuerte o
               reaccionamos con intensidad.

Para practicar la identificación de pensamientos automáticos, escribamos qué nos pasa por la cabeza si nos imaginamos en las situaciones siguientes.

1. **Situación.** Estamos en un centro comercial y nos vamos a comprar un regalo muy especial para nosotros. Lo vimos allí hace unas semanas y hemos ahorrado para comprarlo. Cuando llegamos a la tienda, el dependiente nos dice que el artículo se ha agotado.

   Pensamientos automáticos: _____

   _____

   _____

   _____

2. **Situación.** Hemos preparado un plato para una fiesta de vecinos. Estamos un poco nerviosos porque hemos hecho una receta nueva. Al cabo de diez minutos se acercan varias personas y nos dicen que el plato estaba delicioso.

   Pensamientos automáticos: _____

   _____

   _____

   _____

En esas situaciones, los pensamientos automáticos de cada persona serán diferentes. En la situación del ejemplo 2, algunas personas pensarán: «Estupendo, el plato ha salido bien», y se sentirán aliviadas u orgullosas. Otras pensarán: «Lo dicen para quedar bien, seguro que sabe a rayos», y se sentirán avergonzadas. En cualquier situación hay muchas maneras de interpretar lo que sucede, y la interpretación que haga cada cual influirá en su estado de ánimo.

La verdad es que solemos tener varios pensamientos automáticos en las situaciones de nuestras vidas. Las preguntas de la siguiente sección de consejos útiles nos ayudarán a identificar los nuestros. No todas las preguntas sirven para cada situación, pero si las hacemos, podremos captar la mayoría de nuestros pensamientos automáticos. Después de cada pregunta hay una pista que sugiere qué preguntas pueden ayudarnos más a identificar pensamientos automáticos asociados a diferentes estados de ánimo.

CONSEJOS ÚTILES

Preguntas que ayudan a identificar pensamientos automáticos

- ¿Qué me pasaba por la cabeza justo antes de sentirme así? *(General)*
- ¿Qué imágenes o recuerdos tengo en esta situación? *(General)*
- ¿Qué dice esto de mí, de mi vida, mi futuro? *(Depresión)*
- ¿Qué temo que pueda ocurrir? *(Ansiedad)*
- ¿Qué es lo peor que me podría ocurrir? *(Ansiedad)*
- ¿Qué dice esto de lo que siente(n)/piensa(n) la(s) otra(s) persona(s) acerca de mí? *(Ira, vergüenza)*
- ¿Qué dice esto de la(s) otra(s) persona(s) o de la gente en general? *(Ira)*
- ¿He infringido alguna regla, he hecho daño a otros o no he hecho algo que debería? ¿Qué pienso de mí por haber hecho esto o creer que lo he hecho? *(Culpa, vergüenza)*

De *Mind Over Mood, Second Edition*, © 2016, Dennis Greenberger y Christine A. Padesky.

Para identificar los pensamientos automáticos, hagámonos estas preguntas hasta encontrar los que nos ayuden a entender nuestras reacciones emocionales. Para descubrirlos todos, puede que nos debamos plantear algunas preguntas dos o tres veces. Para buscar imágenes y recuerdos, dejemos vagar la mente y veamos si nos viene alguna imagen al pensar en la situación.

No hace falta responder a todas las preguntas. A veces, una o dos respuestas bastan para identificar los pensamientos que nos vienen a la cabeza cuando experimentamos un estado de ánimo intenso. Respondamos a todas las necesarias —pocas o muchas— para identificar los pensamientos asociados a nuestro problema.

Empezar con preguntas generales

Normalmente, empezamos con las dos primeras preguntas de arriba (las etiquetadas con «General»). Son preguntas que nos podemos plantear para cualquier estado de ánimo que sintamos. Al principio, puede que no sepamos qué nos pasaba por la cabeza poco antes de sentirlos. La observación y la práctica hacen que muchas personas identifiquen estos pensamientos clave con solo plantearse la primera pregunta.

Habrá quien se pregunte por qué la segunda cuestión hace referencia a imágenes y recuerdos. La razón es que, cuando sentimos emociones fuertes, la mayoría de nosotros tenemos imágenes visuales, o nos vienen a la cabeza unas palabras o una canción, o notamos una sensación física. A veces, estas imágenes son totalmente imaginarias (por ejemplo, vernos echados en el suelo con gente alrededor que nos mira), y a veces repiten recuerdos de experiencias vividas (por ejemplo, recordar un día de escuela en que la clase se rio de nosotros). Estas imágenes y recuerdos tienden a evocar estados de ánimo más intensos que los suscitados por pensamientos verbales. Por lo tanto, es muy importante tomar nota o dibujar estas imágenes y recuerdos en un registro de pensamientos, además de otros pensamientos que podamos tener.

A continuación, plantear las preguntas sobre estados de ánimo concretos

Después de las cuestiones generales, es útil que nos planteemos las preguntas etiquetadas con «Ansiedad», «Depresión», «Ira», «Culpa» o «Vergüenza», porque es probable que identifiquemos los pensamientos automáticos asociados a nuestros estados de ánimo. Podemos responder a cualquier pregunta que creamos conveniente, pero las relativas a esos estados de ánimo concretos permiten identificar los pensamientos asociados a ellos.

• *Depresión*

Por ejemplo, cuando nos sentimos tristes o deprimidos tendemos a ser autocríticos y a tener pensamientos negativos acerca de nuestra vida y del futuro (véase capítulo 13). Por lo tanto, si sentimos depresión u otro estado de ánimo similar, como tristeza, desánimo o desesperanza, preguntémonos: «¿Qué dice esto de mí? ¿Qué dice de mi vida? ¿Qué dice de mi futuro?». Estas preguntas nos ayudarán a identificar los pensamientos automáticos negativos asociados a esos estados de ánimo.

• *Ansiedad*

En el capítulo 14 veremos que cuando alguien sufre ansiedad tiende a imaginar sucesos y resultados «poniéndose en lo peor», es decir, dando más importancia al peligro e infravalorando la capacidad de afrontar las cosas que salen mal. En ocasiones, los pensamientos ansiosos empiezan con las palabras *Y si...* y acaban con la predicción de algo terrible. Cuando sucede esto, además de escribir la expresión *Y si...,* es conveniente anotar la respuesta que nos provoque más ansiedad. Por ejemplo, si pensáramos: «¿Y si sufro un ataque de pánico en la tienda?», escribiríamos: «Si sufro un ataque en la tienda me voy a desplomar. Me viene la imagen de que me meten en una ambulancia, de gente que me mira, de sentir mucha vergüenza». Así pues, cuando sintamos ansiedad, miedo, nerviosismo u otro estado de ánimo similar, será conveniente que nos preguntemos: «¿Qué temo que pueda ocurrir? ¿Qué es lo peor que podría pasar?». También será útil imaginar las peores respuestas que podríamos dar a esa situación (por ejemplo, perder el control y salir gritando de la habitación).

• *Ira*

Cuando nos sentimos airados, resentidos o irritados, nuestros pensamientos suelen estar centrados en otras personas y en el daño o perjuicio que nos han hecho. Podemos pensar (con razón o sin ella) que son injustos o irrespetuosos, o nos maltratan de algún modo. Esta es la razón de que en los consejos útiles de la página 83 se recomiende que nos preguntemos: «¿Qué dice esto de lo que siente(n)/piensa(n) la(s) otra(s) persona(s) acerca de mí?» y «¿Qué dice esto de la(s) otra(s) persona(s) o de la gente en general?». En el capítulo 15 se abordan más a fondo los pensamientos que suelen acompañar a la ira.

• *Culpa o vergüenza*

La culpa y la vergüenza suelen estar relacionadas con pensamientos sobre haber actuado mal. En el capítulo 15 se abordan más a fondo estos estados de ánimo. Hay una variedad de pensamientos o conductas que pueden ir asociados a la culpa o la vergüenza. Por ejemplo, podemos haber fallado a alguien o creer que lo hemos hecho. Podemos haber quebrantado una regla u obligación moral que consideramos importante, o haber tenido pensamientos que violan algo que valoramos. Por ello, los consejos útiles de la página 83 recomiendan que si sentimos culpa o vergüenza nos preguntemos: «¿He infringido alguna regla, he hecho daño a otros o no he hecho algo que debería? ¿Qué pienso de mí por haber hecho esto o creer que lo he hecho?». En caso de vergüenza también es conveniente preguntarse: «¿Qué dice esto de lo que siente(n)/piensa(n) la(s) otra(s) persona(s) acerca de mí?» o «¿Qué pensarían de mí si supieran esto?».

Resumen: cómo identificar pensamientos automáticos

Cuando busquemos los pensamientos asociados a un estado de ánimo dado, hagámonos las dos preguntas generales de la sección «Consejos útiles» de la página 83, y las dos o tres preguntas relativas al estado de ánimo que tratamos de entender. A veces también es eficaz hacerse preguntas relativas a otros estados de ánimo. Por ejemplo, Aniya, una mujer con ansiedad social, respondió a la pregunta: «¿Qué es lo peor que podría ocurrir?» con «Que no sabré qué decir y pareceré tonta». Sin embargo, al plantearse la pregunta relativa a la depresión: «¿Qué dice esto de mí?», salió a la luz el pensamiento «nunca me querrá nadie». Como Aniya, podemos usar a modo de guía las etiquetas de estado de ánimo al final de las preguntas, pero responder a preguntas asociadas a otros estados de ánimo nos puede ayudar a identificar otros pensamientos automáticos importantes.

EJERCICIO. **Relacionar pensamientos y estados de ánimo**

El objetivo del ejercicio es relacionar una serie de pensamientos (formulario 7.1) con los estados de ánimo descritos anteriormente (depresión, ansiedad, ira, culpa, vergüenza). Escriba en la columna derecha el estado de ánimo que crea más relacionado con cada pensamiento de la columna izquierda, siguiendo el ejemplo de los dos primeros.

FORMULARIO 7.1. **Asociar pensamientos a estados de ánimo**	
	¿Depresión? ¿Ansiedad? ¿Ira? ¿Culpa? ¿Vergüenza?
1. Como soy tonto, nunca lo entenderé.	*Depresión*
2. Me van a despedir porque llego muy tarde.	*Ansiedad*
3. Es muy injusto conmigo.	
4. No debería haberle hecho tanto daño.	
5. Si los demás supieran esto de mí, ya no les gustaría.	
6. Cuando hable se reirán de mí.	
7. No está bien que piense en eso.	
8. Me insulta y me engaña.	
9. No vale de nada intentarlo más.	
10. Si algo va mal, no podré afrontarlo.	

A continuación, se presentan las respuestas al formulario 7.1. Para entender las relaciones entre estos pensamientos y los estados de ánimo, repasar los párrafos pertinentes de este capítulo o leer los capítulos 13, 14 y 15.

1. Como soy tonto, nunca lo entenderé .... Depresión
2. Me van a despedir porque llego muy tarde .... Ansiedad
3. Es muy injusto conmigo .... Ira
4. No debería haberle hecho tanto daño .... Culpa
5. Si los demás supieran esto, ya no les gustaría .... Vergüenza
6. Cuando hable se reirán de mí .... Ansiedad
7. No está bien que piense en eso .... Culpa
8. Me insulta y me engaña .... Ira
9. No vale de nada intentarlo más .... Depresión
10. Si algo va mal, no podré afrontarlo .... Ansiedad

Ahora que ya entendemos la relación entre pensamientos y estados de ánimo, en el ejercicio siguiente podremos ver cómo funciona esta relación en nuestra vida.

EJERCICIO. **Diferenciar entre situaciones, estados de ánimo y pensamientos**

Piense en un momento de hoy o de ayer en el que haya sentido un estado de ánimo especialmente intenso, como depresión, ira, ansiedad, culpa o vergüenza. Si está trabajando con un estado de ánimo concreto mientras lee este libro, elija una situación en la que lo haya sentido. Escriba sobre esta experiencia en el formulario 7.2, describiendo la situación, su estado de ánimo y sus pensamientos con todos los detalles que pueda recordar. Este ejercicio está pensado para ayudarnos a definir, separar y entender las distintas partes de nuestra experiencia, un paso importante para aprender a controlar los estados de ánimo.

FORMULARIO 7.2. **Diferenciar entre situaciones, estados de ánimo y pensamientos**

1. Situación	2. Estados de ánimo	3. Pensamientos (imágenes) automáticos
¿Con quién estaba? ¿Qué hacía? ¿Cuándo fue? ¿Dónde estaba?	Describa cada estado de ánimo con una palabra. Puntúe la intensidad del estado de ánimo (0-100 %).	**Responda a las primeras dos preguntas generales y, luego, a algunas o a todas las preguntas específicas para los estados de ánimo que haya identificado.** ¿Qué me pasaba por la cabeza justo antes de sentirme así? *(General)* ¿Qué imágenes o recuerdos tengo de esta situación? *(General)* ¿Qué dice esto de mí, de mi vida, mi futuro? *(Depresión)* ¿Qué temo que pueda ocurrir? *(Ansiedad)* ¿Qué es lo peor que podría ocurrir? *(Ansiedad)* ¿Qué dice esto de lo que siente(n)/piensa(n) la(s) otra(s) persona(s) acerca de mí? *(Ira, vergüenza)* ¿Qué dice esto de la(s) otra(s) persona(s) o de la gente en general? *(Ira)* ¿He infringido alguna regla, he hecho daño a otros o no he hecho algo que debería? ¿Qué pienso de mí por haber hecho esto o creer que lo he hecho? *(Culpa, vergüenza)*

De *Mind Over Mood, Second Edition,* © 2016, Dennis Greenberger y Christine A. Padesky.

Debemos tener presente que es frecuente sentir varios estados de ánimo en una misma situación. Puesto que es probable que haya pensamientos diferentes asociados a cada estado de ánimo, es conveniente marcar el estado de ánimo de la columna 2 que más nos perturbe y hacernos después las preguntas pertinentes para identificar los pensamientos relacionados con ese estado de ánimo. Aprender a identificar pensamientos automáticos puede ser muy interesante, e identificarlos nos ayudará a entender por qué sentimos lo que sentimos en situaciones diferentes. Cuanta más atención prestemos a nuestros pensamientos, más fácil nos será identificar distintos pensamientos asociados a un estado de ánimo.

Las primeras tres columnas de un registro de pensamientos cogen una situación emocional de nuestra vida y la colocan bajo un microscopio psicológico. Es como tomar una muestra de nuestra experiencia personal para examinarla con más detalle. Es necesario realizar este examen detallado de lo que sucede en la situación y en nosotros mismos antes de pasar a la segunda mitad del registro de pensamientos, que nos ayudará a determinar qué cambios nos harán sentir mejor.

El objetivo del formulario 7.3, que se presenta a continuación, es ayudarnos a practicar la identificación de nuestros pensamientos automáticos. Estos pensamientos son como un trampolín para el cambio que abarcará los capítulos siguientes, y es importante que nos hagamos expertos en identificarlos. Antes de leer más, rellenemos el formulario 7.3 para otra situación en la que hayamos experimentado uno o más de los estados de ánimo que nos preocupan.

EJERCICIO. **Identificar pensamientos automáticos**

Recuerde que si escribe más de un estado de ánimo en la columna 2, deberá marcar el que quiera colocar bajo el microscopio. Las preguntas de la parte inferior de la columna 3 lo ayudarán a identificar los pensamientos relacionados con ese estado de ánimo. Recuerde también que no es necesario responder a todas las preguntas de la columna 3. Hágase las dos primeras (generales) y una o más de las específicas para los estados de ánimo que haya marcado en la columna 2.

FORMULARIO 7.3. **Identificar pensamientos automáticos**

1. Situación	2. Estados de ánimo	3. Pensamientos (imágenes) automáticos
¿Con quién estaba? ¿Qué hacía? ¿Cuándo fue? ¿Dónde estaba?	Describa cada estado de ánimo con una palabra. Puntúe la intensidad del estado de ánimo (0-100 %). Marque con un círculo el estado de ánimo que quiere examinar.	¿Qué me pasaba por la cabeza justo antes de sentirme así? *(General)* ¿Qué imágenes o recuerdos tengo en esta situación? *(General)* ¿Qué dice esto de mí, de mi vida, de mi futuro? *(Depresión)* ¿Qué temo que pueda ocurrir? *(Ansiedad)* ¿Qué es lo peor que podría ocurrir? *(Ansiedad)* ¿Qué dice esto de lo que siente(n)/piensa(n) la(s) otra(s) persona(s) acerca de mí? *(Ira, vergüenza)* ¿Qué dice esto de la(s) otra(s) persona(s) o de la gente en general? *(Ira)* ¿He infringido alguna regla, he hecho daño a otros o no he hecho algo que debería? ¿Qué pienso de mí por haber hecho esto o creer que lo he hecho? *(Culpa, vergüenza)*

De *Mind Over Mood, Second Edition*, © 2016, Dennis Greenberger y Christine A. Padesky.

PENSAMIENTOS ACTIVOS

Imaginemos que entramos en una habitación, encendemos la lámpara de una mesa, y no pasa nada. Puede que la lámpara esté desenchufada o que el enchufe esté conectado a un interruptor apagado. Sea cual fuere el problema, una vez arreglado, la electricidad fluye por el circuito y la lámpara se enciende.

Cuando un cable lleva electricidad, se dice que está «vivo» o activo. Del mismo modo, llamaremos pensamientos «vivos» o activos a los pensamientos automáticos más relacionados con unos estados de ánimo intensos. Al ser los que llevan la carga emocional, son los más importantes que podemos identificar y examinar para ver si modificarlos puede hacer que nos sintamos mejor.

Para saber más de los pensamientos automáticos activos, veamos uno de los registros de pensamientos de Vic (figura 7.1). Vic quería identificar pensamientos automáticos e imágenes que lo ayudaran a entender su nerviosismo, y marcó con un círculo este estado de ánimo en la columna 2. Para identificar sus pensamientos automáticos, se planteó las dos preguntas generales de los consejos útiles de la página 83 («Preguntas que ayudan a identificar pensamientos automáticos»). Estas preguntas están subrayadas en la figura 7.1. Además, puesto que su sensación de nerviosismo estaba más relacionada con la ansiedad, se planteó las dos preguntas relacionadas con ella, que también están subrayadas.

1. Situación	2. Estados de ánimo	3. Pensamientos (imágenes) automáticos
¿Quién? ¿Qué? ¿Cuándo? ¿Dónde?	a. ¿Qué sintió? b. Puntúe cada estado de ánimo (0-100 %). c. Marque con un círculo el estado de ánimo que quiere examinar.	a. ¿Qué le pasaba por la cabeza justo antes de que empezara a sentirse así? ¿Otros pensamientos? ¿Imágenes? b. Marque el pensamiento activo.
Entrego un informe mensual a mi jefe y lo lee en mi despacho Martes, 16.30.	Nervioso, 90 %. (Irritado, 60 %.)	(Pregunta general) ¿Qué me pasaba por la cabeza justo antes de sentirme así? ¿Por qué se queda a leerlo aquí? (Respuesta que me pone más nervioso: busca algún problema para criticarme) (Pregunta general) ¿Qué imágenes o recuerdos tengo en esta situación? Recuerdo a mi padre criticándome por cortar mal el césped. Tiene la cara encendida y parece muy disgustado conmigo. (Pregunta específica para la ansiedad) ¿Qué temo que pueda ocurrir? No estará contento con mis ventas. Seguro que los demás lo han hecho mejor este mes. (Pregunta específica para la ansiedad) ¿Qué es lo peor que podría ocurrir? Que me despidan o me rebajen el sueldo.

FIGURA 7.1. Registro parcial de pensamientos de Vic.

Obsérvese que Vic describió la situación y luego identificó y puntuó sus estados de ánimo. Marcó «Nervioso» porque era el estado de ánimo sobre el que quería saber más. Puesto que puede haber varios estados de ánimo asociados a distintos pensamientos, es conveniente marcar el estado de ánimo que más nos interesa. Para sacar a la luz los pensamientos automáticos relacionados con su nerviosismo, Vic se planteó algunas de las preguntas de la página 83. Dado que el nerviosismo es similar a la ansiedad, se hizo tanto las preguntas generales («¿Qué me pasaba por la cabeza justo antes de sentirme así?» y «¿Qué imágenes o recuerdos tengo en esta situación?»), como las preguntas específicas relacionadas con la ansiedad («¿Qué temo que pueda ocurrir?», «¿Qué es lo peor que podría ocurrir?»).

Para saber cuáles eran sus pensamientos más activos —los de mayor carga emocional—, Vic examinó cada pensamiento por separado para ver hasta qué punto lo ponía nervioso. Por ejemplo, determinó que si solo hubiera tenido el primer pensamiento —«¿Por qué se queda a leerlo aquí?»— habría puntuado su nerviosismo con un 10%. Por otro lado, la respuesta a esta pregunta, «busca algún problema para criticarme», aumentó su nerviosismo. Estas fueron todas las puntuaciones de Vic.

Pensamiento	Estado de ánimo
¿Por qué se queda a leerlo aquí?	Nervioso, 10 %.
Busca algún problema para criticarme.	Nervioso, 50 %.
Recuerdo a mi padre criticándome por cortar mal el césped. Tiene la cara encendida y parece muy disgustado conmigo.	Nervioso, 40 %.
No estará contento con mis ventas.	Nervioso, 40 %.
Seguro que los demás lo han hecho mejor este mes.	Nervioso, 80 %.
Que me despidan o me rebajen el sueldo.	Nervioso, 90 %.

Como podemos ver, el primer pensamiento de Vic —«¿Por qué se queda a leerlo aquí?»— no era especialmente activo y no lo ponía muy nervioso. Sus tres pensamientos siguientes lo ponían más nervioso y, por lo tanto, eran más activos. Sus dos últimos pensamientos («seguro que los demás lo han hecho mejor este mes» y «que me despidan o me rebajen el sueldo») ponían a Vic sumamente nervioso y, en consecuencia, eran los pensamientos más activos. Si nos hacemos varias preguntas como hizo Vic, es más probable que hallemos pensamientos activos que nos ayuden a entender nuestras reacciones emocionales.

Hay un último detalle importante en el registro de pensamientos de Vic: su recuerdo de infancia parecía estar muy relacionado con la reacción a su jefe. Más adelante, Vic aprendió a buscar similitudes y diferencias entre la lectura del informe por parte de su jefe y las críticas de su padre cuando cortó el césped. Ser consciente de este recuerdo y aprender a ver las diferencias entre las experiencias de su infancia y las de su vida adulta, ayudó a Vic a reaccionar ante su jefe y ante su mujer de una manera más constructiva.

EJERCICIO. **Identificar pensamientos activos**

Ahora ya está preparado para identificar sus pensamientos activos. Para cada uno de los pensamientos automáticos que haya anotado en el formulario 7.3 de la página 89, puntúe de 0 a 100 % la intensidad en la que le ha hecho sentir la emoción que ha rodeado con un círculo y escriba la puntuación al lado. Estas puntuaciones lo ayudarán a determinar cuáles son los pensamientos activos, y el más activo será el que tenga la mayor puntuación. ¿Lo ayudan estos pensamientos a entender por qué ha sentido ese estado de ánimo? En el formulario 7.3, marque los pensamientos activos para el estado de ánimo que ha marcado en la columna 2. Si ninguno de los pensamientos es activo, vuelva a hacerse las preguntas de los consejos útiles de la página 83 e intente identificar otros pensamientos automáticos.

Estas técnicas son tan importantes que el capítulo finaliza con un registro de pensamientos especial. El formulario 7.4 es similar al 7.3, con la diferencia de que se ha añadido otra columna para puntuar la «actividad» de cada pensamiento automático que se haya identificado. Los consejos útiles y las preguntas de la parte inferior de la columna 3 recuerdan la información que hay que incluir en la columna «Pensamientos automáticos».

Use el formulario 7.4 hasta que pueda identificar sus pensamientos automáticos y determinar los pensamientos activos asociados a sus estados de ánimo. Antes de pasar al capítulo siguiente, practique esta técnica hasta que se sienta cómodo con ella. Recomendamos rellenar este formulario al menos una vez al día durante una semana (aquí hemos incluido cuatro copias para facilitar la tarea; se pueden obtener más en inglés en <www.guilford.com/MOM2-materials>). Es importante que identifique sus pensamientos activos y entienda la relación entre sus pensamientos y sus estados de ánimo antes de dar los pasos siguientes. Cuando pueda identificar sus pensamientos activos podrá pasar al capítulo 8, que le enseña a evaluarlos y a hacer cambios que conduzcan a maneras de pensar más adaptativas.

Cuantos más registros de pensamientos rellene, antes se sentirá mejor. Hacer un registro de pensamientos no es un test: es un ejercicio de identificación de los pensamientos y las pautas de pensamiento que están relacionados con sus estados de ánimo. La constancia en esta práctica hará que rellene los registros con más soltura para sentirse mejor y tener más control sobre su vida. Cuando haya practicado lo suficiente con el formulario 7.4, estará listo para empezar el capítulo 8.

FORMULARIO 7.4. **Identificar pensamientos activos**

1. Situación	2. Estados de ánimo	3. Pensamientos (imágenes) automáticos	Puntuar actividad de cada pensamiento
¿Con quién estaba? ¿Qué hacía? ¿Cuándo fue? ¿Dónde estaba?	Describa cada estado de ánimo con una palabra. Puntúe la intensidad del estado de ánimo (0-100 %). Marque con un círculo el estado de ánimo que quiere examinar.	**Responda a las primeras dos preguntas generales y luego a algunas o a todas las preguntas específicas para los estados de ánimo que haya identificado.** ¿Qué me pasaba por la cabeza justo antes de sentirme así? *(General)* ¿Qué imágenes o recuerdos tengo en esta situación? *(General)* ¿Qué dice esto de mí, de mi vida, de mi futuro? *(Depresión)* ¿Qué temo que pueda ocurrir? *(Ansiedad)* ¿Qué es lo peor que podría ocurrir? *(Ansiedad)* ¿Qué dice esto de lo que siente(n)/piensa(n) la(s) otra(s) persona(s) acerca de mí? *(Ira, vergüenza)* ¿Qué dice esto de la(s) otra(s) persona(s) o de la gente en general? *(Ira)* ¿He infringido alguna regla, he hecho daño a otros o no he hecho algo que debería? ¿Qué pienso de mí por haber hecho esto o creer que lo he hecho? *(Culpa, vergüenza)*	Puntuar de 0 a 100 % la intensidad del estado de ánimo para cada pensamiento de la columna 3 por separado.

94   EL CONTROL DE TU ESTADO DE ÁNIMO

FORMULARIO 7.4. **Identificar pensamientos activos**

1. Situación	2. Estados de ánimo	3. Pensamientos (imágenes) automáticos	Puntuar actividad de cada pensamiento
¿Con quién estaba? ¿Qué hacía? ¿Cuándo fue? ¿Dónde estaba?	Describa cada estado de ánimo con una palabra. Puntúe la intensidad del estado de ánimo (0-100 %). Marque con un círculo el estado de ánimo que quiere examinar.	**Responda a las primeras dos preguntas generales y luego a algunas o a todas las preguntas específicas para los estados de ánimo que haya identificado.** ¿Qué me pasaba por la cabeza justo antes de sentirme así? *(General)* ¿Qué imágenes o recuerdos tengo en esta situación? *(General)* ¿Qué dice esto de mí, de mi vida, de mi futuro? *(Depresión)* ¿Qué temo que pueda ocurrir? *(Ansiedad)* ¿Qué es lo peor que podría ocurrir? *(Ansiedad)* ¿Qué dice esto de lo que siente(n)/piensa(n) la(s) otra(s) persona(s) acerca de mí? *(Ira, vergüenza)* ¿Qué dice esto de la(s) otra(s) persona(s) o de la gente en general? *(Ira)* ¿He infringido alguna regla, he hecho daño a otros o no he hecho algo que debería? ¿Qué pienso de mí por haber hecho esto o creer que lo he hecho? *(Culpa, vergüenza)*	Puntuar de 0 a 100 % la intensidad del estado de ánimo para cada pensamiento de la columna 3 por separado.

FORMULARIO 7.4. **Identificar pensamientos activos**

1. Situación	2. Estados de ánimo	3. Pensamientos (imágenes) automáticos	Puntuar actividad de cada pensamiento
¿Con quién estaba? ¿Qué hacía? ¿Cuándo fue? ¿Dónde estaba?	Describa cada estado de ánimo con una palabra. Puntúe la intensidad del estado de ánimo (0-100 %). Marque con un círculo el estado de ánimo que quiere examinar.	**Responda a las primeras dos preguntas generales y luego a algunas o a todas las preguntas específicas para los estados de ánimo que haya identificado.** ¿Qué me pasaba por la cabeza justo antes de sentirme así? *(General)* ¿Qué imágenes o recuerdos tengo en esta situación? *(General)* ¿Qué dice esto de mí, de mi vida, de mi futuro? *(Depresión)* ¿Qué temo que pueda ocurrir? *(Ansiedad)* ¿Qué es lo peor que podría ocurrir? *(Ansiedad)* ¿Qué dice esto de lo que siente(n)/piensa(n) la(s) otra(s) persona(s) acerca de mí? *(Ira, vergüenza)* ¿Qué dice esto de la(s) otra(s) persona(s) o de la gente en general? *(Ira)* ¿He infringido alguna regla, he hecho daño a otros o no he hecho algo que debería? ¿Qué pienso de mí por haber hecho esto o creer que lo he hecho? *(Culpa, vergüenza)*	Puntuar de 0 a 100 % la intensidad del estado de ánimo para cada pensamiento de la columna 3 por separado.

De *Mind Over Mood, Second Edition,* © 2016, Dennis Greenberger y Christine A. Padesky.

FORMULARIO 7.4. **Identificar pensamientos activos**

1. Situación	2. Estados de ánimo	3. Pensamientos (imágenes) automáticos	Puntuar actividad de cada pensamiento
¿Con quién estaba? ¿Qué hacía? ¿Cuándo fue? ¿Dónde estaba?	Describa cada estado de ánimo con una palabra. Puntúe la intensidad del estado de ánimo (0-100 %). Marque con un círculo el estado de ánimo que quiere examinar.	**Responda a las primeras dos preguntas generales y luego a algunas o a todas las preguntas específicas para los estados de ánimo que haya identificado.** ¿Qué me pasaba por la cabeza justo antes de sentirme así? *(General)* ¿Qué imágenes o recuerdos tengo en esta situación? *(General)* ¿Qué dice esto de mí, de mi vida, de mi futuro? *(Depresión)* ¿Qué temo que pueda ocurrir? *(Ansiedad)* ¿Qué es lo peor que podría ocurrir? *(Ansiedad)* ¿Qué dice esto de lo que siente(n)/piensa(n) la(s) otra(s) persona(s) acerca de mí? *(Ira, vergüenza)* ¿Qué dice esto de la(s) otra(s) persona(s) o de la gente en general? *(Ira)* ¿He infringido alguna regla, he hecho daño a otros o no he hecho algo que debería? ¿Qué pienso de mí por haber hecho esto o creer que lo he hecho? *(Culpa, vergüenza)*	Puntuar de 0 a 100 % la intensidad del estado de ánimo para cada pensamiento de la columna 3 por separado.

COMPROBACIÓN DE LOS ESTADOS DE ÁNIMO

Ahora que empezamos a saber identificar los pensamientos automáticos, es un buen momento para puntuar nuestros estados de ánimo otra vez. Recordemos que podemos usar las siguientes medidas y hojas de puntuación:

- Depresión/infelicidad: «Inventario de depresión», formulario 13.1, página 224; y formulario 13.2, página 225.

- Ansiedad/nerviosismo: «Inventario de ansiedad», formulario 14.1, página 253; y formulario 14.2, página 254.

- Otros estados de ánimo/felicidad: «Puntuar y seguir mis estados de ánimo», formulario 15.1, página 286; y formulario 15.2, página 287.

Resumen del capítulo 7

➤ Los pensamientos automáticos son pensamientos que surgen espontáneamente a lo largo del día.

➤ Siempre que sentimos estados de ánimo intensos, van acompañados de pensamientos automáticos que nos ofrecen pistas para entender nuestras reacciones emocionales.

➤ Los pensamientos automáticos pueden ser palabras, imágenes o recuerdos.

➤ Para identificar pensamientos automáticos, observemos qué nos pasa por la cabeza cuando sentimos un estado de ánimo intenso.

➤ Cada estado de ánimo tiene unos pensamientos asociados a él. En este capítulo se proponen varias preguntas que nos podemos plantear para identificar estos pensamientos.

➤ Los pensamientos activos son pensamientos automáticos con una gran carga emocional. Normalmente, son los más valiosos que podemos anotar en un registro de pensamientos.

CAPÍTULO 8

EN BUSCA DE PRUEBAS

VIC: *«Detente, mira y vuelve a escuchar»*.

Un jueves por la tarde, Vic y Judy estaban en la cocina haciendo planes para el fin de semana. Vic dijo a Judy que el sábado por la mañana había quedado con su amigo Jim para asistir a una reunión de Alcohólicos Anónimos, y en la cara de Judy apareció una mueca de disgusto. Vic sintió que lo invadía la ira mientras pensaba: «Está disgustada porque no estaré con ella y con los niños. No es justo que no dé importancia a mi rehabilitación. Si yo le importara igual que los niños estaría contenta de que fuera. No se preocupa por mí».

Vic espetó a Judy: «¡Si no te importa que me mantenga sobrio, a mí tampoco!». Dio un puñetazo sobre la mesa y salió furioso de casa. Mientras Vic iba a por el coche, Judy le gritó: «¿Cómo esperas que me importe si actúas así? ¿Qué te pasa?».

Mientras Vic iba conduciendo, los pensamientos se agolpaban en su mente. «Nunca ha entendido lo importante que es Alcohólicos Anónimos para mí. No sabe lo duro que es no beber. ¿Para qué me voy a esforzar si a ella no le importa? No soporto estar tan enfadado. Con una copa me sentiré mejor.»

Vic se acercó al bar, aparcó el coche y apagó el motor. Apoyó la cabeza en el volante para recuperar el aliento. Cuando se calmó un poco, recordó que su terapeuta le había dicho que si volvía a tener una emoción fuerte o a sentir el impulso de beber, aprovechara la oportunidad para identificar sus pensamientos y buscar pruebas con un registro de pensamientos. Aunque tenía un fuerte deseo de beber, Vic había prometido al terapeuta que lo haría por lo menos una vez. La figura 8.1 muestra lo que escribió Vic en una hoja de papel que encontró en el coche.

Como hemos aprendido a hacer en el capítulo 7, Vic rellenó las primeras tres columnas de un registro de pensamientos describiendo la situación, identificando y puntuando su estado de ánimo, y escribiendo pensamientos relacionados con él. En lugar de

REGISTRO DE

1. Situación	2. Estados de ánimo	3. Pensamientos (imágenes) automáticos
¿Quién? ¿Qué? ¿Cuándo? ¿Dónde?	a. ¿Qué sintió? b. Puntúe cada estado de ánimo (0-100 %). c. Marque con un círculo el estado de ánimo que quiere examinar.	a. ¿Qué le pasaba por la cabeza justo antes de que empezara a sentirse así? ¿Otros pensamientos? ¿Imágenes? b. Marque el pensamiento activo.
Jueves, 8.30. Judy me mira raro cuando le digo que el sábado iré a Alcohólicos Anónimos.	(Ira 90 %.)	Está enfadada porque el sábado iré a Alcohólicos Anónimos. No ve que mi programa de rehabilitación es importante. (No se preocupa por mí.) No entiende lo que me cuesta no beber. (No soporto estar tan enfadado. Con una copa me sentiré mejor.)

FIGURA 8.1. Registro de pensamientos de Vic.

PENSAMIENTOS

4. Pruebas que apoyan el pensamiento activo	5. Pruebas que no apoyan el pensamiento activo	6. Pensamientos alternativos/ equilibrados a. Escriba un pensamiento alternativo o equilibrado. b. Puntúe su creencia en cada pensamiento (0-100 %).	7. Puntúe los estados de ánimo actuales Vuelva a puntuar los estados de ánimo de la columna 2 y cualquier estado de ánimo nuevo (0-100 %).
No me apoya en lo de Alcohólicos Anónimos. Siempre está encima de mí para que haga cosas. Ella no parece apreciar lo duro que trabajo. Siempre me mira mal, como hoy. Me ha gritado cuando me iba de casa. No soporto sentirme así. Cuando antes me sentía así, un trago siempre me relajaba. El alcohol actuará enseguida.	Bebí durante años y Judy siempre estuvo a mi lado. Asistió a reuniones de Alcohólicos Anónimos durante un año. Cuando he vuelto del trabajo esta noche parecía contenta de verme. Me dice que me quiere y es muy buena conmigo cuando no nos peleamos. A veces, cuando los efectos del alcohol se pasan, me siento peor. El mes pasado, cuando me enfadé de verdad, no bebí porque estaba con Jim, y una hora después me sentí mejor. Aunque ahora estoy muy enfadado, sé que no va a durar siempre. He sobrevivido a la desintoxicación, que era mucho peor que esta ira.		

puntuar el nivel de actividad de cada pensamiento automático, Vic examinó mentalmente el enfado que le provocaba cada uno y marcó el más activo: «No se preocupa por mí». También marcó otro pensamiento: «No soporto estar tan enfadado. Con una copa me sentiré mejor», porque se dio cuenta de que lo empujaba a beber y sabía que después se arrepentiría.

La ira de Vic surgió de interpretar que la expresión de su mujer significaba que estaba enfadada por su decisión de acudir el sábado a la reunión de Alcohólicos Anónimos y que no se preocupaba ni de él ni de su rehabilitación. Al buscar pruebas a favor y en contra de sus conclusiones, Vic se encontró en mejor posición para evaluar sus pensamientos sobre lo que ocurría entre él y Judy, y reaccionar a ellos. Como se muestra en la mitad inferior de las columnas 4 y 5, Vic también buscó pruebas de los pensamientos de que no soportaba sentirse furioso y de que necesitaba beber para sentirse mejor.

Como Vic recordaba que había dicho el terapeuta, las columnas 4 y 5 del registro de pensamientos abordan la pregunta «¿Cuáles son las pruebas?» (figura 8.1). El objetivo de estas dos columnas es ayudarnos a obtener información que apoye o contradiga los pensamientos activos que hemos identificado en la columna «Pensamientos automáticos». Las pruebas que escribamos en las columnas 4 y 5 nos ayudarán a evaluar nuestros pensamientos activos.

Al empezar a rellenar las dos columnas de las pruebas, es conveniente que veamos nuestros pensamientos activos como si fueran hipótesis o suposiciones. Si suspendemos temporalmente la convicción de que estos pensamientos son ciertos, nos será más fácil buscar pruebas que apoyen o no nuestra conclusión.

Cuando Vic estaba en el coche examinando las pruebas a favor y en contra de sus pensamientos sobre Judy y sobre la necesidad de beber, intentó ceñirse a datos, hechos o experiencias que apoyaran o contradijeran esos pensamientos activos.

EJERCICIO. **Hechos frente a interpretaciones**

El objetivo del formulario 8.1 es ayudarlo a practicar la distinción entre hechos e interpretaciones. Los *hechos* son los elementos de una situación en los que todo el mundo estaría de acuerdo, como «Era jueves por la noche» o «La cara de Judy cambió». Las *interpretaciones* son elementos de una situación sobre los que puede haber desacuerdo. Para cada afirmación de la columna izquierda del formulario 8.1 acerca de lo que pasó entre Vic y Judy, escriba en la columna derecha si cree que es un hecho o una interpretación siguiendo el ejemplo de las dos primeras frases. De ser necesario, consulte la discusión entre Vic y Judy al principio de este capítulo (página 99).

FORMULARIO 8.1. **Hechos frente a interpretaciones**

1. Siempre me mira mal.	*Interpretación*
2. La expresión de Judy cambió.	*Hecho*
3. Me estoy enfadando [Vic].	
4. A Judy no le importa si bebo o no.	
5. Le importan más los niños que yo.	
6. Judy me gritó cuando salía de casa.	
7. Bebí durante años y Judy siempre estuvo a mi lado.	
8. No me apoya en lo de Alcohólicos Anónimos.	
9. No soporto estar tan enfadado.	
10. ¿Cómo esperas que me importe si actúas así? [Judy.]	

De *Mind Over Mood, Second Edition,* © 2016, Dennis Greenberger y Christine A. Padesky.

Estas son las respuestas al formulario 8.1:

1. Siempre me mira mal .... Interpretación
2. La expresión de Judy cambió .... Hecho
3. Me estoy enfadando [Vic] .... Hecho
4. A Judy no le importa si bebo o no .... Interpretación
5. Le importan más los niños que yo....................................... Interpretación
6. Judy me gritó cuando salía de casa .... Hecho
7. Bebí durante años y Judy siempre estuvo a mi lado .... Hecho
8. No me apoya en lo de A. A. .... Interpretación
9. No soporto estar tan enfadado... Interpretación
10. ¿Cómo esperas que me importe si actúas así? [Judy] .... Interpretación

En las columnas para las pruebas de un registro de pensamientos se deben escribir datos o hechos objetivos. Sin embargo, es probable que la primera vez que lo hagamos mezclemos hechos e interpretaciones. Es lo que hizo Vic cuando escribió: «Siempre me mira mal, como hoy», porque había interpretado que la mirada de Judy iba dirigida a él. Pero Vic no sabía con certeza si había sido así: Judy no había dicho qué pensaba o sentía cuando lo miró. Además, la afirmación «Siempre me mira mal, como hoy» pudo haber sido una exageración sobre la frecuencia de esa mirada.

¿Ha visto el lector la diferencia entre los hechos y las interpretaciones del formulario 8.1? Todos los hechos se han descrito al principio del capítulo. Alguien que hubiera observado la discusión entre Judy y Vic estaría de acuerdo en que la expresión de Judy cambió (2), Vic se estaba enfadando (3), Judy gritó a Vic cuando salía de casa (6) y Judy estuvo al lado de Vic los años que bebía (7).

Las interpretaciones son pensamientos acerca de una situación o de otra persona que pueden ser verdaderos o falsos. Por ejemplo, es posible que a Judy no le importara que Vic bebiera (4), o que le importaran más los niños que él (5). Pero puesto que Judy no había dicho nada al respecto, solo lo podríamos saber si se lo preguntáramos. Del mismo modo, Judy no sabía con seguridad si Vic esperaba que a ella le importara cuando él actuaba así (10). Esto fue una interpretación que hizo Judy, y podría ser verdad o no. A veces necesitamos más información antes de saber si una afirmación es un hecho o una interpretación. Por ejemplo, Vic podría haber preguntado directamente a Judy si lo apoyaba en lo de Alcohólicos Anónimos (8), o podría abstenerse de beber para ver si soportaba estar enfadado más tiempo del que imaginaba (9).

El objetivo de la columna 4 («Pruebas que apoyan el pensamiento activo») y la columna 5 («Pruebas que no apoyan el pensamiento activo») de un registro de pensamientos es ayudarnos a comprobar nuestros pensamientos activos. Cuando practiquemos rellenando estas dos columnas para nuestros pensamientos automáticos, intentemos escribir datos objetivos. No obstante, si en la columna 4 incluimos algún dato que no lo es, el registro de pensamientos seguirá siendo útil siempre que podamos hallar pruebas para la columna 5. Esta columna es una de las más importantes de un registro de pensamientos, porque nos pide que busquemos información que contradiga nuestras conclusiones. *Las pruebas que no apoyan nuestras creencias pueden ser difíciles de encontrar si estamos bajo un estado de ánimo intenso. Con todo, uno de los secretos para reducir la intensidad de nuestros estados de ánimo es buscar pruebas a favor y en contra de nuestras conclusiones.*

Fijémonos en que las cuatro primeras columnas de un registro de pensamientos nos ayudan a entender y concretar lo que sucede cuando estamos bajo un estado de ánimo intenso. Sin embargo, cuando llegamos a la columna 5 se nos dice que pensemos en ello de una manera diferente. Quizás esta es la razón de que la columna 5 sea la más difícil de dominar. Hay personas que llegan a ella y no se les ocurre nada. En los consejos útiles de la página 105 se recomiendan algunas preguntas que nos podemos plantear para rellenarla. Pueden hacer falta semanas de práctica para que nos sea más fácil hallar pruebas que contradigan un pensamiento activo. Cuantos más registros de pensamientos rellenemos, más fácil nos será encontrar esta clase de pruebas.

Ben: *cambiar de opinión*

Un ejemplo de la vida de Ben vuelve a ilustrar la importancia de usar información objetiva para evaluar nuestras interpretaciones y conclusiones. Cuando llevaba unos tres meses de terapia, Ben se sintió muy triste tras haber visitado a su hija y a sus nietos, y cuando volvió a casa decidió rellenar un registro de pensamientos para entender mejor su tristeza y mejorar su estado de ánimo.

Después de identificar una serie de pensamientos automáticos, Ben consideró que todos eran activos. Sin embargo, el que parecía más relacionado con su tristeza era que sus hijos y sus nietos ya no lo necesitaban. Ben marcó este pensamiento como el más activo en el registro de la figura 8.2 (pp. 106-107).

Cuando tenemos pensamientos automáticos negativos, solemos hacer hincapié en los datos que los confirman. Antes de que Ben rellenara el registro, sus pensamientos giraban en torno a los sucesos de la columna 4 que apoyaban la creencia: «Mis hijos y mis nietos ya no me necesitan». Tener pensamientos negativos es natural cuando se está deprimido, y pensar únicamente en eso entristecía mucho a Ben.

 CONSEJOS ÚTILES

Preguntas que ayudan a encontrar pruebas que no apoyen un pensamiento activo

- ¿He tenido alguna experiencia o hay alguna información que indique que este pensamiento no siempre es cierto?
- Si mi mejor amigo o alguien a quien quiero tuviera este pensamiento, ¿qué le diría?
- Si mi mejor amigo o alguien que me quiere supiera que tengo este pensamiento, ¿qué me diría? ¿Qué prueba factual (información o experiencia) me señalaría para hacerme ver que mi pensamiento activo no es verdadero al cien por cien?
- ¿Hay alguna información contraria a mi pensamiento activo que esté pasando por alto o a la que no dé la importancia suficiente?
- ¿Tengo virtudes o cualidades que esté pasando por alto? ¿Cuáles son? ¿Cómo podrían ayudarme en esta situación?
- ¿Hay aspectos positivos de esta situación que esté pasando por alto? ¿Alguna información indica que esta situación podría tener resultados positivos?
- ¿Ya he estado antes en una situación como esta? ¿Qué sucedió? ¿Hay alguna diferencia entre esta situación y las anteriores? ¿Qué he aprendido de experiencias anteriores que me pueda ayudar a ver de otra manera la situación actual?
- Cuando no me siento así, ¿veo esta situación de otra manera? ¿Cómo? ¿En qué información factual me fijo?
- Cuando me he sentido así en el pasado, ¿pensé en algo que me ayudara a sentirme mejor?
- Si recuerdo esta situación dentro de cinco años, ¿la veré de otra manera? ¿Me fijaré en algún aspecto diferente de mi experiencia?
- En las columnas 3 y 4, ¿he llegado a alguna conclusión que no esté basada por completo en hechos?
- ¿Me culpo de algo sobre lo que no tengo control? ¿Qué hechos puedo anotar que reflejen una imagen más justa, compasiva o benigna de mi responsabilidad?

---

1. Situación	2. Estados de ánimo	3. Pensamientos (imágenes) automáticos
¿Quién? ¿Qué? ¿Cuándo? ¿Dónde?	a. ¿Qué sintió? b. Puntúe cada estado de ánimo (0-100 %). c. Marque con un círculo el estado de ánimo que quiere examinar.	a. ¿Qué le pasaba por la cabeza justo antes de que empezara a sentirse así? ¿Otros pensamientos? ¿Imágenes? b. Marque el pensamiento activo.
5 de noviembre, 9.00. *Conduzco el coche, volviendo de casa de mi hija después de pasar el día con ella, su marido, dos nietos y mi mujer.*	*(Triste, 80 %.)*	*Se lo habrían pasado mejor si yo no hubiera ido.* *No me han hecho caso en todo el día.* *(Mis hijos y mis nietos ya no me necesitan.)*

FIGURA 8.2. Registro de pensamientos de Ben.

La columna 5 del registro de pensamientos exigió a Ben buscar entre sus recuerdos experiencias que no apoyaran sus conclusiones. Cuando Ben recordó sucesos que indicaban que su familia aún lo amaba y lo necesitaba, su estado de ánimo mejoró. Aunque sus

PENSAMIENTOS

4. Pruebas que apoyan el pensamiento activo	5. Pruebas que no apoyan el pensamiento activo	6. Pensamientos alternativos/ equilibrados a. Escriba un pensamiento alternativo o equilibrado. b. Puntúe su creencia en cada pensamiento (0-100 %).	7. Puntúe los estados de ánimo actuales Vuelva a puntuar los estados de ánimo de la columna 2 y cualquier estado de ánimo nuevo (0-100 %).
Antes disfrutaba atando los cordones de los zapatos de mi nieta Nicole, pero ahora se los quiere atar sola. Mi hija y mi yemo tienen su propia vida y no me necesitan para nada. Amy, mi nieta de quince años, se ha ido a las 19.00 con sus amigos. Bill, mi yemo, ha hecho estanterías y armarios para la sala de estar. Hace tres años me habría pedido ayuda para un proyecto tan grande.	Bill me ha pedido consejo sobre una habitación que quiere añadir a la casa. Mi hija me ha pedido que mirara unas verduras del huerto que se estaban muriendo y le he dicho que necesitaban más agua. He hecho reír a Nicole muchas veces a lo largo del día. Amy parecía disfrutar cuando le contaba historias de cuando su madre era adolescente. Nicole se ha quedado dormida en mi regazo.		

hijos ya eran mayores y sus nietos hacían más cosas por su cuenta, Ben pudo recordar hechos que indicaban que seguía siendo una persona importante en su vida.

Mientras solo se fijara en las pruebas que apoyaban sus pensamientos negativos, Ben no podía darse cuenta de la importancia que tenía para su familia. La columna 5 lo animó a recordar y examinar la información y las experiencias que contradecían sus pensamientos automáticos negativos.

Es probable que, como en el caso de Ben, nuestro estado de ánimo cambie si podemos encontrar alguna prueba que escribir en la columna 5. Sin embargo, si estamos bajo un estado de ánimo muy intenso o abrigamos una creencia que nos parezca totalmente verdadera, puede sernos difícil ver las pruebas que no apoyen un pensamiento negativo.

REGISTRO DE

1. Situación	2. Estados de ánimo	3. Pensamientos (imágenes) automáticos
¿Quién? ¿Qué? ¿Cuándo? ¿Dónde?	a. ¿Qué sintió? b. Puntúe cada estado de ánimo (0-100 %). c. Marque con un círculo el estado de ánimo que quiere examinar.	a. ¿Qué le pasaba por la cabeza justo antes de que empezara a sentirse así? ¿Otros pensamientos? ¿Imágenes? b. Marque el pensamiento activo.
Sola en casa, sábado 21.30.	(Deprimida, 100%) Desilusionada, 95% Vacía, 100% Confusa, 90% Sensación de irrealidad, 95%	Quiero ser insensible para no sentir nada más. No hago ningún avance. Estoy tan confundida que no puedo pensar con claridad. No sé qué es real y qué no. (Estas emociones duelen tanto que tengo que quitarme la vida porque ya no puedo más.) No hay nada que ayude. Vivir no vale la pena. Soy un fracaso.

FIGURA 8.3. Registro parcial de pensamientos de Marissa.

Las preguntas de los consejos útiles de la página 105, que nos recuerdan que consideremos una situación desde muchas perspectivas diferentes, nos ayudarán a encontrar estas pruebas.

No es necesario contestar a todas las preguntas de estos consejos útiles, aunque puede ser útil contestar varias al aprender a rellenar la columna 5. Con la experiencia sabremos qué preguntas son más útiles para nosotros y nuestros pensamientos activos.

PENSAMIENTOS

4. Pruebas que apoyan el pensamiento activo	5. Pruebas que no apoyan el pensamiento activo	6. Pensamientos alternativos/ equilibrados a. Escriba un pensamiento alternativo o equilibrado. b. Puntúe su creencia en cada pensamiento (0-100 %).	7. Puntúe los estados de ánimo actuales Vuelva a puntuar los estados de ánimo de la columna 2 y cualquier estado de ánimo nuevo (0-100 %).
No lo soporto. Quiero morir. *Matarme es la única manera de librarme de este dolor.* *Nadie ha sido capaz de ayudarme.*			

MARISSA: *ponerse en el lugar —en la «cabeza»— de otra persona*

Al principio de la terapia, a Marissa le costaba un poco responder a las preguntas sobre las pruebas y trajo el registro de pensamientos incompleto de la figura 8.3 (pp. 108-109) a una de las primeras sesiones.

Por sí sola, Marissa era incapaz de hallar pruebas de que sus pensamientos activos no eran totalmente verdaderos. La siguiente conversación con el terapeuta la ayudó a iden-

REGISTRO DE

1. Situación	2. Estados de ánimo	3. Pensamientos (imágenes) automáticos
¿Quién? ¿Qué? ¿Cuándo? ¿Dónde?	a. ¿Qué sintió? b. Puntúe cada estado de ánimo (0-100 %). c. Marque con un círculo el estado de ánimo que quiere examinar.	a. ¿Qué le pasaba por la cabeza justo antes de que empezara a sentirse así? ¿Otros pensamientos? ¿Imágenes? b. Marque el pensamiento activo.
Sola en casa, sábado 21.30.	(Deprimida, 100%) Desilusionada, 95% Vacía, 100% Confusa, 90% Sensación de irrealidad, 95%	Quiero ser insensible para no sentir nada más. No hago ningún avance. Estoy tan confundida que no puedo pensar con claridad. No sé qué es real y qué no. (Estas emociones duelen tanto que tengo que quitarme la vida porque ya no puedo más.) No hay nada que ayude. Vivir no vale la pena. Soy un fracaso.

FIGURA 8.4. Registro de pensamientos de Marissa con todas las pruebas.

tificar algunas. Obsérvese que las preguntas que el terapeuta hizo a Marissa eran similares a las de los consejos útiles de la página 105.

TERAPEUTA: Si entiendo correctamente el registro de pensamientos, su pensamiento activo era: «Estas emociones duelen tanto que tengo que quitarme la vida porque ya no puedo más».
    Ha encontrado pruebas que apoyan este pensamiento, pero no ha podido encontrar ninguna que no lo apoye.

PENSAMIENTOS

4. Pruebas que apoyan el pensamiento activo	5. Pruebas que no apoyan el pensamiento activo	6. Pensamientos alternativos/ equilibrados a. Escriba un pensamiento alternativo o equilibrado. b. Puntúe su creencia en cada pensamiento (0-100 %).	7. Puntúe los estados de ánimo actuales Vuelva a puntuar los estados de ánimo de la columna 2 y cualquier estado de ánimo nuevo (0-100 %).
No lo soporto. Quiero morir. Matarme es la única manera de librarme de este dolor. Nadie ha sido capaz de ayudarme.	A veces, hablar con el terapeuta hace que me sienta mejor. Esto no dura eternamente, pero siempre acaba volviendo. Este registro de pensamientos es algo nuevo que me podría ayudar, aunque lo dudo. Algunos días me siento un poco mejor.		

MARISSA: Así es.

TERAPEUTA: En el pasado, ¿alguna vez ha sentido un dolor tan grande como para quitarse la vida?

MARISSA: Docenas de veces.

TERAPEUTA: En el pasado, cuando se ha sentido así, ¿ha hecho o pensado algo que la haya ayudado a sentirse mejor?

MARISSA: Tiene gracia, pero a veces me ayuda hablar de mi dolor.

REGISTRO DE

1. Situación	2. Estados de ánimo	3. Pensamientos (imágenes) automáticos
¿Quién? ¿Qué? ¿Cuándo? ¿Dónde?	a. ¿Qué sintió? b. Puntúe cada estado de ánimo (0-100 %). c. Marque con un círculo el estado de ánimo que quiere examinar.	a. ¿Qué le pasaba por la cabeza justo antes de que empezara a sentirse así? ¿Otros pensamientos? ¿Imágenes? b. Marque el pensamiento activo.
Domingo por la mañana, en un avión, esperando a que entre en la pista de despegue.	(Miedo, 98%)	Me siento mareada. El corazón empieza a latir con más fuerza y rapidez. Empiezo a sudar. (Tengo un ataque al corazón.) No podré salir del avión y llegar a un hospital a tiempo. Voy a morir.

FIGURA 8.5. Registro parcial de pensamientos de Linda.

TERAPEUTA: Así que, a veces, hablar de ello la ayuda. Además de hablar con alguien, ¿alguna vez ha tenido pensamientos que la ayudaran a sentirse mejor?

MARISSA: Cuando me siento muy mal intento recordar que ya me he sentido así otras veces y que siempre lo he superado.

TERAPEUTA: Bien, esta información es importante. Y en su situación actual, ¿hay algo que le indique que el suicidio no es la única opción?

MARISSA: ¿Qué quiere decir?

PENSAMIENTOS

4. Pruebas que apoyan el pensamiento activo	5. Pruebas que no apoyan el pensamiento activo	6. Pensamientos alternativos/ equilibrados a. Escriba un pensamiento alternativo o equilibrado. b. Puntúe su creencia en cada pensamiento (0-100 %).	7. Puntúe los estados de ánimo actuales Vuelva a puntuar los estados de ánimo de la columna 2 y cualquier estado de ánimo nuevo (0-100 %).
El corazón se acelera. Estoy sudando. Podrían ser dos señales de un ataque al corazón.			

REGISTRO DE

1. Situación	2. Estados de ánimo	3. Pensamientos (imágenes) automáticos
¿Quién? ¿Qué? ¿Cuándo? ¿Dónde?	a. ¿Qué sintió? b. Puntúe cada estado de ánimo (0-100 %). c. Marque con un círculo el estado de ánimo que quiere examinar.	a. ¿Qué le pasaba por la cabeza justo antes de que empezara a sentirse así? ¿Otros pensamientos? ¿Imágenes? b. Marque el pensamiento activo.
Domingo por la mañana, en un avión, esperando a que entre en la pista de despegue.	(Miedo, 98%)	Me siento mareada. El corazón empieza a latir con más fuerza y rapidez. Empiezo a sudar. (Tengo un ataque al corazón.) No podré salir del avión y llegar a tiempo al hospital. Voy a morir.

FIGURA 8.6. Registro de pensamientos de Linda con todas las pruebas.

PENSAMIENTOS

4. Pruebas que apoyan el pensamiento activo	5. Pruebas que no apoyan el pensamiento activo	6. Pensamientos alternativos/ equilibrados a. Escriba un pensamiento alternativo o equilibrado. b. Puntúe su creencia en cada pensamiento (0-100 %).	7. Puntúe los estados de ánimo actuales Vuelva a puntuar los estados de ánimo de la columna 2 y cualquier estado de ánimo nuevo (0-100 %).
El corazón se acelera. Estoy sudando. Podrían ser dos señales de un ataque al corazón.	La ansiedad puede acelerar el ritmo cardíaco. El médico me dijo que el corazón es un músculo, que usar un músculo lo fortalece y que un ritmo cardíaco acelerado no es necesariamente peligroso. El ritmo cardíaco acelerado no significa que tenga un ataque al corazón. Esto ya me ha pasado antes en aviones y aeropuertos, o al pensar en volar. En otras ocasiones, el corazón ha vuelto a la normalidad al leer una revista, al respirar lentamente, al rellenar un registro de pensamientos o al pensar de una manera menos catastrofista.		

TERAPEUTA: Pregunto si tiene esperanzas de que algo que no sea el suicidio reduzca su dolor.

MARISSA: Bueno, supongo que estoy aprendiendo a pensar de otra manera, pero no estoy segura de que me vaya a servir.

TERAPEUTA: Una parte de usted duda de que la terapia la ayude y otra parte espera que lo haga.

MARISSA: Tengo muchas más dudas que esperanzas.

TERAPEUTA: Dígame en tantos por ciento cuánta duda y cuánta esperanza tiene en que las técnicas que aprende la ayuden a reducir su dolor.

MARISSA: Tengo de un 90 a un 95 % de duda y de un 5 a un 10 % de esperanza.

TERAPEUTA: A medida que avance la terapia iremos viendo cómo fluctúan sus niveles de duda y de esperanza. Si le dijera a Kate, su mejor amiga: «El dolor es tan grande que tengo que quitarme la vida», ¿qué le diría ella?

MARISSA: Nunca se lo diría. Pero, si lo hiciera, seguramente me diría que aún tengo muchas cosas buenas por delante, muchas cosas que esperar y que aportar al mundo. Pero no me lo creería.

TERAPEUTA: ¿Le diría alguna cosa más que se pudiera creer, aunque fuera en parte?

MARISSA: Seguramente me diría que hay cosas en la vida que dan alegrías y que todos los días hay momentos en que me siento mejor. Me recordaría que a veces hay cosas que me parecen graciosas y me río.

TERAPEUTA: Si Kate le dijera que sufre un dolor emocional tan grande que ha pensado en el suicidio como única solución, ¿qué le diría usted?

MARISSA: Le diría que no dejara de buscar otras soluciones. Para Kate tendría que haber esperanza. Pero no veo que haya mucha para mí.

TERAPEUTA: En unos instantes miraremos cuánta esperanza tendría sentido. Antes vamos a escribir en el registro de pensamientos qué cosas de las que hemos hablado pueden ir a la columna 5.

En la figura 8.4 (pp. 110-111) se presenta la información que Marissa obtuvo con ayuda del terapeuta.

Es importante *poner por escrito* las pruebas que salgan a la luz al responder a las preguntas de los consejos útiles de la página 105. La desesperanza de Marissa no se redujo al hablar de estas pruebas con el terapeuta. Pero cuando las escribió en su registro de pensamientos, el hecho de verlo todo a la vez hizo que se sintiera un poco más esperanzada y menos deprimida. Del mismo modo, también nosotros nos beneficiaremos de poner las pruebas por escrito en lugar de limitarnos a pensar en ellas.

**PARA
RECORDAR**

- Para rellenar la columna 5 de un registro de pensamientos, hagámonos las preguntas de los consejos útiles de la página 105.
- *Pongamos por escrito* todas las pruebas que no apoyen nuestro pensamiento activo en lugar de limitarnos a pensar en él.

LINDA: *¿ataque al corazón o ansiedad?*

A medida que fue avanzando en su tratamiento, la capacidad de Linda para rellenar la columna 5 del registro de pensamientos fue mejorando. Esta capacidad la ayudó a evitar que los síntomas de ansiedad se intensificaran hasta desembocar en un ataque de pánico. Una vez que estaba en un avión esperando a que despegara, empezó a sentir ansiedad y decidió identificar y examinar los pensamientos relacionados con esta rellenando un registro de pensamientos. Como se muestra en la figura 8.5, Linda empezó por describir la situación, su estado de ánimo y sus pensamientos. Cuando identificó su pensamiento activo —«tengo un ataque al corazón»—, escribió en la columna 4 las pruebas que apoyaban esta idea y luego empezó a buscar pruebas que la contradijeran. Pensó en lo que le diría su mejor amigo si estuviera a su lado. Sabía que le diría que las palpitaciones eran producto del nerviosismo y de la ansiedad, y que no significaban que sufriera un ataque. Además, Linda recordó que su médico le había dicho que el corazón es un músculo y que el hecho de que lata más deprisa forma parte del ejercicio sano: un ritmo cardíaco elevado no era necesariamente peligroso ni era una señal concluyente de un ataque al corazón. Después le hizo un chequeo y no encontró ningún problema.

Por último, Linda se preguntó qué había hecho o pensado en el pasado que la ayudara a sentirse mejor y recordó que la había ayudado concentrarse en leer una revista, respirar profunda y lentamente, rellenar un registro de pensamientos y pensar en su corazón de una manera menos catastrofista. Mientras se hacía las preguntas de los consejos útiles de la página 105, Linda fue escribiendo las respuestas en la columna 5, como se muestra en la figura 8.6. Las preguntas y las respuestas de Linda le permitieron fijarse en información importante que no encajaba con su pensamiento activo, y su ansiedad se redujo.

EJERCICIO. **Identificar pruebas que apoyen o contradigan pensamientos activos**

Como hizo Linda, hágase las preguntas de los consejos útiles de la página 105 para encontrar pruebas que no apoyen los pensamientos activos que ha identificado en las copias del formulario 7.4 (pp. 93-96). Vuelva ahora a esas copias y elija dos o tres pensamientos para seguir trabajando con ellos en el formulario 8.2 de las páginas siguientes. Si no desea seguir con los pensamientos identificados en las copias del formulario 7.4, identifique dos o tres situaciones recientes en las que haya estado bajo estados de ánimo intensos y rellene copias del formulario 8.2 para esas situaciones.

En cada copia del formulario 8.2, marque el pensamiento activo que quiera verificar. En las columnas 4 y 5, escriba información que apoye o contradiga el pensamiento activo que haya marcado.

En la columna 4, intente escribir datos objetivos que apoyen el pensamiento activo, no sus interpretaciones de los hechos. Por ejemplo: «Peter se quedó mirándome» es un dato objetivo, pero la afirmación «Peter se quedó mirándome como si pensara que estoy loco» no lo sería, salvo que Peter hubiera dicho en voz alta «Estás loco». Si Peter se hubiera quedado mirando en silencio, la suposición de saber qué pensaba puede ser verdadera o no.

Una vez rellenada la columna 4, hágase las preguntas de los consejos útiles de la página 105 para buscar pruebas que no apoyen el pensamiento activo y escriba las que encuentre en la columna 5. Rellenar estas dos columnas permite evaluar los pensamientos activos desde ángulos diferentes y puede ofrecer información que ayude a encontrar otra manera de ver las cosas.

Antes de terminar este capítulo, rellene las primeras cinco columnas de al menos uno de los tres registros de pensamientos que se presentan en las páginas siguientes.

FORMULARIO 8.2. En busca de pruebas

REGISTRO DE

1. Situación	2. Estados de ánimo	3. Pensamientos (imágenes) automáticos
¿Con quién estaba? ¿Qué hacía? ¿Cuándo fue? ¿Dónde estaba?	Describa cada estado de ánimo con una palabra. Puntúe la intensidad del estado de ánimo (0-100 %). Marque con un círculo el estado de ánimo que quiere examinar.	**Responda a las primeras dos preguntas generales y luego a algunas o a todas las preguntas específicas para los estados de ánimo que haya identificado.** ¿Qué me pasaba por la cabeza justo antes de sentirme así? *(General)* ¿Qué imágenes o recuerdos tengo en esta situación? *(General)* ¿Qué dice esto de mí, de mi vida, de mi futuro? *(Depresión)* ¿Qué temo que pueda ocurrir? *(Ansiedad)* ¿Qué es lo peor que podría ocurrir? *(Ansiedad)* ¿Qué dice esto de lo que siente(n)/piensa(n) la(s) otra(s) persona(s) acerca de mí? *(Ira, vergüenza)* ¿Qué dice esto de la(s) otra(s) persona(s) o de la gente en general? *(Ira)* ¿He infringido alguna regla, he hecho daño a otros o no he hecho algo que debería? ¿Qué pienso de mí por haber hecho esto o creer que lo he hecho? *(Culpa, vergüenza)*

De *Mind Over Mood, Second Edition*, © 2016, Dennis Greenberger y Christine A. Padesky.

PENSAMIENTOS

4. Pruebas que apoyan el pensamiento activo	5. Pruebas que no apoyan el pensamiento activo	6. Pensamientos alternativos/equilibrados	7. Puntúe los estados de ánimo actuales
En la columna anterior, marque el pensamiento activo para el que busque pruebas. Escriba información objetiva que apoye su conclusión. (Procure escribir hechos, no interpretaciones de los mismos, como ha hecho en el formulario 8.1 de la página 103.)	Hágase las preguntas de los consejos útiles de la página 105 para descubrir pruebas que no apoyen su pensamiento activo.		

FORMULARIO 8.2. **En busca de pruebas**

REGISTRO DE

1. Situación	2. Estados de ánimo	3. Pensamientos (imágenes) automáticos
¿Con quién estaba? ¿Qué hacía? ¿Cuándo fue? ¿Dónde estaba?	Describa cada estado de ánimo con una palabra. Puntúe la intensidad del estado de ánimo (0-100 %). Marque con un círculo el estado de ánimo que quiere examinar.	**Responda a las primeras dos preguntas generales y luego a algunas o a todas las preguntas específicas para los estados de ánimo que haya identificado.** ¿Qué me pasaba por la cabeza justo antes de sentirme así? *(General)* ¿Qué imágenes o recuerdos tengo en esta situación? *(General)* ¿Qué dice esto de mí, de mi vida, de mi futuro? *(Depresión)* ¿Qué temo que pueda ocurrir? *(Ansiedad)* ¿Qué es lo peor que podría ocurrir? *(Ansiedad)* ¿Qué dice esto de lo que siente(n)/piensa(n) la(s) otra(s) persona(s) acerca de mí? *(Ira, vergüenza)* ¿Qué dice esto de la(s) otra(s) persona(s) o de la gente en general? *(Ira)* ¿He infringido alguna regla, he hecho daño a otros o no he hecho algo que debería? ¿Qué pienso de mí por haber hecho esto o creer que lo he hecho? *(Culpa, vergüenza)*

De *Mind Over Mood, Second Edition*, © 2016, Dennis Greenberger y Christine A. Padesky.

PENSAMIENTOS

4. Pruebas que apoyan el pensamiento activo	5. Pruebas que no apoyan el pensamiento activo	6. Pensamientos alternativos/equilibrados	7. Puntúe los estados de ánimo actuales
En la columna anterior, marque el pensamiento activo para el que busque pruebas. Escriba información objetiva que apoye su conclusión. (Procure escribir hechos, no interpretaciones de los mismos, como ha hecho en el formulario 8.1 de la página 103.)	Hágase las preguntas de los consejos útiles de la página 105 para descubrir pruebas que no apoyen su pensamiento activo.		

FORMULARIO 8.2. **En busca de pruebas**

REGISTRO DE

1. Situación	2. Estados de ánimo	3. Pensamientos (imágenes) automáticos
		Responda a las primeras dos preguntas generales y luego a algunas o a todas las preguntas específicas para los estados de ánimo que haya identificado. ¿Qué me pasaba por la cabeza justo antes de sentirme así? *(General)* ¿Qué imágenes o recuerdos tengo en esta situación? *(General)* ¿Qué dice esto de mí, de mi vida, de mi futuro? *(Depresión)* ¿Qué temo que pueda ocurrir? *(Ansiedad)* ¿Qué es lo peor que podría ocurrir? *(Ansiedad)* ¿Qué dice esto de lo que siente(n)/piensa(n) la(s) otra(s) persona(s) acerca de mí? *(Ira, vergüenza)* ¿Qué dice esto de la(s) otra(s) persona(s) o de la gente en general? *(Ira)*
¿Con quién estaba? ¿Qué hacía? ¿Cuándo fue? ¿Dónde estaba?	Describa cada estado de ánimo con una palabra. Puntúe la intensidad del estado de ánimo (0-100 %). Marque con un círculo el estado de ánimo que quiere examinar.	¿He infringido alguna regla, he hecho daño a otros o no he hecho algo que debería? ¿Qué pienso de mí por haber hecho esto o creer que lo he hecho? *(Culpa, vergüenza)*

PENSAMIENTOS

4. Pruebas que apoyan el pensamiento activo	5. Pruebas que no apoyan el pensamiento activo	6. Pensamientos alternativos/equilibrados	7. Puntúe los estados de ánimo actuales
En la columna anterior, marque el pensamiento activo para el que busque pruebas. Escriba información objetiva que apoye su conclusión. (Procure escribir hechos, no interpretaciones de los mismos, como ha hecho en el formulario 8.1 de la página 103.)	Hágase las preguntas de los consejos útiles de la página 105 para descubrir pruebas que no apoyen su pensamiento activo.		

El capítulo 9 nos enseñará a rellenar las últimas dos columnas del registro de pensamientos. Antes de pasar a él, practiquemos identificando pruebas para cinco o seis pensamientos activos más rellenando las primeras cinco columnas de varias copias del formulario 8.2 (se pueden obtener más copias de este formulario en <www.guilford.com/MOM2-materials>). Podemos usar los pensamientos identificados en el formulario 7.4 o usar otros pensamientos. Cuanto más practiquemos la búsqueda de pruebas a favor y en contra de pensamientos activos, más pronto desarrollaremos la flexibilidad de pensamiento necesaria para sentirnos mejor.

Ahora es un buen momento para puntuar otra vez nuestros estados de ánimo. Recordemos que podemos usar las siguientes medidas y hojas de puntuación:

- Depresión/infelicidad: «Inventario de depresión», formulario 13.1, página 224; y formulario 13.2, página 225.
- Ansiedad/nerviosismo: «Inventario de ansiedad», formulario 14.1, página 253; y formulario 14.2, página 254.
- Otros estados de ánimo/felicidad: «Puntuar y seguir mis estados de ánimo», formulario 15.1, página 286; y formulario 15.2, página 287.

Resumen del capítulo 8

➤ Cuando tenemos pensamientos automáticos negativos, solemos fijarnos más en datos y experiencias que los confirmen.

➤ Es útil ver los pensamientos activos como hipótesis o suposiciones.

➤ Reunir pruebas que apoyen o contradigan pensamientos activos puede reducir la intensidad de estados de ánimo aflictivos.

➤ Las pruebas son datos objetivos, no interpretaciones.

➤ La columna 5 del registro de pensamientos nos pide que busquemos información que contradiga un pensamiento activo.

➤ Es importante poner por escrito todas las pruebas que no apoyen un pensamiento activo.

➤ Para rellenar la columna 5 de un registro de pensamientos podemos recurrir a las preguntas de los consejos útiles de la página 105.

CAPÍTULO 9

PENSAMIENTOS ALTERNATIVOS O EQUILIBRADOS

Akiko estaba en casa con gripe y le dijo a su hija de siete años, Yuki, que jugara sin hacer ruido mientras ella descansaba. Una hora más tarde, Akiko fue a la cocina a preparar té y se le cayó el alma a los pies al ver trozos de papel y lápices de colores por el suelo, un tubo de pegamento abierto sobre la mesa, unas tijeras en la basura y un vaso de leche a medio beber en la encimera.

Furiosa al ver aquel desorden, Akiko buscó a Yuki y la encontró en la sala de estar profundamente dormida delante del televisor. En un cojín, junto a la cabeza de Yuki, había una tarjeta grande y llena de corazones de colores que decía: «¡Te quiero, mamá! ¡Por favor ponte bien enseguida!». Akiko sacudió la cabeza lentamente y sonrió. Arropó a Yuki con una manta y volvió a la cocina para preparar el té.

A veces, un poco de información adicional cambia por completo la interpretación de una situación. Cuando Akiko entró en la cocina no se esperaba aquel desorden e inmediatamente se enfadó con Yuki. El pensamiento activo de Akiko era: «Yuki es muy desconsiderada al desordenarlo todo sabiendo que estoy enferma».

Cuando Akiko descubrió aquella tarjeta con el deseo de que se repusiera, su respuesta emocional cambió de inmediato y pensó: «Yuki estaba preocupada por mí y quería que me sintiera mejor, ¡qué detalle!». Este pensamiento alternativo le despertó sentimientos de gratitud y ternura hacia Yuki. Conocer el significado que subyacía al desorden provocó un cambio en la actitud y en el estado de ánimo de Akiko.

Vic: *buscar más pruebas*

El capítulo 8 empezaba describiendo la reacción de Vic ante al cambio en la expresión facial de Judy, su mujer, cuando le dijo que el sábado tenía pensado ir a la reunión de Alcohólicos Anónimos. La interpretación que hizo Vic de la expresión de Judy fue: «Está disgustada porque no estaré con ella y con los niños». Su ira también estaba alimentada por otros pensamientos: «No es justo que no dé importancia a mi rehabilitación», «Si yo le importara igual que los niños, estaría contenta de que fuera», «No se preocupa por mí».

REGISTRO DE

1. Situación	2. Estados de ánimo	3. Pensamientos (imágenes) automáticos
¿Quién? ¿Qué? ¿Cuándo? ¿Dónde?	a. ¿Qué sintió? b. Puntúe cada estado de ánimo (0-100 %). c. Marque con un círculo el estado de ánimo que quiere examinar.	a. ¿Qué le pasaba por la cabeza justo antes de que empezara a sentirse así? ¿Otros pensamientos? ¿Imágenes? b. Marque el pensamiento activo.
Jueves, 8.30. Judy me mira raro cuando le digo que el sábado iré a Alcohólicos Anónimos.	Ira, 90 %.	Está enfadada porque el sábado iré a Alcohólicos Anónimos. No ve que mi programa de rehabilitación es importante. No se preocupa por mí. No entiende lo que me cuesta no beber. No soporto estar tan enfadado. Con una copa me sentiré mejor.

FIGURA 9.1. Registro de pensamientos de Vic.

La interpretación que hizo Vic de la expresión de Judy no solo influyó en sus emociones; también influyó en su conducta. Gritó a Judy, dio un puñetazo en la mesa, se marchó de casa dando un portazo y condujo hasta un bar cercano. Por suerte, antes de entrar en

PENSAMIENTOS

4. Pruebas que apoyan el pensamiento activo	5. Pruebas que no apoyan el pensamiento activo	6. Pensamientos alternativos/ equilibrados a. Escriba un pensamiento alternativo o equilibrado. b. Puntúe su creencia en cada pensamiento (0-100 %).	7. Puntúe los estados de ánimo actuales Vuelva a puntuar los estados de ánimo de la columna 2 y cualquier estado de ánimo nuevo (0-100 %).
No me apoya en lo de Alcohólicos Anónimos. Siempre está encima de mí para que haga cosas. No parece apreciar lo duro que trabajo. Siempre me mira mal, como hoy. Me ha gritado cuando me iba de casa.	Bebí durante años y Judy siempre estuvo a mi lado. Asistió a reuniones de Alcohólicos Anónimos durante un año. Cuando he vuelto del trabajo esta noche parecía contenta de verme. Me dice que me quiere y es muy buena conmigo cuando no nos peleamos. Judy me ha explicado que su expresión se debía a que había recordado que era el cumpleaños de su hermana. Judy me dice que se alegra de que esté con Alcohólicos Anónimos y que quiere que asista a las reuniones.	La expresión de Judy se debía a que había recordado que el sábado era el cumpleaños de su hermana, 100 %. No quiere que beba y apoya que asista a las reuniones de Alcohólicos Anónimos, 100 %. Se preocupa por mí, 80 %.	

el bar, Vic rellenó un registro de pensamientos buscando pruebas a favor o en contra de su pensamiento activo: «No se preocupa por mí» (véase la figura 8.1).

Cuando Vic consideró toda la información del registro se dio cuenta de que Judy sí parecía preocuparse por él, y se preguntó por qué se habría disgustado su mujer al oír que iría a la reunión de Alcohólicos Anónimos. El terapeuta había señalado a Vic que sus problemas en el trabajo solían darse cuando había supuesto, casi siempre erróneamente, lo que estaba pensando su jefe. Vic empezó a preguntarse si también había errado al suponer lo que había pensado Judy.

En lugar de entrar en el bar, Vic decidió llamar a su padrino de Alcohólicos Anónimos. Tras hablar unos minutos con él, el padrino le aconsejó que fuera a una reunión de Alcohólicos Anónimos antes de ir a casa. Después de hablar con su padrino, Vic llamó a Judy. Cuando empezaron a hablar de su discusión, Vic decidió probar sus suposiciones preguntándole a Judy por su reacción cuando le dijo que el sábado tenía pensado ir a la reunión de Alcohólicos Anónimos. La respuesta de Judy lo sorprendió. Le dijo que cuando Vic habló del sábado, recordó que aquel día era el cumpleaños de su hermana y se había olvidado de enviarle una felicitación. A Judy le preocupaba que su hermana se enfadara o se sintiera dolida si no la felicitaba. Judy no se había dado cuenta de que su expresión había cambiado, pero estaba segura de que si lo había hecho era por el cumpleaños de su hermana, no por lo que había dicho Vic. Como se muestra en la figura 9.1, Vic escribió estas explicaciones alternativas en la columna 6 del registro de pensamientos.

Avergonzado, Vic le dijo a Judy que creía que aquella mirada quería decir que estaba enfadada con él por ir a la reunión del sábado, y que él se había enfadado porque creía que a ella no le importaban ni él ni su rehabilitación. Judy le dijo que apoyaba que asistiera a esas reuniones y que cuando Vic se marchó de casa se quedó preocupada por si bebía y tenía un accidente. También le dijo que lo quería mucho, aunque cada vez le costaba más aguantar sus estallidos de ira. Vic le pidió perdón de todo corazón, le recordó que estaba trabajando con su ira y le pidió que tuviera paciencia con él.

El cambio del estado de ánimo de Akiko cuando vio la tarjeta de Yuki, y la toma de conciencia de Vic de que la expresión facial de Judy no era por él, ilustran que la información nueva o adicional puede cambiar la perspectiva de una situación. Vic y Akiko descubrieron otra explicación que era menos negativa que su interpretación inicial. Los dos se sintieron mejor tras haber encontrado pruebas y entender la situación de otra manera.

En el capítulo 8 hemos aprendido a hacernos preguntas para buscar pruebas que apoyen o no nuestros pensamientos activos (véanse los consejos útiles de la página 105). A veces, las pruebas que hallamos indican que los pensamientos activos no lo explican todo. Akiko descubrió que el desorden causado por su hija se debía a que Yuki la quería y se preocupaba por ella, y Vic descubrió que el gesto de su mujer no era una reacción negativa hacia él. Cuando las pruebas de las columnas 4 y 5 del registro de pensamientos no apoyen el pensamiento automático inicial, escribiremos la explicación alternativa en la columna 6 como se ilustra en la figura 9.1.

Obsérvese que Vic dio una puntuación muy alta a sus pensamientos alternativos. Se quedó totalmente convencido de que el cambio en la expresión de Judy se debía a que había recordado el cumpleaños de su hermana, y puntuó su creencia en ese pensamiento alternativo con un 100%. Después de haber hablado con Judy, también se quedó convencido de que apoyaba su asistencia a Alcohólicos Anónimos y no quería que volviera a beber. Vic puntuó su creencia en el tercer pensamiento alternativo —que Judy se preocupaba por él— con un 80%. Creía firmemente que se preocupaba, pero seguía teniendo algunas dudas. La(s) perspectiva(s) alternativa(s) que escribamos deberán tener en cuenta todas las pruebas que hayamos escrito en las columnas 4 y 5.

La perspectiva de Vic cambió casi por completo. Pasó de creer que Judy no se preocupaba por él a creer que sí lo hacía. Como le ocurrió a Vic, a veces las pruebas provocan un cambio total de perspectiva. En otras ocasiones, las pruebas que apoyen o contradigan un pensamiento activo darán lugar a una perspectiva más equilibrada.

Para obtener un pensamiento equilibrado es útil escribir una o dos frases que resuman la columna 4 del registro de pensamientos, y una o dos frases más que resuman la columna 5. De ser oportuno, podemos conectar los dos grupos de frases con la conjunción *y*. Por ejemplo, después de examinar las pruebas, alguien que inicialmente pensara: «Soy un mal padre», podría llegar a este pensamiento más equilibrado: «Como padre he cometido errores, y sin embargo todos los padres lo hacen. Que cometa algún error no significa que sea mal padre. Quiero a mis hijos, y creo que lo bueno que he hecho compensa de sobra los errores que haya podido cometer». Es probable que esta afirmación sea una visión más equilibrada de todas sus experiencias como padre que el pensamiento original, «soy un mal padre», que se centra únicamente en las experiencias negativas.

PARA RECORDAR

Pensamientos alternativos o equilibrados
En la columna 6 del registro de pensamientos resumiremos las pruebas importantes que hayamos anotado en las columnas 4 y 5.
1. Si las pruebas *no* apoyan nuestro(s) pensamiento(s) activo(s), escribiremos una imagen alternativa de la situación que sea coherente con las pruebas.
2. Si las pruebas solo apoyan en parte nuestro(s) pensamiento(s) activo(s), escribiremos un pensamiento equilibrado que resuma las pruebas a favor y en contra del pensamiento original.
3. Asegurémonos de que el pensamiento alternativo o equilibrado concuerda con las pruebas resumidas en las columnas 4 y 5.
4. Puntuemos nuestra creencia en el nuevo pensamiento alternativo o equilibrado en una escala de 0 a 100%.

El pensamiento alternativo o equilibrado suele ser el resultado de considerar las pruebas que hemos anotado en las columnas 4 y 5. Considerar las pruebas que apoyan y contradicen el pensamiento activo ofrece una perspectiva más amplia de la situación en la que estamos. El pensamiento alternativo o equilibrado suele ser más positivo que el pensamiento automático inicial, pero no equivale a sustituir un pensamiento negativo por otro positivo. El pensamiento positivo tiende a pasar por alto la información negativa y puede ser tan perjudicial como el pensamiento negativo. Por ejemplo, si pensamos en una situación en la que hemos cometido algún error como padres, sería perjudicial sustituir el pensamiento activo «soy un mal padre» por «soy un padre estupendo». El pensamiento alternativo o equilibrado tiene en cuenta tanto la información negativa como la positiva. Es un intento de entender el significado de *toda* la información disponible y puede cambiar la interpretación de un suceso. En los consejos útiles que se presentan a continuación se ofrecen preguntas que nos podemos plantear para llegar a un pensamiento equilibrado o alternativo.

 CONSEJOS ÚTILES

Preguntas que ayudan a llegar a un pensamiento alternativo o equilibrado

- De acuerdo con las pruebas anotadas en las columnas 4 y 5 del registro de pensamientos, ¿hay alguna *forma alternativa o equilibrada* de pensar en la situación o de entenderla?
- Si de las pruebas de las columnas 4 y 5 surge una visión alternativa de la situación, escribámosla en la columna 6. Si no, escribamos un pensamiento equilibrado.
- Para escribir un pensamiento *equilibrado*, anotemos una frase que resuma todas las pruebas que apoyen nuestro(s) pensamiento(s) activo(s) (columna 4) y otra que resuma todas las pruebas que no lo(s) apoyen (columna 5). Combinar las dos afirmaciones con la conjunción *y,* ¿crea un pensamiento equilibrado que tenga en cuenta toda la información?
- Si alguien que nos importa se hallara en esta situación, tuviera esos pensamientos y contara con esa información, ¿qué visión alternativa de la situación le propondríamos?
- Si alguien que se preocupara por nosotros supiera que tenemos esos pensamiento(s) activo(s), ¿qué otra manera de entender la situación nos propondría?
- Si un pensamiento activo se ve apoyado, ¿cuál sería el peor resultado? ¿Y el mejor? ¿Y el más probable?

De *Mind Over Mood, Second Edition,* @ 2016, Dennis Greenberger y Christine A. Padesky.

En la columna 7 del registro de pensamientos se nos pide que volvamos a puntuar los estados de ánimo que hayamos identificado en la columna 2. Si hemos formado un pensamiento equilibrado/alternativo que nos parezca creíble, es probable que notemos que la intensidad de nuestro estado de ánimo negativo se ha reducido y hasta puede que llegue a cambiar.

En los siguientes ejemplos, veremos que Marissa, Ben y Linda formaron pensamientos alternativos o equilibrados y rellenaron las columnas 6 y 7 de sus registros de pensamientos. Estos ejemplos completan los registros de pensamientos iniciados en el capítulo 8 (figuras 8.2, 8.4 y 8.6).

BEN: *pensamiento equilibrado*

Como se decía en el capítulo 8, Ben rellenó un registro de pensamientos sobre sus experiencias tras haber pasado el día en casa de su hija (figura 8.2). Ben identificó el pensamiento automático activo «mis hijos y mis nietos ya no me necesitan» y luego buscó pruebas que apoyaran y contradijeran ese pensamiento. Después de escribir esas pruebas en las columnas 4 y 5 del registro de pensamientos, Ben repasó las preguntas de los consejos útiles de la página anterior para formar un pensamiento equilibrado y escribirlo en la columna 6.

Ben reflexionó sobre las preguntas de los consejos útiles mientras estudiaba las pruebas de las columnas 4 y 5. Al principio se esforzó en ver la situación de otra manera. Tras examinar varias veces las pruebas de la columna 5 llegó a la conclusión de que no apoyaban con solidez su pensamiento activo «mis hijos y mis nietos ya no me necesitan», y decidió que una manera más precisa y equilibrada de entender sus experiencias era decir: «Aunque mis hijos y mis nietos no me necesitan igual que antes, aún parecen disfrutar de mi compañía y me han pedido consejo. Me han prestado atención, aunque no tanto como antes». Cuando Ben hubo escrito este pensamiento equilibrado, se dio cuenta de que la puntuación de la intensidad de su tristeza había bajado de un 80% a un 30%. En la figura 9.2 se reproduce su registro de pensamientos completo.

Si Ben se hubiera limitado a sustituir un pensamiento negativo por otro positivo, podría haber escrito: «Me necesitan más que nunca». Si se hubiera limitado a aceptar su tristeza, podría haber pensado: «Ya no me necesitan, ¡qué le vamos a hacer!». El pensamiento positivo y la aceptación podrían traer problemas. El primero habría hecho que Ben no hiciera caso de los cambios que se estaban produciendo en su familia (sus hijos y sus nietos se hacían mayores). La aceptación habría hecho que se sintiera aún más solo y aislado. En cambio, el pensamiento equilibrado basado en las pruebas le permitió entender su experiencia de un modo que redujo su tristeza y reforzó la conexión con su familia.

Observemos, además, que estos pensamientos equilibrados eran creíbles para Ben. Puntuó su creencia en ellos con 85% y 90%. Cuanto más creíble sea un pensamiento equilibrado o alternativo, más reducirá la intensidad de los estados de ánimo negativos y hasta puede que los cambie por completo. Si en la columna 6 nos limitamos a escribir una aceptación o pensamientos positivos en los que no creemos, no es probable que tengan un impacto duradero en nuestro estado de ánimo.

1. Situación	2. Estados de ánimo	3. Pensamientos (imágenes) automáticos
¿Quién? ¿Qué? ¿Cuándo? ¿Dónde?	a. ¿Qué sintió? b. Puntúe cada estado de ánimo (0-100 %). c. Marque con un círculo el estado de ánimo que quiere examinar.	a. ¿Qué le pasaba por la cabeza justo antes de que empezara a sentirse así? ¿Otros pensamientos? ¿Imágenes? b. Marque el pensamiento activo.
5 de noviembre, 9.00. Conduzco el coche volviendo de casa de mi hija después de pasar el día con ella, su marido, dos nietos y mi mujer.	Triste, 80 %	Se lo habrían pasado mejor si yo no hubiera ido. No me han hecho caso en todo el día. Mis hijos y mis nietos ya no me necesitan.

FIGURA 9.2. Registro de pensamientos de Ben.

PENSAMIENTOS

4. Pruebas que apoyan el pensamiento activo	5. Pruebas que no apoyan el pensamiento activo	6. Pensamientos alternativos/ equilibrados a. Escriba un pensamiento alternativo o equilibrado. b. Puntúe su creencia en cada pensamiento (0-100 %).	7. Puntúe los estados de ánimo actuales Vuelva a puntuar los estados de ánimo de la columna 2 y cualquier estado de ánimo nuevo (0-100 %).
Antes disfrutaba atando los cordones de los zapatos de mi nieta Nicole, pero ahora se los quiere atar sola. Mi hija y mi yerno tienen su propia vida y no me necesitan para nada. Amy, mi nieta de quince años, se ha ido a las 19.00 con sus amigos. Bill, mi yerno, ha hecho estanterías y armarios para la sala de estar. Hace tres años me habría pedido ayuda para un proyecto tan grande.	Bill me ha pedido consejo sobre una habitación que quiere añadir a la casa. Mi hija me ha pedido que mirara unas verduras del huerto que se estaban muriendo y le he dicho que necesitaban más agua. He hecho reír a Nicole muchas veces a lo largo del día. Amy parecía disfrutar cuando le contaba historias de cuando su madre era adolescente. Nicole se ha quedado dormida en mi regazo.	Aunque mis hijos y mis nietos no me necesitan igual que antes, aún parecen disfrutar de mi compañía y me han pedido consejo, 85 %. Me han prestado atención, aunque no tanto como antes, 90 %.	Triste, 30 %.

MARISSA: *pensamiento alternativo*

Como vimos en el capítulo 8, Marissa describió una experiencia en la que se sentía deprimida, decepcionada, vacía, confusa y con una sensación de irrealidad (figuras 8.3 y 8.4). Había identificado varios pensamientos automáticos y decidió que el pensamiento activo era: «Estas emociones duelen tanto que tengo que quitarme la vida porque ya no puedo más». Marissa rellenó las columnas 4 y 5 del registro de pensamientos con la ayu-

REGISTRO DE

1. Situación	2. Estados de ánimo	3. Pensamientos (imágenes) automáticos
¿Quién? ¿Qué? ¿Cuándo? ¿Dónde?	a. ¿Qué sintió? b. Puntúe cada estado de ánimo (0-100 %). c. Marque con un círculo el estado de ánimo que quiere examinar.	a. ¿Qué le pasaba por la cabeza justo antes de que empezara a sentirse así? ¿Otros pensamientos? ¿Imágenes? b. Marque el pensamiento activo.
Sola en casa, sábado 21.30.	(Deprimida, 100%.) Desilusionada, 95%. Vacía, 100%. Confusa, 90%. Sensación de irrealidad, 95%.	Quiero quedarme insensible para no sentir nada más. No hago ningún avance. Estoy tan confundida que no puedo pensar con claridad. No sé qué es real y qué no. Estas emociones duelen tanto que tengo que quitarme la vida porque ya no puedo más. No hay nada que me ayude. Vivir no vale la pena. Soy un fracaso.

FIGURA 9.3. Registro de pensamientos de Marissa.

da de su terapeuta. Para rellenar la columna 6, Marissa repasó las preguntas de los consejos útiles de la página 132 con su terapeuta. La pregunta más importante para Marissa fue: «Si mi amiga Kate se hallara en esta situación, tuviera esos pensamientos y contara con esa información, ¿qué visión alternativa de la situación le propondría?». Marissa dijo que le diría a Kate: «Aunque el dolor que sientes es muy fuerte, hablar con alguien que te quiere ya te ha ayudado otras veces a sentirte mejor. Sabes que esta sensación no du-

PENSAMIENTOS

4. Pruebas que apoyan el pensamiento activo	5. Pruebas que no apoyan el pensamiento activo	6. Pensamientos alternativos/equilibrados a. Escriba un pensamiento alternativo o equilibrado. b. Puntúe su creencia en cada pensamiento (0-100 %).	7. Puntúe los estados de ánimo actuales Vuelva a puntuar los estados de ánimo de la columna 2 y cualquier estado de ánimo nuevo (0-100 %).
No lo soporto. Quiero morir. Matarme es la única manera de librarme de este dolor. Nadie ha sido capaz de ayudarme.	A veces, hablar con el terapeuta hace que me sienta mejor. Esto no dura eternamente, pero siempre acaba volviendo. Este registro de pensamientos es algo nuevo que me podría ayudar, aunque lo dudo. Algunos días me siento un poco mejor.	Aunque el dolor que siento es muy fuerte, hablar con alguien que me quiere ya me ha ayudado otras veces a sentirme mejor. 15 %. Esta sensación no durará para siempre y tarde o temprano me sentiré mejor. 10 %. Estoy aprendiendo técnicas nuevas que me pueden ayudar a sentirme mejor y durante más tiempo. 15 %. El suicidio no es la única solución. 20 %.	Deprimida, 85 %. Decepcionada, 90 %. Vacía, 95 %. Confusa, 85 %. Con sensación de irrealidad, 95 %.

rará para siempre y que tarde o temprano te sentirás mejor. El suicidio no es la única solución: estás aprendiendo técnicas nuevas que te pueden ayudar a sentirte mejor y durante más tiempo». Marissa completó el registro de pensamientos de la figura 9.3.

A Marissa le fue más fácil pensar en alternativas al suicidio cuando se imaginó el consejo que le daría a Kate. Así pudo distanciarse de sus propios pensamientos y adoptar una perspectiva diferente sobre su dolor. Los pensamientos alternativos solo eran un poco más creíbles para ella, pero aun así marcaron una ligera diferencia positiva en lo que sentía y tuvieron un efecto importante en su deseo de suicidarse. El terapeuta le recordó que llevaba mucho tiempo con esos sentimientos y pensamientos automáticos y que cualquier cambio, por pequeño que fuera, se podría considerar útil y esperanzador.

La magnitud del cambio que observemos en nuestros estados de ánimo cuando volvamos a puntuarlos en la columna 7 dependerá de la medida en que creamos en nuestros pensamientos alternativos o equilibrados. Puesto que Marissa solo creía un poco en sus pensamientos alternativos (puntuaciones de 10-20 %), su estado de ánimo no cambió mucho. Si, con el tiempo, Marissa vive experiencias que coincidan con sus puntos de vista alternativos, sus estados de ánimo cambiarán más a medida que su esperanza de mejora se haga más creíble para ella. Es importante que los puntos de vista equilibrados y alternativos se basen en pruebas de las columnas 4 y 5. Cuanto más relacionados estén los puntos de vista alternativos con experiencias reales que hayamos tenido, más tenderemos a creer en las nuevas ideas.

Recordemos que Ben puntuó su tristeza con un 80 % cuando volvió de casa de su hija y pensó: «Mis hijos y mis nietos ya no me necesitan». Sin embargo, después de formar el pensamiento equilibrado «Aunque mis hijos y mis nietos no me necesitan igual que antes, aún parecen disfrutar de mi compañía y me han pedido consejo», la puntuación que dio Ben a su tristeza bajó a un 30 %.

La tristeza de Ben no desapareció por completo cuando hubo rellenado el registro de pensamientos, aunque encontrara muy creíble su pensamiento equilibrado (85 %). Quedaba algo de tristeza porque algunas de las pruebas recordaban a Ben pérdidas que estaba experimentando. El objetivo de un registro de pensamientos no es eliminar emociones, sino ayudarnos a lograr una perspectiva más amplia de una situación para que nuestras reacciones emocionales sean respuestas equilibradas a sus aspectos positivos y negativos.

¿Y SI EL ESTADO DE ÁNIMO NO CAMBIA?

Si hemos completado correctamente un registro de pensamientos y nuestro estado de ánimo no ha cambiado, existen dos posibilidades.

1. A veces, después de examinar todas las pruebas, vemos que la mayoría de ellas apoyan el pensamiento activo. El objetivo del registro de pensamientos no es desmentir un pensamiento activo, sino investigarlo y ver si pasamos por alto pruebas importantes, algo que solemos hacer cuando estamos bajo emociones intensas. Si la mayoría de las pruebas apoyan un pensamiento activo y queremos que nuestro estado de ánimo mejore, deberemos llevar a cabo un plan de actuación o generar aceptación. En el capítulo 10 veremos cómo hacerlo. Un plan de actuación detalla los pasos que podemos dar para hacer que una situación mejore, y la aceptación puede ser una estrategia útil, sobre todo si no podemos hacer que las cosas mejoren o estamos pasando por un período difícil de nuestra vida.

2. Otras veces, y aunque no todas las pruebas apoyen el pensamiento activo, nos cuesta mucho creer en el pensamiento alternativo o equilibrado porque el pensamiento activo es una «creencia nuclear», una clase de creencia negativa muy arraigada que no es fácil cambiar ni siquiera ante pruebas evidentes. En el capítulo 12 veremos propuestas para cambiar las creencias nucleares.

¿Qué deberemos pensar o hacer si la puntuación de un estado de ánimo no cambia tras haber rellenado un registro de pensamientos? Lo primero será revisar el registro para comprobar que lo hemos rellenado correctamente y luego nos podemos hacer las siguientes preguntas.

Preguntas para determinar las razones de que un estado de ánimo no haya cambiado tras rellenar el registro de pensamientos

Si no hay cambio en las puntuaciones de un estado de ánimo después de haber rellenado el registro de pensamientos, hágase las siguientes preguntas:

- ¿He descrito una situación concreta?
- ¿He identificado y puntuado con exactitud el estado de ánimo en la columna 2?
- El pensamiento que estoy evaluando, ¿es un pensamiento activo para el estado de ánimo que deseo cambiar?
- ¿He anotado varios pensamientos activos? Si es así, puede que haga falta reunir datos a favor y en contra de cada pensamiento para que el estado de ánimo cambie.
- ¿Hay algún pensamiento todavía más activo que no esté en mi registro de pensamientos y que deba comprobar?
- ¿He anotado todas las pruebas que no apoyan el pensamiento activo que estoy evaluando? Debería haber varias pruebas en la columna 5 antes de escribir un pensamiento alternativo o equilibrado.
- ¿Considero creíble el pensamiento alternativo o equilibrado que he escrito en la columna 6? Si no es así, deberé revisar las pruebas e intentar escribir un pensamiento alternativo o equilibrado que me parezca más creíble.
- ¿Las pruebas apoyan con solidez el pensamiento activo? Si es así, puede que haga falta idear un plan de actuación o adoptar una actitud de aceptación para esta situación y mis reacciones a ella (véase el capítulo 10).
- El pensamiento alternativo o equilibrado, ¿encaja con las pruebas, pero aun así no creo en él? Si es así, deberé encontrar más pruebas —como se dice en el capítulo 11— o trabajar con las creencias nucleares —como se dice en el capítulo 12.

LINDA: *pensamiento alternativo*

A veces, reconocer otras maneras de ver una situación es más fácil para otras personas que para nosotros. Como hemos visto en el capítulo 8, Linda describió en un registro de pensamientos el miedo que sentía a estar en un avión esperando a que despegara (véanse las figuras 8.5 y 8.6). Su registro de pensamientos, rellenado solo en parte, se vuelve a reproducir en el formulario 9.1.

FORMULARIO 9.1. Completar el registro de pensamientos de Linda

REGISTRO DE

1. Situación	2. Estados de ánimo	3. Pensamientos (imágenes) automáticos
¿Quién? ¿Qué? ¿Cuándo? ¿Dónde?	a. ¿Qué sintió? b. Puntúe cada estado de ánimo (0-100 %).	a. ¿Qué le pasaba por la cabeza justo antes de que empezara a sentirse así? ¿Otros pensamientos? ¿Imágenes? b. Marque el pensamiento activo.
Domingo por la mañana, en un avión, esperando a que entre en la pista de despegue.	Miedo, 98%.	Me siento mareada. El corazón empieza a latir con más fuerza y rapidez. Empiezo a sudar. Tengo un ataque al corazón. No podré salir del avión y llegar a tiempo al hospital. Voy a morir.

PENSAMIENTOS ALTERNATIVOS O EQUILIBRADOS

> EJERCICIO. **Ayudar a Linda a llegar a un pensamiento alternativo o equilibrado**
>
> En las columnas 4 y 5, Linda escribió pruebas que apoyaban y contradecían su pensamiento activo «Tengo un ataque al corazón». Basándose en estas pruebas, escriba en la columna 6 del formulario 9.1 un pensamiento alternativo o equilibrado que sea creíble y que pueda mitigar el miedo de Linda. Si tuviera alguna dificultad para hacer este ejercicio, consulte los consejos útiles de la página 132.

PENSAMIENTOS

4. Pruebas que apoyan el pensamiento activo	5. Pruebas que no apoyan el pensamiento activo	6. Pensamientos alternativos/ equilibrados a. Escriba un pensamiento alternativo o equilibrado. b. Puntúe su creencia en cada pensamiento (0-100 %).	7. Puntúe los estados de ánimo actuales Vuelva a puntuar los estados de ánimo de la columna 2 y cualquier estado de ánimo nuevo (0-100 %).
El corazón se acelera. Estoy sudando. Podrían ser dos señales de un ataque al corazón.	La ansiedad puede acelerar el ritmo cardíaco. El médico me dijo que el corazón es un músculo, que usar un músculo lo fortalece y que un ritmo cardíaco acelerado no es necesariamente peligroso. El ritmo cardíaco acelerado no significa que tenga un ataque al corazón. Esto ya me ha pasado antes en aviones y aeropuertos, o al pensar en volar. En otras ocasiones, el corazón ha vuelto a la normalidad al leer una revista, al respirar lentamente, al rellenar un registro de pensamientos o al pensar de una manera menos catastrofista.		

Puede haber más de un pensamiento alternativo o equilibrado que encaje con las pruebas. Cuando Linda rellenó la columna 6, estudió las pruebas de las columnas 4 y 5, y consideró alternativas a su pensamiento activo. Las pruebas le decían que no sufría un ataque al corazón, y que el aumento de las pulsaciones y la sudoración se debían a la ansiedad y no suponían peligro o daño. En lugar de pensar: «Tengo un ataque al cora-

REGISTRO DE

1. Situación	2. Estados de ánimo	3. Pensamientos (imágenes) automáticos
¿Quién? ¿Qué? ¿Cuándo? ¿Dónde?	a. ¿Qué sintió? b. Puntúe cada estado de ánimo (0-100 %). c. Marque con un círculo el estado de ánimo que quiere examinar.	a. ¿Qué le pasaba por la cabeza justo antes de que empezara a sentirse así? ¿Otros pensamientos? ¿Imágenes? b. Marque el pensamiento activo
Domingo por la mañana, en un avión, esperando a que entre en la pista de despegue.	(Miedo, 98%)	Me siento mareada. El corazón empieza a latir con más fuerza y rapidez. Empiezo a sudar. (Tengo un ataque al corazón.) No podré salir del avión y llegar a tiempo al hospital. Voy a morir.

FIGURA 9.4. Registro de pensamientos completo de Linda.

zón», Linda consideró los pensamientos alternativos: «El corazón me late deprisa y estoy sudando porque me siento angustiada y nerviosa al estar en el avión. El médico me dijo que las palpitaciones no son necesariamente peligrosas y seguro que el corazón volverá a la normalidad en unos minutos». En la figura 9.4 se reproduce el registro de pensamientos que Linda rellenó mientras aún estaba en la pista de despegue.

PENSAMIENTOS

4. Pruebas que apoyan el pensamiento activo	5. Pruebas que no apoyan el pensamiento activo	6. Pensamientos alternativos/ equilibrados a. Escriba un pensamiento alternativo o equilibrado. b. Puntúe su creencia en cada pensamiento (0-100 %).	7. Puntúe los estados de ánimo actuales Vuelva a puntuar los estados de ánimo de la columna 2 y cualquier estado de ánimo nuevo (0-100 %).
El corazón se acelera. Estoy sudando. Podrían ser dos señales de un ataque al corazón.	La ansiedad puede acelerar el ritmo cardíaco. El médico me dijo que el corazón es un músculo, que usar un músculo lo fortalece y que un ritmo cardíaco acelerado no es necesariamente peligroso. El ritmo cardíaco acelerado no significa que tenga un ataque al corazón. Esto ya me ha pasado antes en aviones y aeropuertos, o al pensar en volar. En otras ocasiones, el corazón ha vuelto a la normalidad al leer una revista, al respirar lentamente, al rellenar un registro de pensamientos o al pensar de una manera menos catastrofista.	El corazón me late deprisa y estoy sudando porque me siento angustiada y nerviosa al estar en el avión, 95 %. El médico me dijo que las palpitaciones no son necesariamente peligrosas y seguro que el corazón volverá a la normalidad en unos minutos, 85 %.	Miedo 25 %

Cuando Linda vio de otra manera las palpitaciones y la sudoración, su miedo se redujo considerablemente. Ese miedo surgía del pensamiento «Tengo un ataque al corazón» y no solo de la experiencia física de las palpitaciones y la sudoración. Cuando Linda examinó las pruebas a favor y en contra de su pensamiento y llegó a la conclusión de que no estaba sufriendo un ataque al corazón, su miedo se redujo.

Ahora ya hemos aprendido lo que necesitamos saber para rellenar las siete columnas de un registro de pensamientos. Estos registros nos ayudan a identificar, examinar y quizá modificar los pensamientos y las creencias que contribuyen a nuestra desazón. Construir pensamientos alternativos o equilibrados nos ayuda a liberarnos de las pautas de pensamiento automático que contribuyen a nuestros problemas. Si somos capaces de vernos y de ver las situaciones desde una perspectiva diferente, es probable que empecemos a sentirnos mejor.

Es conveniente rellenar dos o tres registros de pensamientos por semana para mejorar la elaboración de pensamientos alternativos o equilibrados (en el Apéndice se ofrecen más copias del formulario 9.2). Si algún día nos volvemos a atascar al evaluar un pensamiento, anotemos las pruebas y un pensamiento alternativo o equilibrado en un registro de pensamientos.

Rellenar registros de pensamientos con cierta frecuencia tiene tres ventajas. La primera es que solemos responder de una manera emocional que puede ser un poco confusa. Por ejemplo, al principio Linda no entendía por qué caía presa del pánico al viajar en avión. Los registros de pensamientos nos pueden ayudar a encontrar un sentido a nuestras reacciones emocionales como ocurrió con Linda. En segundo lugar, el registro de pensamientos nos ayuda a ampliar nuestra perspectiva en situaciones aflictivas para reaccionar de maneras coherentes con la «visión de conjunto» y no en función de una perspectiva estrecha y posiblemente distorsionada. En tercer lugar, la práctica frecuente con registros de pensamientos nos ayuda a pensar de una manera más flexible. Muchas personas dicen que después de haber rellenado de veinte a cincuenta registros, empiezan a tener pensamientos alternativos o equilibrados de una manera automática sin necesidad de rellenar un registro. Cuando se llega a este punto, se experimentan cada vez menos situaciones aflictivas y se puede dedicar más energía a resolver los problemas que puedan quedar y a disfrutar en más situaciones.

¿Y SI LAS PRUEBAS APOYAN EL PENSAMIENTO ACTIVO?

Antes de terminar este capítulo es necesario aclarar un punto muy importante. Alguien habrá tenido la impresión de que el objetivo de los registros de pensamientos es demostrar que los pensamientos negativos siempre son erróneos o carecen de equilibrio. Pero no es así.

Normalmente, escribimos un registro de pensamientos cuando experimentamos una emoción intensa. Sabemos por la investigación que cuando estamos bajo una emoción intensa pensamos, sobre todo, en experiencias que encajan con esa emoción. Por ejemplo, cuando estamos tristes pensamos en cosas tristes y cuando estamos avergonzados pensamos en todo lo malo que hemos hecho. Por lo tanto, cuando decidamos rellenar un registro de pensamientos será útil adoptar una perspectiva de las cosas diferente y más equilibrada, porque nos inducirá a pensar en cosas que no encajen con nuestro estado de ánimo.

Sin embargo, a veces los pensamientos activos describen acertadamente una situación difícil. Por ejemplo, un pensamiento activo como «mi jefe me trata mal», podría ser acertado. Vic podría pensar: «Si continúo perdiendo los estribos, Judy podría cansarse y me podría dejar». En estos casos, el registro de pensamientos funciona de dos maneras: en primer lugar, nos ayuda a ver si un pensamiento activo es acertado o no para asegurarnos de no haber llegado a una conclusión basada en la emoción; y en segundo lugar, si vemos que el pensamiento activo está respaldado por pruebas, el registro nos dice que hay algo que debemos afrontar o cambiar. En el capítulo siguiente se enseñan varias maneras de afrontar pensamientos activos respaldados por pruebas, incluyendo resolver problemas, reexaminar el significado que atribuimos a situaciones, generar aceptación y ser más resistentes a las dificultades.

COMPROBACIÓN DE LOS ESTADOS DE ÁNIMO

A modo de recordatorio, recomendamos que mientras se utilice este libro se puntúen los estados de ánimo cada una o dos semanas. A estas alturas ya hemos aprendido muchas técnicas de *El control de tu estado de ánimo* y ahora es un buen momento para ver qué impacto han tenido. Asegurémonos de puntuar todos los estados de ánimo de los que hagamos un seguimiento, incluyendo la felicidad. Recordemos que podemos usar las siguientes medidas y formularios para anotar las puntuaciones:

- Depresión/infelicidad: «Inventario de depresión», formulario 13.1, página 224; y formulario 13.2, página 225.

- Ansiedad/nerviosismo: «Inventario de ansiedad», formulario 14.1, página 253; y formulario 14.2, página 254.

- Otros estados de ánimo/felicidad: «Puntuar y seguir mis estados de ánimo», formulario 15.1, página 286; y formulario 15.2, página 287.

EJERCICIO. **Elaborar pensamientos alternativos o equilibrados**

En el formulario 9.2, elabore pensamientos alternativos o equilibrados para los pensamientos que haya examinado en el formulario 8.2 del capítulo 8 (pp. 122-123). Deberá basarlos en las pruebas que haya anotado en las columnas 4 y 5 del formulario 8.2.

FORMULARIO 9.2. **Registro de pensamientos**

REGISTRO DE

1. Situación	2. Estados de ánimo	3. Pensamientos (imágenes) automáticos
¿Con quién estaba? ¿Qué hacía? ¿Cuándo fue? ¿Dónde estaba?	Describa cada estado de ánimo con una palabra. Puntúe la intensidad del estado de ánimo (0-100 %). Marque con un círculo el estado de ánimo que quiere examinar.	**Responda a las primeras dos preguntas generales y luego a algunas o a todas las preguntas específicas para los estados de ánimo que haya identificado.** ¿Qué me pasaba por la cabeza justo antes de sentirme así? *(General)* ¿Qué imágenes o recuerdos tengo en esta situación? *(General)* ¿Qué dice esto de mí, de mi vida, de mi futuro? *(Depresión)* ¿Qué temo que pueda ocurrir? *(Ansiedad)* ¿Qué es lo peor que podría ocurrir? *(Ansiedad)* ¿Qué dice esto de lo que siente(n)/piensa(n) la(s) otra(s) persona(s) acerca de mí? (Ira, vergüenza) ¿Qué dice esto de la(s) otra(s) persona(s) o de la gente en general? *(Ira)* ¿He infringido alguna regla, he hecho daño a otros o no he hecho algo que debería? ¿Qué pienso de mí por haber hecho esto o creer que lo he hecho? *(Culpa, vergüenza)*

De *Mind Over Mood, Second Edition,* © 2016, Dennis Greenberger y Christine A. Padesky.

Vuelva a puntuar su estado de ánimo tras haber anotado y puntuado el pensamiento alternativo o equilibrado. Escriba el estado de ánimo y la puntuación en la columna 7. ¿Hay alguna relación entre la verosimilitud del pensamiento alternativo o equilibrado y el cambio en su respuesta emocional?

PENSAMIENTOS

4. Pruebas que apoyan el pensamiento activo	5. Pruebas que no apoyan el pensamiento activo	6. Pensamientos alternativos/equilibrados	7. Puntúe los estados de ánimo actuales
En la columna anterior, marque el pensamiento activo para el que busque pruebas. Escriba información objetiva que apoye su conclusión. (Procure escribir hechos, no interpretaciones de los mismos, como ha hecho en el formulario 8.1 de la página 103.)	Hágase las preguntas de los consejos útiles de la página 105 para descubrir pruebas que no apoyen su pensamiento activo.	Hágase las preguntas de los consejos útiles del capítulo 9 (página 132) para generar pensamientos alternativos o equilibrados. Escriba un pensamiento alternativo o equilibrados. Puntúe su creencia en cada pensamiento alternativo o equilibrado (0-100 %).	Copie los estados de ánimo de la columna 2. Vuelva a puntuar la intensidad de cada estado de ánimo (0-100 %) y de cualquier estado de ánimo nuevo.

Resumen del capítulo 9

➤ La columna 6 del registro de pensamientos, «Pensamientos alternativos o equilibrados», resume las pruebas importantes anotadas en las columnas 4 y 5.

➤ Si las pruebas de las columnas 4 y 5 no apoyan el pensamiento activo original, escribamos en la columna 6 una perspectiva alternativa de la situación que encaje con las pruebas.

➤ Si las pruebas de las columnas 4 y 5 solo apoyan en parte el pensamiento activo original, escribamos un pensamiento equilibrado en la columna 6 que resuma las pruebas a favor y en contra del pensamiento original.

➤ Hagámonos las preguntas de los consejos útiles de la página 132 para elaborar un pensamiento alternativo o equilibrado.

➤ Los pensamientos alternativos o equilibrados no son solo pensamientos positivos; reflejan maneras nuevas de pensar sobre la situación basadas en todas las pruebas escritas en las columnas 4 y 5.

➤ En la columna 7 del registro de pensamientos, volvamos a puntuar la intensidad del estado de ánimo identificado en la columna 2.

➤ El cambio en la respuesta emocional a una situación suele estar relacionado con la verosimilitud de los pensamientos alternativos o equilibrados. Esta es la razón de que puntuemos nuestra creencia en ellos.

➤ Si nuestro estado de ánimo no cambia después de rellenar un registro de pensamientos, usemos las preguntas para determinar las razones de que un estado de ánimo no haya cambiado de la página 139 y descubramos qué más podemos hacer para sentirnos mejor.

➤ Cuantos más registros de pensamientos rellenemos, más fácil nos será pensar con flexibilidad y considerar explicaciones alternativas o equilibradas de una manera automática y sin escribir pruebas.

CAPÍTULO 10

PENSAMIENTOS NUEVOS, PLANES DE ACTUACIÓN Y ACEPTACIÓN

Jia se matriculó en un curso de español para viajar a México. Aprendió a preguntar direcciones, pedir comida y mantener conversaciones sencillas. Cuando llegó a México, el taxista hablaba inglés y el personal del hotel también. Después de deshacer la maleta, fue a una tienda cercana para comprar postales y sellos.

En la tienda, todo el mundo hablaba español con rapidez. Jia consultó su traductor digital, se acercó vacilando al mostrador y pronunció las frases en español que, suponía, eran para pedir postales y sellos. Para su sorpresa, la dependienta sonrió y le dio las postales y los sellos que quería.

¿Por qué se sorprendió Jia?

Cuando aprendemos algo por primera vez, ese aprendizaje tiende a ser intelectual o «mental». Sabemos que en otro país se habla un idioma dado, pero cuando lo hablamos dudamos de que nos entiendan porque las palabras y las frases son muy diferentes de la lengua que nos es más familiar. Al principio, nos parece que nuestra lengua materna es la única forma verdadera de hablar. Un idioma nuevo solo empieza a ser el medio para una verdadera comunicación después de mucha práctica.

Aunque Jia creía que sus frases en español eran correctas, no adquirió confianza en el idioma hasta que empezó a recibir reacciones positivas de la gente que conocía en México. Cuanto más hablaba en español, mayor era su confianza.

El desarrollo de pensamientos alternativos o equilibrados se parece a escribir en un idioma nuevo, porque es probable que esos pensamientos nos parezcan raros y solo creíbles en parte. Los pensamientos automáticos surgen con fluidez, como hablar la lengua materna, pero los pensamientos alternativos surgen con mucho esfuerzo. Es probable que creamos «intelectualmente» en los nuevos pensamientos, pero no sentimos que encajen con nuestra experiencia tan bien como los pensamientos automáticos.

Como hizo Jia al aprender español, la mejor manera de aumentar la verosimilitud de los pensamientos alternativos o equilibrados es aplicarlos en la vida diaria para obtener más pruebas. Si nuestras experiencias apoyan esos pensamientos, empezaremos a creer más en ellos y las mejoras de nuestro estado de ánimo serán más estables. Si nuestras experiencias no los apoyan, podremos usar esa información para crear otros pensamientos que encajen mejor con nuestras experiencias.

BEN: *encontrar más pruebas y reforzar pensamientos nuevos*

La tristeza de Ben cuando volvió de casa de su hija mejoró cuando se dio cuenta de que, si bien sus hijos y sus nietos no lo necesitaban como antes, todavía disfrutaban de su compañía y a veces le pedían consejo. Aunque este pensamiento alternativo (véase el capítulo 9, especialmente la figura 9.2 de las páginas 134-135) lo ayudó a sentirse mejor, la nueva manera de pensar no le era totalmente verosímil por más que las pruebas parecieran apoyarla. Una manera de que Ben reforzara su creencia era encontrar más información sobre sus pensamientos alternativos («aunque no me necesitan igual que antes, aún parecen disfrutar de mi compañía»). Llamó a su hija y a su yerno, y se ofreció a ayudarlos en algún proyecto. Su hija le dijo que no tenían ninguno para el que necesitaran ayuda. En vez de pensar que ya no lo necesitaban para nada como habría hecho antes, Ben preguntó a su hija si podía ayudar de alguna otra manera.

Después de pensar unos instantes, su hija le dijo que la mejor amiga de su nieta Amy se había mudado a otra ciudad. Ahora Amy se sentía muy sola, sobre todo después de la escuela, cuando solía verse con su amiga. Ilusionado, Ben se ofreció para acompañar a Amy dos o tres veces por semana cuando saliera de la escuela.

A Amy también le gustó la idea, sobre todo cuando Ben le preguntó qué le gustaría hacer. Le dijo que hacía poco se había inscrito en un equipo de fútbol y que le gustaría practicar. Ben le dijo que la llevaría a un campo donde tendrían espacio para hacerlo. Amy se quedó muy contenta, porque el campo estaba demasiado lejos para ir andando o en bicicleta y sus padres no podían llevarla porque trabajaban. Ben se alegró mucho de participar en este aspecto de la vida de su nieta.

Esta experiencia ofreció a Ben información que apoyaba su pensamiento alternativo («aunque no me necesitan igual que antes, aún parecen disfrutar de mi compañía»). La reacción de su familia reforzó su creencia en el nuevo pensamiento, y su confianza para actuar según esta creencia aumentó, dando lugar a momentos muy agradables y positivos. Con su forma anterior de pensar, Ben se habría sentido rechazado y se habría rendido cuando su hija y su marido le dijeron que no necesitaban ayuda para ningún proyecto («¿Para qué sirvo?, ya no me necesitan para nada»). Los pensamientos alternativos de Ben le permitieron hallar nuevas maneras de sentirse necesitado en lugar de darse por vencido cuando declinaron su propuesta inicial.

PENSAMIENTOS NUEVOS, PLANES DE ACTUACIÓN Y ACEPTACIÓN

EJERCICIO. **Reforzar pensamientos nuevos**

Usar el formulario 10.1 como guía para comprobar y reforzar un pensamiento alternativo nuevo.

FORMULARIO 10.1. **Reforzar pensamientos nuevos**

Tras examinar los registros de pensamientos u otros ejercicios realizados hasta ahora, elija un pensamiento equilibrado o alternativo en el que haya creído menos de un 50 %. Escriba a continuación el pensamiento y la puntuación de su creencia en él.

Pensamiento: _____   Puntuación creencia (%): _____

Durante una semana, busque cada día pruebas que apoyen o no ese pensamiento y escriba las que encuentre. De ser posible, procure obtener pruebas en un sentido u otro:

_____

_____

_____

Al final de la semana, vuelva a puntuar su creencia en el pensamiento: _____ %

Las pruebas obtenidas, ¿refuerzan su creencia en el pensamiento alternativo o equilibrado?

Sí ___   No ___   ¿Por qué?

_____

_____

_____

MARISSA: *diseñar un plan de actuación para conservar el trabajo*

A veces, cuando buscamos pruebas sobre un pensamiento, vemos que la mayoría lo apoya y que no hay ningún pensamiento alternativo verdaderamente creíble. Esto suele indicar la existencia de un problema que se debe solucionar. Aunque un cambio en la manera de pensar suele ser útil, no siempre es la verdadera solución. Cuando la mayoría de las pruebas apoyen un pensamiento, será conveniente elaborar un plan de actuación.

PARA RECORDAR

- Si un pensamiento alternativo o equilibrado encaja con nuestras experiencias pero aún no nos parece creíble, busquemos más pruebas para reforzarlo, como hizo Ben al llamar a su hija.
- Si la mayoría de nuestras experiencias apoyan un pensamiento activo, quizás haya un problema que debamos solucionar. Si el problema tiene solución, un plan de actuación nos ayudará a descubrirla.

Marissa y su terapeuta dedicaron varias sesiones a determinar las razones de que hubiera pensado seriamente en el suicidio. Una de las más importantes era que estaba convencida de que la despedirían del trabajo, y ella y sus hijos se quedarían sin nada. Ya había suscrito un seguro de vida para proteger a sus hijos hasta que se ganaran la vida.

Marissa escribió el pensamiento automático «me despedirán» en un registro de pensamientos. Aunque este pensamiento no se podría dar por verdadero hasta que sucediera, Marissa tenía pruebas convincentes de que el despido era una posibilidad real. En los últimos meses, su jefe le había dado tres avisos: uno porque solía llegar tarde al trabajo por la mañana y después de comer, y dos por «bajo rendimiento». En su empresa, tres avisos podían ser motivo de despido.

Marissa había perdido el control en su trabajo. Por la mañana estaba tan deprimida que le costaba levantarse, aunque supiera que volver a llegar tarde la perjudicaría. Y cuando estaba en el trabajo le costaba concentrarse y cometía errores, lo que hacía que recibiera más atención negativa del jefe.

Puesto que el pensamiento de que perdería el trabajo era el que más angustiaba a Marissa y había muchas pruebas que lo apoyaban, ella y su terapeuta definieron un plan de actuación para solucionar el problema. Examinaron y anotaron diversas medidas que Marissa podría tomar para mejorar su rendimiento y asegurar su puesto de trabajo. En primer lugar, podría decir al jefe que intentaba mejorar y pedirle ayuda. Marissa creía que su jefe podría estar dispuesto a ayudarla, ya que la había felicitado por su trabajo unos meses atrás. En segundo lugar, Marissa pensó en pedir a Maggie, una amiga de la oficina en la que confiaba, que revisara su trabajo antes de entregarlo al jefe. Por último, Marissa consideró varias estrategias para llegar a su hora cuando estuviera deprimida.

El plan de actuación de Marissa le dio más esperanzas de conservar el trabajo, pero unos instantes después empezó a ver problemas que podrían interferir. El principal era que se sentiría incómoda diciéndole al jefe que estaba deprimida porque no estaba segura de si era de fiar: le preocupaba que se lo contara a alguien y que la hiciera sentir vergüenza. El terapeuta le propuso que pensara en lo que estaría dispuesta a decirle a su jefe para conseguir su ayuda.

Marissa decidió decirle que estaba bajo un fuerte estrés, pero que se esforzaba para que su trabajo no se viera afectado. También pensó en recordarle que su trabajo solía ser mejor y asegurarle que sus problemas eran temporales y su rendimiento mejoraría muy pronto. El terapeuta propuso a Marissa que también le dijera que deseaba conservar su trabajo y que apreciaría su ayuda si le dijera qué debía hacer para cumplir con el nivel exigido por la empresa. Marissa completó el plan de actuación que se muestra en la figura 10.1 de la página 154.

La desesperanza de Marissa y sus pensamientos suicidas se redujeron cuando hubo definido el plan de actuación y empezó a aplicarlo. Observemos que adoptó varias medidas para mejorar su rendimiento en el trabajo. Puesto que la depresión le dificultaba este objetivo, recurrió al apoyo de otras personas durante un tiempo. Pidió ayuda a su jefe y le recordó su buen trabajo anterior. También pidió ayuda a su amiga Maggie y, a cambio, le prometió hacer algo por ella. Estas medidas ayudaron a Marissa a recuperar el control y a ver la luz al final del túnel.

El ejemplo de Marissa ilustra cómo usar un plan de actuación cuando la mayoría de las pruebas halladas apoyan un pensamiento negativo. También podemos definir planes de acción siempre que identifiquemos un problema que se deba solucionar.

VIC: *diseñar un plan de actuación para mejorar su matrimonio*

Con el tiempo, Vic estuvo cada vez más convencido de que Judy se preocupaba por él y quería que siguiera sin beber. Pero ya hacía años que Judy se quejaba de lo frustrada que se sentía ante sus frecuentes estallidos de ira. También le dijo que echaba en falta lo atento que era con ella al principio de su relación. Vic quería a Judy y estaba de acuerdo en que su ira era una fuente de verdaderos problemas en su matrimonio y también reconocía que podría ser más atento con ella. El hecho es que quería mejorar su matrimonio y diseñó el plan de actuación de la figura 10.2 (pp. 155-156).

Vic se fijó dos objetivos para mejorar su matrimonio. En primer lugar, actuar de una manera más positiva con Judy para demostrarle que la amaba. En segundo lugar, acabar con sus estallidos de ira. Trabajando con su terapeuta, definió el plan de actuación de la figura 10.2. Cuando se diseña un plan de actuación es conveniente ser muy concreto para aprovecharlo al máximo. Vic fijó una fecha para empezar a aplicar el plan, hizo una previsión de los problemas que podrían surgir y diseñó estrategias para solucionarlos y seguir avanzando. El plan de actuación también ofrecía a Vic un lugar en el que anotar sus avances.

Su matrimonio mejoró cuando sus estallidos de ira menguaron y tuvo más interacciones positivas con Judy. Cuando se hallaba en situaciones que antes le habrían llevado a mostrar su ira, Vic usaba las propuestas de la columna «Estrategias para superar los problemas» de su plan de actuación. Las técnicas que había preparado con el terapeuta para controlar distintas intensidades de ira también lo ayudaron a reducirla.

Vic siguió el plan de actuación varias semanas hasta que aprendió a afrontar la mayoría de las situaciones sin perder los estribos, y si se acababa enfureciendo utilizaba estas ocasiones para entender mejor su ira y definir planes más eficaces para controlarla y expresarla.

OBJETIVO: *Conservar mi trabajo.*

Medidas que tomar	Cuándo empezar	Posibles problemas	Estrategias para superar los problemas	Avances
Hablar al jefe sobre mi estrés y mi buen trabajo anterior. Decirle que mis problemas son temporales, que deseo conservar el empleo y que agradecería su ayuda.	Miércoles, tras la reunión de personal.	El jefe podría estar demasiado ocupado para recibirme.	Pedirle que me reciba quince minutos.	Martes. El jefe acuerda recibirme el miércoles.
		El jefe podría decir que ya es demasiado tarde para que conserve mi trabajo.	Recordarle mi buen trabajo anterior. Pedirle que lo reconsidere y me conceda treinta días para mejorar.	Miércoles. La reunión fue bastante bien. Lloré, aunque no quería hacerlo, pero parecía contento de que hubiéramos hablado y me aseguró que podría disponer de un par de semanas más para mejorar mi trabajo.
Pedir a Maggie que revise mi trabajo.	Martes en el almuerzo.	Puede afectar a nuestra amistad.	Puedo prometer a Maggie que la ayudaré el verano que viene cuando se vaya de vacaciones. Puedo regalarle unas plantas.	Maggie ha accedido a ayudarme.
Debo llegar al trabajo a tiempo. Poner el despertador al otro lado de la habitación para tener que salir de la cama. Preparar la ropa la noche antes para no tener que decidir qué me pongo. Salir diez minutos antes y premiarme con un café en la oficina antes de empezar.	Martes por la mañana.	Volver a la cama después de que suene el despertador.	Establecer la regla de que tengo que ducharme y vestirme antes de «descansar unos minutos más».	Martes. Llegué a la hora. Miércoles. Llegué cinco minutos antes. Jueves. Llegué ocho minutos antes y pude disfrutar de un café.

FIGURA 10.1. Plan de actuación de Marissa.

OBJETIVO: _Mejorar mi matrimonio._

Medidas que tomar	Cuándo empezar	Posibles problemas	Estrategias para superar los problemas	Avances
Hacer cinco cosas positivas para Judy cada día, como besarla, hacerle un cumplido, sonreírle, darle un masaje en el cuello, preguntar cómo le ha ido el día, llamarla desde la oficina y decirle «te quiero», traerle un café.	Hoy al volver a casa y cada mañana cuando me despierte.	Podría sentirme irritado con ella.	Si estoy irritado, puedo hacer algo más sencillo (como ayudar con los platos o llevarle un café). Utilizar un registro de pensamientos o estrategias como hacer una pausa o visualizar (del capítulo 15 del libro) para ver si la irritación se reduce.	6/10. Anoche hice seis cosas positivas. Me sentí bien. 7/10. Hice cinco cosas positivas. Judy me abrazó por haberla ayudado. 8/10. Me sentía irritado y aun así hice tres cosas positivas. Rellenar un registro de pensamientos me ayudó.
Reducir los arranques de ira (en frecuencia y duración). Reducirlos a no más de tres la primera semana, no más de dos la segunda y no más de uno la tercera. Después, reducirlos a no más de uno al mes. Cuando esté irritado, procurar hacer una pausa para no estar con Judy más de dos minutos.	Ahora.	He tenido un mal día en el trabajo y llego a casa de mal humor.	Rellenar un registro de pensamientos antes de salir del trabajo. Hacer un plan para afrontar los problemas del trabajo antes de salir. Poner buena música mientras vuelvo a casa. Quedarme sentado en el coche hasta que me calme lo suficiente para entrar en casa. Decirle a Judy que ha sido un mal día y que intento calmarme. Pedirle ayuda.	6/10. Sin problemas. 7/10. Hice un plan para arreglar un problema del trabajo antes de salir de la oficina. Llegué a casa muy relajado. 9/10. Puse música mientras volvía a casa. Me relajé dos minutos antes de entrar y me ayudó a no irritarme cuando los niños gritaban.

Reducir los arranques de ira (en frecuencia y duración). Reducirlos a no más de tres la primera semana, no más de dos la segunda y no más de uno la tercera. Después, reducirlos a no más de uno al mes. Cuando esté irritado, procurar hacer una pausa para no estar con Judy más de dos minutos.	Ahora.	Cuando me enfado, exploto enseguida.	Si al conversar con Judy empiezo a sentir ira, puntuarla de 0 a 10 cada minuto. Si la ira llega a 3, decirle a Judy que necesito unos momentos de pausa para calmarme. Si la ira llega a 5, hacer una pausa y rellenar un registro de pensamientos. Escribir lo que oigo decir a Judy y lo que creo que es cierto. Enseñárselo para ver si nos entendemos con exactitud. Si la ira pasa de 5, decirle a Judy que necesito una pausa más larga. Volver a la conversación solo si la ira está por debajo de 3. Dar un paseo. Repasar mis registros de pensamientos. Tener presente que Judy me quiere, que ya hemos superado muchos problemas y que, seguramente, también superaremos este.	6/10. Sin ira. 7/10. Empecé a sentir ira, hice tres pausas, y al final pude terminar la conversación. Judy pareció impresionada al ver que me ceñía al plan. 9/10. Perdí los estribos y grité a Judy. Al menos le perdí perdón después.

FIGURA 10.2. Plan de actuación de Vic.

EJERCICIO. **Definir un plan de actuación**

Identifique un problema de su vida que le gustaría solucionar y escriba su objetivo en la primera línea del formulario 10.2. Escriba el plan de actuación de la manera más precisa posible. Fije una fecha y una hora de inicio, identifique los problemas que podrían interferir con su implementación, idee estrategias para afrontar los problemas que puedan surgir y tome nota de los avances que haga. Defina planes de actuación para otros problemas que querría solucionar (en el Apéndice se encuentran más copias del formulario 10.2).

FORMULARIO 10.2. **Plan de actuación**

OBJETIVO: _____

Medidas que tomar	Cuándo empezar	Posibles problemas	Estrategias para superar los problemas	Avances

De *Mind Over Mood, Second Edition*, © 2016, Dennis Greenberger y Christine A. Padesky.

ACEPTACIÓN

Cuando podemos hacer algo para solucionar un problema, un plan de actuación nos ayuda a resolver qué hacer. A veces tenemos problemas que no se pueden solucionar. En otras ocasiones, podemos hallarnos en circunstancias muy difíciles de soportar, pero no son problemas que se puedan resolver con un registro de pensamientos o un plan de actuación. Por ejemplo, podemos caer muy enfermos, o puede fallecer alguien cercano, o tenemos que afrontar una tarea muy desagradable. En estos casos, adoptar una actitud de aceptación nos puede ayudar a afrontar los problemas y a sentirnos mejor.

Consideremos el caso de Lupe, a quien le diagnosticaron hace seis meses un tumor cerebral. Al principio se negó a aceptar el diagnóstico. Buscó desesperadamente hasta cuatro opiniones más y todos los médicos coincidieron en que no había nada que hacer porque el tumor estaba ya muy extendido. La conmoción inicial que experimentó Lupe dio paso a una profunda ira que se fue combinando con miedo. A los cincuenta y nueve años de edad se sentía demasiado joven para morir y los médicos le habían dicho que se hallaba en fase terminal.

La reacción de Lupe es comprensible. Aun así, cerca de un mes después del diagnóstico, empezó a sentir menos ira y menos miedo. Así explicó a un amigo su cambio de actitud: «No quiero morir. Pero si voy a morir pronto, algo que parece muy probable, quiero hacerlo con dignidad. Voy a hacer que estos últimos meses sean tan valiosos como sea posible para mí, para mi familia y para mis amigos». Esta actitud elevó su ánimo. Todavía se enfrentaba a la muerte, pero su aceptación hizo que en sus meses finales se centrara en lo que era importante para ella. Cuando aceptó que sufría un cáncer terminal, pudo pensar cómo quería pasar los días que le quedaban de vida. Su mayor prioridad fue dedicar todo el tiempo que pudiera a su familia y a sus amigos para crear con ellos experiencias memorables. La aceptación fue un momento decisivo para Lupe: la ayudó a salir de la desesperación y a centrar la atención en cómo quería vivir su vida.

La aceptación también fue muy importante para Rodney porque su padre padecía demencia y ya no lo reconocía. Cada semana, cuando lo visitaba, su padre le preguntaba: «¿Y usted quién es? ¿Lo conozco?». Al principio, Rodney le decía: «Soy tu hijo, papá. ¿No me conoces?». Cuando oía estas palabras su padre se agitaba, y a veces lloraba y decía: «No lo conozco», o «¡Usted no es mi hijo!». Para Rodney era muy triste y doloroso ver que su padre ya no lo podía reconocer. Sería muy fácil que ese dolor y esa tristeza llenaran todo el tiempo que le quedaba con él.

Una enfermera de la residencia ayudó a Rodney a aceptar la situación. Le dijo: «Su padre no sabe quién es usted. Si entiende esto y deja que lo vea como un hombre agradable que viene a visitarlo, a veces aún podrá disfrutar de su compañía». Rodney se lo pensó y decidió que intentaría aceptar esta nueva realidad. Cuando su padre le preguntaba: «¿Quién es usted? ¿Lo conozco?», Rodney le respondía: «Me llamo Rodney. Me gusta venir y hablar con las personas de aquí. ¿Le parece bien que hoy hable con usted?». Su padre accedía y se sentaban juntos, a veces hablando de anécdotas vividas por su padre muchos años atrás. Estos encuentros seguían siendo dolorosos para Rodney porque echaba en falta una relación plena con su padre. Pasar tiempo con él le recordaba muchas cosas que ya se habían perdido, como la chispa de su padre y sus animadas discusiones sobre deportes. Con todo, Rodney descubrió la satisfacción de mostrar a su padre todo su respeto y levantarle el ánimo en sus visitas semanales.

Las experiencias de Lupe y Rodney nos dicen que la aceptación no significa ver de una manera positiva las cosas negativas, ni afrontar con alegría lo que nos ocurre. Ni *El control de tu estado de ánimo* ni la terapia cognitiva conductista sugieren que sea una buena idea sustituir un pensamiento negativo por otro positivo. A Lupe no le serviría de nada decirse «No tengo cáncer» o «No me importa morir». En cambio, la aceptación de unas circunstancias negativas o unos estados de ánimo angustiosos permite seguir adelante de una manera que ofrezca significado personal a unas circunstancias aciagas. Aceptar significa reconocer las dificultades de la vida, llegar a una manera personal de entenderlas y vivir con ellas de una forma coherente con nuestros valores y con lo que creemos importante.

Las mismas ideas se aplican a experiencias cotidianas mucho menos dramáticas. Hacemos muchas cosas desagradables. Nos despertamos más temprano de lo que nos gustaría para ir a trabajar. Si un hijo cae enfermo, anulamos nuestros planes y nos quedamos en casa. Aceptamos estas cosas porque tenemos unos valores que creemos más importantes. Muchas veces ponemos a la familia, al trabajo o a otras cosas que apreciamos por delante de un interés personal.

Cuando hacemos actividades desagradables, nuestra actitud influye mucho en cómo nos sentimos. Por ejemplo, si al despertarnos pronto cada día para ir al trabajo no dejamos de pensar en lo cansados que estamos y en lo que nos gustaría quedarnos en la cama, acabaremos de mal humor. Pero si nos levantamos y nos decimos: «Estoy cansado y me gustaría dormir más, pero gracias a este trabajo mantengo a mi familia», es probable que nuestro estado de ánimo sea mucho mejor. Tener presentes nuestros valores y lo que consideramos importante nos puede ayudar mucho cuando nos enfrentamos a tareas difíciles.

A veces, aceptar pensamientos y estados de ánimo es una buena alternativa a identificar, evaluar y modificar pensamientos. Esta aceptación supone observar los pensamientos, los estados de ánimo y las reacciones físicas sin juzgarlos. Por ejemplo, para muchas personas es útil limitarse a observar los pensamientos mientras van y vienen. Aceptar un pensamiento no se debe confundir con creer que es verdadero o adaptativo: solo significa reconocer su presencia y observarlo sin juzgarlo ni darle un significado.

Por ejemplo, Sal entendió que un paso importante para aprender a controlar la ansiedad era ponerse en situaciones que la provocaran para poner a prueba sus temores y practicar cómo afrontarlos. Al principio, cuando sentía ansiedad en esas situaciones se juzgaba negativamente: «¿Qué me pasa? ¿Por qué soy tan débil? Quiero librarme de esta ansiedad», pero esos pensamientos hacían que su ansiedad aumentara. Lo irónico es que Sal se dio cuenta de que el primer paso para controlar la ansiedad era aceptarla: «Siento ansiedad ahora que estoy aquí, como era de esperar. Seguiré en esta situación y observaré qué pasa con la ansiedad al afrontarla. Trataré de entender mis reacciones en lugar de rechazarlas». Aceptar la ansiedad y abstenerse de juzgarla hizo que Sal se centrara en sus pensamientos, en su estado de ánimo y en su objetivo de aprender a controlarlo.

Como indican estos ejemplos, hay varios caminos para llegar a la aceptación:

1. Limitarse a observar los pensamientos y sentimientos sin juzgarlos ni intentar cambiarlos. Así fue como Sal afrontó su ansiedad. Como dijo una mujer: «Puedo *ver* mis pensamientos sin tener que *ser* ellos».

2. Poner los pensamientos y sentimientos en perspectiva pensando en el conjunto de la situación. Por ejemplo, el jefe de Marissa tenía la costumbre de decir cada mañana: «¡Venga esa alegría, señores!». Esto molestaba al personal porque sonaba falso e irritaba especialmente a Marissa cuando estaba deprimida. Sin embargo, a Marissa le sirvió considerar el conjunto de la situación. Cuando se quedaba pendiente de su irritación, su estado de ánimo se resentía. Pero Marissa recordó que esto no duraba más de un minuto al día y que el jefe estaba dispuesto a ayudarla para que conservara el trabajo. Esta perspectiva global la ayudó a aceptar el comentario irritante como un pequeño precio que pagar por un jefe que la apoyaba y era amable con ella.

3. Aceptar reacciones internas o circunstancias externas asociando la aceptación de pensamientos y sentimientos a valores importantes para nosotros. Es lo que hizo Rodney al poner el amor a su padre por delante del dolor que le causaba su declive. Rodney seguía sintiendo una gran pena al sentarse con su padre, pero no por ello dejó de pasar con él momentos llenos de amor y bondad. La pena, el amor y la bondad formaban parte de la experiencia de Rodney. Con el tiempo, esos momentos adquirieron más valor porque Rodney los aceptó como la etapa final de la relación con su padre.

EJERCICIO. **Aceptación**

Utilizar el formulario 10.3 para llegar a la aceptación de situaciones como las mencionadas.

FORMULARIO 10.3. **Aceptación**

Identifique una situación externa (relacionada, por ejemplo, con la familia, el trabajo, la salud o las relaciones) en la que crea que sería útil una mayor aceptación. Piense en situaciones que no sea fácil cambiar o solucionar. Otra posibilidad es que escriba alguna experiencia interna (pensamiento o estado de ánimo) que se repita con frecuencia y le afecte negativamente.

Situación: _____

_____

Pensamientos: _____

_____

Estados de ánimo: _____

_____

Pruebe uno o más de los siguientes métodos de aceptación. No es necesario probar cada método con cada situación, pensamiento o estado de ánimo. Es aconsejable que practique la aceptación y que, con el tiempo, pruebe cada uno de estos métodos al menos una vez para ver si son útiles.

1. Observe sus pensamientos y estados de ánimo (en relación con la situación que haya escrito arriba) sin juzgarlos, criticarlos ni intentar cambiarlos. Limítese a observarlos cuando surjan. Sea curioso en lugar de crítico. Durante una semana, intente hacer estas observaciones unos minutos al día. Es mucho más difícil de lo que puede parecer. No pasa nada si se siente frustrado, distraído o aburrido, o si critica o juzga. Cuando note algo así, devuelva serenamente la atención a los pensamientos y estados de ánimo que estaba observando.

2. Piense en la situación en su conjunto. ¿Cuáles son las ventajas de aceptarla en lugar de sentirse abrumado por ella? ¿Se fija únicamente en los aspectos negativos de la experiencia sin reconocer otras dimensiones? ¿La situación tiene aspectos que compensen lo negativo? Si acepta los aspectos aflictivos, ¿le será más fácil apreciar el resto de su experiencia?

3. A veces, centrarnos demasiado en lo que nos aflige nos impide lograr nuestros objetivos o vivir de acuerdo con valores que creemos importantes.

    a. En esta situación, ¿existe algún valor u objetivo que crea más importante que su aflicción? Si es así, escríbalo aquí: _____

    b. Piense en lo importante que es para usted este valor u objetivo.

    c. ¿Cómo puede usted usar las técnicas de *El control de tu estado de ánimo* para afrontar la situación, el pensamiento o el estado aflictivo de una manera coherente con sus valores u objetivos? _____

    _____

    d. ¿Puede usted acercarse a sus valores y objetivos aceptando al mismo tiempo lo aflictivo de la situación?

Con independencia del método que haya seguido para llegar a la aceptación, escriba qué ha aprendido de este ejercicio: _____

En este capítulo hemos aprendido y practicado los tres pasos que podemos dar tras haber identificado y comprobado pensamientos relacionados con nuestros estados de ánimo: reforzar pensamientos nuevos, utilizar planes de actuación y generar aceptación. El paso que demos dependerá un poco de los pensamientos en los que estemos trabajando. Reforzar pensamientos nuevos reuniendo más pruebas es especialmente útil cuando nos cuesta creer en pensamientos alternativos o equilibrados, por mucho que esos pensamientos encajen con nuestras vivencias. Los planes de actuación son excelentes cuando las pruebas nos indiquen que tenemos un problema que se debe solucionar. Y la aceptación suele ser el mejor camino si nuestros problemas no se pueden solucionar, nos hallamos en medio de dificultades que debemos superar o queremos poner en perspectiva lo que nos aflige para movernos en la dirección de lo que más apreciamos. Es frecuente combinar varios de estos pasos para adquirir una perspectiva nueva y sentirnos más seguros de que podemos afrontar situaciones y estados de ánimo aflictivos.

COMPROBACIÓN DE LOS ESTADOS DE ÁNIMO

Antes de pasar al capítulo siguiente, será conveniente puntuar otra vez nuestros estados de ánimo:

- Depresión/infelicidad: «Inventario de depresión», formulario 13.1, página 224; y formulario 13.2, página 225.

- Ansiedad/nerviosismo: «Inventario de ansiedad», formulario 14.1, página 253; y formulario 14.2, página 254.

- Otros estados de ánimo/felicidad: «Puntuar y seguir mis estados de ánimo», formulario 15.1, página 286; y formulario 15.2, página 287.

COMPROBACIÓN DE OBJETIVOS

También es un buen momento para revisar los objetivos fijados en el formulario 5.1 de la página 60. Si los tenemos presentes al seguir practicando las técnicas de *El control de tu estado de ánimo*, es probable que avancemos en su consecución. También es conveniente revisar el formulario 5.4 de la página 63 («Señales de mejora») para ver qué cambios notamos hasta ahora. Por último, podemos elaborar un plan de actuación con los pasos que habría que dar para lograr nuestros objetivos con más rapidez.

Resumen del capítulo 10

➤ Al principio, puede que no creamos por completo en nuestros pensamientos equilibrados o alternativos.

➤ Podemos reforzar los pensamientos equilibrados o alternativos buscando pruebas que los apoyen. Se trata de un proceso continuo.

➤ Las mejoras de nuestro estado de ánimo se estabilizarán en la medida en que aumente nuestra creencia en los pensamientos equilibrados o alternativos.

➤ Los planes de actuación nos ayudan a solucionar problemas.

➤ Los planes de actuación son muy específicos e incluyen medidas que tomar, fecha de inicio, posibles problemas y estrategias para superarlos, y un registro de los avances.

➤ A veces, la aceptación de pensamientos y de estados de ánimo es una buena alternativa para identificar, evaluar y modificar pensamientos.

➤ La aceptación nos puede ayudar en circunstancias que no podemos cambiar o son difíciles de soportar.

➤ Hay tres caminos para llegar a la aceptación: observar nuestros pensamientos y estados de ánimo en lugar de juzgarlos, tener una visión global de la situación y actuar de acuerdo con nuestros valores en una situación aflictiva.

CAPÍTULO 11

SUPUESTOS SUBYACENTES Y EXPERIMENTOS CONDUCTUALES

Shauntelle y Trey llevaban casados un año y estaban muy enamorados. Sin embargo, a pesar de su afecto mutuo solían discutir cuando salían de fiesta y esto creaba mucha tensión entre ellos. Trey siempre estaba listo diez minutos antes de salir y esperaba en la puerta haciendo gestos de impaciencia. Enviaba mensajes cada dos por tres al móvil de Shauntelle preguntándole si ya estaba y recordándole que era hora de irse. Y Shauntelle se sentía molesta y frustrada por los mensajes de Trey y no podía entender que tuviera siempre tanta prisa.

En los capítulos 6 a 9 hemos aprendido a usar registros de pensamientos para identificar y comprobar pensamientos automáticos, los pensamientos que nos vienen a la cabeza automáticamente en unas situaciones concretas. Pero además de los pensamientos automáticos, abrigamos creencias que actúan en silencio por debajo de la superficie. Aunque no solemos ser conscientes de estos pensamientos, también ejercen una fuerte influencia en nuestros estados de ánimo, nuestras conductas y nuestras reacciones físicas. Puesto que estos pensamientos suelen actuar por debajo de la conciencia, los llamamos «supuestos subyacentes». En el fondo, son las reglas que rigen nuestra vida. Todos tenemos centenares de ellos y adoptan la forma de expresiones como *Si..., entonces...*

Por ejemplo, las reacciones de Trey y Shauntelle al prepararse para ir de fiesta parecen un poco desconcertantes. ¿Por qué Trey seguía enviando mensajes si podía ver claramente que fastidiaban a Shauntelle? ¿Por qué Shauntelle tardaba tanto en arreglarse si sabía que esto irritaba a Trey? Los supuestos subyacentes de Trey y Shauntelle nos harán entender claramente estas respuestas.

Trey creció en una familia que apreciaba la puntualidad y actuaba según la regla de que una invitación a una fiesta o reunión a las 7.00, significaba que se esperaba que los invitados llegaran a las 7.00. Para la familia de Trey, llegar después de las 7.00 era una falta de respeto. Por lo tanto, Trey abrigaba la creencia subyacente: «Si llegamos tarde, [entonces] será una falta de respeto y los demás se disgustarán». Por otro lado, para la familia de Shauntelle la hora de inicio de una fiesta era una especie de sugerencia. No se esperaba que viniera todo el mundo a esa hora. De hecho, para su familia, llegar a la hora sería algo inesperado para los anfitriones y haría que se apuraran, porque seguramente aún andarían con los preparativos. El supuesto subyacente de Shauntelle era: «Si llegamos a la hora, [entonces] haremos que los anfitriones vayan apurados». Es fácil ver que los supuestos subyacentes de cada uno guiaban su conducta. Sin embargo, Trey y Shauntelle no eran conscientes de estos supuestos, y el conflicto entre ellos creaba tensión en su relación.

Identificar nuestros supuestos subyacentes nos permite entender las raíces de nuestras conductas y nuestros pensamientos automáticos, y nos da la oportunidad de evaluar si son útiles o no, y de considerar la posibilidad de formar supuestos nuevos que actúen mejor en nuestra vida.

A diferencia de los pensamientos automáticos, los supuestos subyacentes actúan en una gran variedad de situaciones guiando nuestros actos y estados de ánimo. Imaginemos que estamos en una reunión familiar con mucha gente. Un primo se pasea por la sala charlando con todo el mundo y otro se sienta en un rincón y solo habla con quien se le acerca. ¿A qué se deben unas conductas tan diferentes? Es más fácil moverse entre la gente y hablar con desenfado si se tienen supuestos subyacentes como «si hablo con la gente, [entonces] me lo pasaré bien porque cuando conozco a alguien suelo caerle en gracia», o incluso «si aquí todos somos familia, [entonces] tendremos mucho de que hablar y disfrutaremos de nuestra compañía mutua». Por otro lado, los supuestos subyacentes del primo más discreto serán parecidos a «si entablo conversación con alguien, [entonces] me arriesgo a decir algo indebido y será mejor esperar a que se me acerque alguien para hablar», o «si soy el de más edad, [entonces] los jóvenes deberían venir y entablar conversación conmigo como señal de respeto». Obsérvese que muchos supuestos subyacentes diferentes pueden explicar la misma conducta. Es imposible saber cuáles son los supuestos subyacentes de una persona a partir de su conducta o de su estado de ánimo.

Por suerte, los supuestos subyacentes son fáciles de identificar aunque actúen por debajo de la superficie. Una señal de que actúa algún supuesto es que siempre reaccionamos con el mismo estado de ánimo o la misma conducta a determinadas situaciones. Por ejemplo, si alguien siempre está ordenando la casa, es probable que tenga un supuesto subyacente que se pueda expresar así: «Si tengo la casa ordenada, entonces...». Alguien podría acabar esta frase con «... vendrán más amigos a verme». Otra persona podría creer: «Si tengo la casa ordenada, [entonces] podré encontrar las cosas cuando las necesite».

Del mismo modo, si alguien siempre reacciona con tristeza cuando está solo en casa un sábado por la noche, será señal de que actúa un supuesto subyacente como este: «Si es un sábado por la noche, [entonces] me debería estar divirtiendo. Si estoy solo en casa y no me divierto, [entonces] quiere decir que no valgo para nada». Alguien con otro supuesto subyacente podría estar contento en lugar de triste: «Si es un sábado por la noche, [entonces] puedo hacer lo que me plazca. Estar solo en casa es una oportunidad para relajarme y estar tranquilo».

En ocasiones, los supuestos subyacentes son el nivel de pensamiento que es más importante identificar y comprobar.

- Cuando nos sentimos angustiados, muchos de los pensamientos más activos son supuestos del tipo *Si... entonces...*, como estos ejemplos: «Si hablo, [entonces] haré el ridículo», «Si el corazón me late con rapidez, [entonces] es que estoy sufriendo un ataque al corazón», o «Si ocurre algo malo, [entonces] no podré superarlo».

- En las relaciones, muchos malentendidos se deben a que cada persona alberga supuestos subyacentes diferentes. Por ejemplo, uno de los integrantes de una pareja podría suponer: «Si me quieres, [entonces] sabrás lo que quiero sin preguntármelo», y el otro podría pensar: «Si quieres algo, [entonces] ya me lo dirás».

- Conductas llevadas al extremo como consumir alcohol u otras sustancias, comer en exceso e incluso el perfeccionismo, suelen deberse a supuestos subyacentes: «Si bebo, [entonces] seré más sociable», «Si he tenido un día muy duro, [entonces] me merezco un buen postre», o «Si algo no es perfecto, [entonces] es que no vale».

Los supuestos subyacentes se pueden identificar y comprobar igual que los pensamientos automáticos. Sin embargo, no usamos registros de pensamientos (capítulos 6 a 9) con este fin porque están pensados para comprobar pensamientos en una sola situación, y los supuestos subyacentes se aplican a muchas situaciones. La manera ideal de comprobar un supuesto subyacente es realizar una serie de experimentos conductuales para ver si la regla *Si..., entonces...,* predice con exactitud lo que sucede. Hay muchas clases de experimentos conductuales, como hacer la parte *Si...* de una creencia y ver si la parte *entonces...* sucede o no, probar otra conducta para ver qué ocurre, o entrevistar a otras personas para ver si abrigan los mismos supuestos que nosotros. En este capítulo aprenderemos a identificar supuestos subyacentes y a comprobarlos con experimentos conductuales.

LINDA: *no hay nada que temer salvo el miedo mismo*

Recordemos que cuando Linda empezaba a tener palpitaciones entraba en pánico porque creía que estaba sufriendo un ataque al corazón. Cuando rellenó un registro de pensamientos (véase la figura 9.4 del capítulo 9, pp. 142-143), el pensamiento alternativo de Linda, basado en las pruebas que había encontrado, era que las palpitaciones y la sudoración se debían a la ansiedad y no a un ataque al corazón. Aunque sus experiencias apoyaban este pensamiento alternativo, Linda no creía que explicara por completo sus síntomas. Cuando se hallaba en la consulta del terapeuta, estaba convencida de que sus cambios corporales eran simples síntomas de ansiedad. Pero en medio de un ataque de pánico, fuera de la consulta, aún creía que iba a morir de un ataque cuando su corazón se aceleraba y empezaba a sudar. Limitarse a usar registros de pensamientos no era suficiente porque Linda solo creía plenamente en el pensamiento alternativo cuando no sentía ansiedad.

Cuando nos cuesta creer en un pensamiento alternativo aunque las pruebas lo apoyen, es probable que el pensamiento activo esté alimentado por un supuesto subyacente. En el caso de Linda, antes de que iniciara la terapia abrigaba este supuesto subyacente: «Si tengo palpitaciones y estoy sudando, [entonces] es que sufro un ataque al corazón». Ella y el terapeuta elaboraron un supuesto subyacente alternativo: «Si tengo palpitaciones y estoy sudando, pero tengo un corazón sano, [entonces] el aumento del ritmo cardíaco no es peligroso».

Había muchas pruebas que apoyaban el nuevo supuesto. Cuando fue a urgencias durante un ataque de pánico, los médicos examinaron su corazón y le dijeron que estaba sano y que no sufría ningún ataque. El terapeuta le explicó que el corazón es un músculo y que los músculos se fortalecen con el ejercicio. Linda no se veía en peligro si hacía ejercicio y su corazón empezaba a palpitar y ella empezaba a sudar. Pero cuando no hacía ejercicio seguía creyendo que las palpitaciones y la sudoración eran señales de un ataque al corazón.

Para comprobar el nuevo supuesto, «si tengo palpitaciones, [entonces] no significa que corra peligro», Linda y su terapeuta idearon una serie de experimentos conductuales. Primero, hicieron que el ritmo cardíaco y la sudoración de Linda aumentaran en la consulta. Respirando con rapidez o recordando un ataque de pánico reciente, Linda podía reproducir en unos minutos todos los síntomas que la alarmaban. Linda hizo este ejercicio muchas veces y luego hablaba de lo que sentía con el terapeuta. Cuando examinó el resumen de estos experimentos conductuales, vio que aunque su ritmo cardíaco era muy elevado durante unos minutos, al cabo de un rato volvía a la normalidad y se sentía tranquila. Esto hizo que creciera su confianza en el nuevo supuesto de que las palpitaciones no eran peligrosas, pero no estaba segura de si pasaría lo mismo fuera de la consulta del terapeuta.

En una segunda serie de experimentos, Linda y el terapeuta acordaron reproducir los síntomas fuera de la consulta. Linda provocaba cada día un aumento del ritmo cardíaco y de la sudoración respirando con rapidez durante unos minutos, y luego puntuaba su confianza en que no sufría un ataque al corazón. Si tenía un pensamiento como «estoy bien, pero si respiro más tiempo así acabaré sufriendo un ataque», lo ponía a prueba respirando con rapidez durante más tiempo. (Nota: Linda se sometió a un examen médico antes de empezar los experimentos de respiración rápida y el médico le confirmó que no tenía ningún problema cardíaco y que, aunque no siempre pensara que era seguro, podía hacer que su corazón se acelerara sin ningún temor.)

A continuación, el terapeuta hizo que Linda imaginara que hacía viajes en avión hasta que empezara a tener palpitaciones y a sudar a causa de la ansiedad. Estos experimentos conductuales ayudaron a convencer a Linda de que la imaginación y la ansiedad provocaban un aumento del ritmo cardíaco y la sudoración. Gracias a esos vuelos imaginarios, Linda se quedó cada vez más convencida de que sus síntomas físicos eran producto de la ansiedad y no de un ataque al corazón. Después de todo esto, Linda empezó a programar los vuelos que había estado evitando.

De camino al aeropuerto para tomar el primer vuelo, Linda esperaba que aquellos experimentos conductuales le sirvieran para evitar la ansiedad y se quedó sorprendida al

SUPUESTO PARA COMPROBAR		Si mi corazón se acelera y sudo, [entonces] no significa que haya peligro: lo más seguro es que se deba a respirar deprisa, a la ansiedad o a otros factores.			
Experimento	Predicción	Posibles problemas	Estrategias para superar los problemas	Resultado del experimento	Qué he aprendido sobre el supuesto con este experimento
En la consulta del terapeuta, aumentar mi ritmo cardíaco respirando rápidamente.	Cuando deje de respirar deprisa, el corazón volverá a la normalidad.	Puedo creer que sufro un ataque al corazón y tener demasiado miedo para continuar.	Le diré al terapeuta que creo que sufro un ataque al corazón y que tengo miedo; él me ayudará a decidir cómo continuar.	El corazón se ha acelerado poco después de empezar a respirar con rapidez y ha vuelto a la normalidad unos diez minutos después de parar.	El ritmo cardíaco puede aumentar y no ser peligroso ni indicar un ataque al corazón. Cuando tenga palpitaciones no debo tener tanto miedo como pensaba.
Me imaginaré que estoy sentada en un avión, que el avión despega, que sufro un ataque de pánico y que no puedo salir del avión.	Cuando me imagine esta escena tendré palpitaciones y empezaré a sudar. Cuando acabe el ejercicio de imaginación, todo volverá a la normalidad.	Podría detener el experimento si el corazón se acelera demasiado. Podría entrar en pánico y pensar que sufro un ataque al corazón.	Si el corazón se acelera demasiado será una buena oportunidad para probar mis temores. El terapeuta me animará a seguir imaginando lo más que pueda.	Cuanto más me he sumergido en la escena, más han aumentado las palpitaciones y el sudor. Cuando he dejado de imaginar, todo ha vuelto a la normalidad.	Solo pensar en algo y sentir temor puede provocar palpitaciones. Cuando dejo de tener pensamientos alarmantes todo vuelve a la normalidad. No es peligroso, solo incómodo.
SUPUESTO ALTERNATIVO QUE ENCAJE CON LOS RESULTADOS DE MIS EXPERIMENTOS		Mis experimentos apoyan el supuesto de que si mi corazón se acelera y sudo, [entonces] no significa que haya peligro: lo más seguro es que se deba a respirar deprisa, a la ansiedad o a otros factores.			

FIGURA 11.1. Formulario «Experimentos para probar un supuesto subyacente» rellenado por Linda.

notar que, en cuanto salió de casa por la mañana para ir al aeropuerto, empezaba a sudar y su corazón se aceleraba. Linda recordó todas las veces que se había sentido así cuando respiraba con rapidez o se sentía angustiada, y que nunca había tenido un ataque al corazón a pesar de creer que lo tendría. Para comprobar la posibilidad de que los síntomas de camino al aeropuerto eran de ansiedad y no de un ataque, Linda procuró no fijar la atención en su cuerpo y se concentró en un informe que debía repasar durante el viaje. Unos diez minutos después notó que su ritmo cardíaco había bajado. Puesto que una distracción puede reducir la ansiedad pero no un ataque al corazón, Linda empezó a respirar con más facilidad. No iba a morir, solo estaba angustiada.

En los meses siguientes y tras varios viajes en avión, a Linda le pareció más fácil volar. De vez en cuando, aún sentía angustia, sobre todo cuando un vuelo pasaba por turbulencias. Con todo, sus ataques de pánico cesaron cuando adquirió confianza en el nuevo supuesto de que los síntomas indicaban ansiedad, no un ataque al corazón. La figura 11.1 ilustra cómo Linda planificó y registró dos de sus experimentos usando el formulario «Experimentos para probar un supuesto subyacente» que se presenta más adelante en este capítulo (formulario 11.2).

Después de que sus episodios de ansiedad fueran menos frecuentes, Linda siguió haciendo experimentos conductuales, manteniendo el ritmo cardíaco acelerado unos diez minutos o más para reforzar la creencia de que sus síntomas no eran peligrosos, solo incómodos. Supo que había superado por completo la ansiedad cuando ganó su primer billete de avión por haber acumulado puntos en muchos vuelos, y se sintió muy feliz al reservar otro vuelo, esta vez para unas buenas vacaciones.

Las experiencias de Linda nos ofrecen varias directrices para planificar experimentos conductuales:

- -

Directrices para planificar experimentos conductuales

1. *Escriba el supuesto que va a comprobar*

Más adelante, en este mismo capítulo, daremos consejos para elegir el supuesto subyacente que vamos a comprobar. En la figura 11.1, vemos que Linda escribió el nuevo supuesto que quería someter a prueba: «Si mi corazón se acelera y sudo, [entonces] no significa que haya peligro; lo más seguro es que se deba a respirar deprisa, a la ansiedad o a otros factores».

2. *Haga predicciones concretas*

Asegúrese de que los experimentos ofrezcan información nueva que lo ayude a evaluar el supuesto. Una manera es **hacer predicciones concretas** de lo que sucederá de acuerdo con el supuesto antiguo o nuevo. Linda decidió respirar con rapidez para que el ritmo cardíaco y la sudoración aumentaran. Para otro experimento, planificó un ejercicio de imaginación esperando que también provocara un aumento del ritmo cardíaco y la sudoración. Para los dos experimentos predijo que el ritmo cardíaco y la sudoración volverían a la normalidad poco después de que finalizaran.

3. Descomponga los experimentos en pasos pequeños

Los pasos pequeños son más fáciles de dar, y lo que aprendamos en cada uno nos ayudará más adelante a dar pasos más grandes. Linda empezó sus experimentos conductuales en la consulta del terapeuta provocando sus síntomas con una respiración rápida. Después experimentó con la respiración rápida en su casa y sin la presencia del terapeuta. Por último, experimentó provocando los síntomas de la ansiedad, primero en la imaginación y después en vuelos reales. Sus muchas experiencias con el corazón acelerado por respirar con rapidez (un primer paso pequeño) la ayudaron a afrontar las palpitaciones debidas a la ansiedad (un paso más grande).

4. Hacer varios experimentos

Normalmente, debemos realizar varios experimentos antes de creer por completo en un pensamiento nuevo. Linda creía que sus síntomas no eran peligrosos cuando no sentía ansiedad. Pero hicieron falta varios experimentos y vuelos en avión para que creyera en su nuevo pensamiento («las palpitaciones pueden deberse a la ansiedad y no son peligrosas») cuando estaba ansiosa, no solo al estar tranquila. Realizar varios experimentos también ayudó a Linda a controlar mejor la ansiedad para no evitar situaciones donde preveía que la sentiría.

5. No darse por vencido y solucionar los problemas

Cuando los experimentos no salen como se esperaba, es el momento de solucionar problemas y de no abandonar. Por eso se recomienda que, antes de empezar a experimentar, se prevean los inconvenientes que puedan surgir y se planifique cómo afrontarlos. En la figura 11.1 (p. 169), Linda escribió estos datos en las columnas «Posibles problemas» y «Estrategias para superar los problemas». Puesto que Linda sintió mucha ansiedad en su primer vuelo, hizo algunos cambios al planificar el segundo. En primer lugar, antes de salir hacia el aeropuerto bebió un vaso de leche en lugar de tomar un café. En segundo lugar, salió de casa una hora antes para no ir con prisa y tener tiempo para calmarse si se angustiaba. Estos dos cambios redujeron dos causas naturales de las palpitaciones (cafeína y correr). También dedicó unos minutos a relajarse antes de salir para reducir el ritmo cardíaco de camino al aeropuerto y afrontar la ansiedad con más facilidad. Aunque era importante que le aumentara el ritmo cardíaco para comprobar su supuesto, a Linda le pareció más fácil afrontar situaciones que activaran su ansiedad cuando no iba con prisa y tenía tiempo para centrar la atención en los experimentos.

6. Tomar nota de los experimentos y sus resultados

Es conveniente anotar los experimentos y sus resultados porque aprenderemos más de ellos. Cuando Linda volaba antes de empezar los experimentos se consideraba «suertuda» si un vuelo iba bien y pensaba que estaba «mal de la cabeza» si sufría un ataque de pánico. Al anotar sus experimentos pudo aprender tanto de las experiencias malas como de las buenas.

- -

De *Mind Over Mood, Second Edition*, © 2016, Dennis Greenberger y Christine A. Padesky.

Gracias a su empeño, Linda estuvo preparada para afrontar con éxito el primer vuelo. Para ella, el éxito no era no sentir ansiedad, sino saber qué hacer cuando la sintiera. Su éxito también se debió a que reforzó el supuesto de que las palpitaciones no eran peligrosas y eran producto de la ansiedad, no de un ataque al corazón.

IDENTIFICAR SUPUESTOS SUBYACENTES

Aunque los supuestos subyacentes estén «bajo la superficie», son fáciles de identificar si sabemos dónde buscar. Y puesto que guían la conducta y las reacciones emocionales, sabemos que están activos cuando queremos cambiar una conducta y nos cuesta mucho hacerlo, cuando evitamos algo y/o cuando tenemos reacciones emocionales intensas.

Para identificar supuestos subyacentes en estas circunstancias, escribamos la conducta o la situación que provoque la reacción (evitación o emoción intensa) con una frase del tipo *Si..., entonces...*, y dejemos que nuestra mente la complete. También es conveniente escribir una frase que diga lo contrario: *Si no..., entonces...* Veamos algunos ejemplos.

RITA: *no puede empezar su programa de ejercicios*

Rita quiere hacer ejercicio para perder peso y no entiende por qué es incapaz de empezar, aunque tenga la mejor de las intenciones. Identifica su supuesto subyacente escribiendo:

> *Si hago ejercicio para perder peso, **entonces**...*

Cuando Rita mira la frase, su mente la completa enseguida:

> *Si hago ejercicio para perder peso, [**entonces**] lo volveré a recuperar y no habrá servido de nada.*

También considera cuál podría ser el supuesto *Si no..., entonces...*:

> *Si no hago ejercicio para perder peso, [**entonces**] no tendré que levantarme tan temprano.*

Los dos supuestos ayudan a Rita a entender por qué no ha empezado aún el programa de ejercicios.

DERRICK: *tiene que estar perfecto*

Derrick es un perfeccionista. Dedica horas y horas a elaborar un proyecto para su empresa, pero nunca lo entrega porque «aún podría estar mejor». ¿Cuál es el supuesto subyacente? Intenta averiguarlo escribiendo:

> *Si entrego el proyecto sin que esté perfecto, **entonces**...*

Después de pensar unos segundos, completa la frase así:

Si entrego el proyecto sin que esté perfecto, [entonces] lo criticarán y el director no me tendrá en cuenta para un ascenso.

KELLY: *se avergüenza mucho*

A Kelly le da vergüenza que la gente sepa que a los treinta y cinco años sigue soltera y está en el paro. Personalmente, acepta la situación, pero no entiende que le dé tanta vergüenza que lo sepan los demás. Sus supuestos subyacentes la ayudan a entenderlo.

Si los demás saben que estoy soltera y en el paro, [entonces] pensarán que no sirvo para nada, murmurarán sobre mí y harán comentarios desagradables en Internet.

Si no dejo que los demás sepan que estoy soltera y en el paro, [entonces] no estaré preocupada y me lo pasaré mejor.

No podemos conocer los supuestos subyacentes de una persona únicamente a partir de su conducta o sus reacciones emocionales. Por ejemplo, Derrick es perfeccionista porque teme las críticas. Otras personas pueden serlo porque disfrutan haciendo algo mejor que los demás y esperan sus halagos. Los supuestos subyacentes de una persona solo los conoce ella.

EJERCICIO. **Identificar supuestos subyacentes**

El formulario 11.1 puede ayudarle a identificar algunos de sus supuestos.

FORMULARIO 11.1. **Identificar supuestos subyacentes**

Para los ítems 1 y 2, identifique conductas que sigue realizando aunque sería mejor que no las tuviera (por ejemplo, quedarse hasta tarde viendo la televisión, beber demasiado alcohol, comer demasiado, criticar a alguien, salir con gente poco recomendable, limpiar la casa continuamente). Escriba cada conducta en la parte *Si...* de la frase y luego complete la parte *entonces...* Haga lo mismo con las partes *Si no...* y *entonces...*

1. Si _____

   entonces _____

   Si no _____

   entonces _____

2. Si _____

    entonces _____

    Si no _____

    entonces _____

Para los ítems 3 y 4, identifique cosas que suele evitar y considere qué supuestos subyacentes pueden explicarlo:

3. Si evito _____

    entonces _____

    Si no evito _____

    entonces _____

4. Si evito _____

    entonces _____

    Si no evito _____

    entonces _____

Para los ítems 5 y 6, identifique ocasiones concretas que le provoquen emociones intensas (por ejemplo, alguien lo critica, comete usted un error, alguien es impuntual, lo interrumpen, alguien quiere aprovecharse de usted, lo llaman por teléfono para venderle algo). ¿Qué supuesto subyacente podría explicar su reacción? Escriba la situación que la provoque en la parte *Si...* y complete el resto.

5. Si _____

    entonces significa que _____

    Si no ocurre _____

    entonces significa que _____

6. Si _____

    entonces significa que _____

    Si no ocurre _____

    entonces significa que _____

¿Ha podido identificar algunos supuestos con este ejercicio? De ser así, ¿lo ayudan esos supuestos a entender mejor su conducta y sus reacciones emocionales? Como los pensamientos automáticos, los supuestos subyacentes se pueden comprobar y hasta modificar. Puesto que los supuestos consisten en predicciones del tipo *Si..., entonces...,* la mejor manera de comprobarlos es con experimentos conductuales. Una clase de experimento es escribir la parte *Si...* y ver si siempre va seguida de la parte *entonces...* Otra clase de experimento es observar a otras personas y ver si la regla *Si..., entonces...* se les puede aplicar. También existe la posibilidad de hacer lo contrario a un supuesto subyacente para ver qué ocurre al modificar nuestra conducta. Los ejemplos siguientes ilustran estas tres clases de experimentos.

EXPERIMENTO 1: *¿ENTONCES...* SIEMPRE SIGUE A *SI?*

Mike sentía una gran ansiedad en situaciones sociales. Cuando iba a las reuniones de trabajo evitaba mirar a su jefe a los ojos para que no le hiciera hablar. En las fiestas quería conocer a otras personas, pero al ser muy tímido se quedaba al margen del grupo por temor a hacer el ridículo. Así identificó sus supuestos subyacentes:

Si digo algo, [entonces] haré el ridículo y la gente se reirá de mí.

Si hablo con alguien, [entonces] pensará que soy aburrido.

Mike decidió hacer algunos experimentos para comprobar el primer supuesto («Si digo algo, [entonces] haré el ridículo y se reirán de mí»). Como se muestra en la figura 11.2, optó por hacer un experimento con tres personas. Quería empezar con uno relativamente fácil y pensó en hablar de sus planes para el fin de semana con tres dependientes de tiendas a las que fuera a comprar. También decidió que, en lugar de evitar el contacto visual, miraría a los dependientes a los ojos para comprobar si se reían de él o lo juzgaban mal de algún modo. Mike predijo que al menos dos dependientes se burlarían o dirían algo negativo.

Como se muestra en la figura 11.2, aunque Mike estaba nervioso, ningún dependiente se rio de él ni dijo nada negativo. De hecho, dos de ellos parecían realmente complacidos hablando con él del fin de semana. Mike se quedó agradablemente sorprendido por estos resultados. Su predicción «haré el ridículo y se reirán de mí» no se cumplió y su experimento acabó apoyando un supuesto alternativo: «Cuando hablo con alguien, [entonces] la mayoría de las veces parece interesado y no me mira como si me criticara». Partiendo de estos resultados, planificó más experimentos en el trabajo y en otras situaciones sociales para ver si este supuesto nuevo predecía lo que sucedería la mayoría de las veces.

SUPUESTO PARA COMPROBAR		Si digo algo, [entonces] haré el ridículo y la gente se reirá de mí o dirá algo negativo.			
Experimento	**Predicción**	**Posibles problemas**	**Estrategias para superar los problemas**	**Resultado del experimento**	**Qué he aprendido sobre el supuesto con este experimento**
Hablar sobre mis planes para el fin de semana con tres dependientes.	Haré el ridículo y al menos dos dependientes se burlarán de mí o dirán algo negativo.	Me pondré demasiado nervioso y no haré el experimento. Puede que evite mirar a los ojos y no obtenga las pruebas que necesito.	Tener presente la importancia de comprobar el supuesto. No pasa nada si estoy nervioso, y esto solo durará unos minutos. El terapeuta me ha dicho que estar nervioso significa que voy bien. Asegurarme de mirar al dependiente mientras le hablo.	Primer dependiente ha sonreído y me ha contado sus planes para el fin de semana. Segundo dependiente parecía escucharme pero no ha respondido gran cosa. Tercer dependiente ha bromeado conmigo, pero no parecía que se burlara. Solo era simpático y agradable.	Aunque estaba nervioso, no ha pasado nada que apoyara la predicción de que haría el ridículo. Ningún dependiente se ha burlado de mí ni ha dicho nada negativo. A dos dependientes parecía gustarles hablar conmigo.
SUPUESTO ALTERNATIVO QUE ENCAJE CON LOS RESULTADOS DE MIS EXPERIMENTOS		Cuando hablo con alguien, la mayoría de las veces parece interesado y no me mira como si me criticara.			

FIGURA 11.2. Formulario «Experimentos para probar un supuesto subyacente» rellenado por Mike.

EXPERIMENTO 2: OBSERVAR A OTRAS PERSONAS Y VER SI LA REGLA *SI..., ENTONCES...* SE LES APLICA

Claudia era madre soltera y trabajaba de camarera para mantener a su hija. Era muy perfeccionista con las dos: exigía a su hija que sacara las mejores notas, limpiaba la casa cada día para que estuviera inmaculada, ella y su hija tenían que ir siempre perfectamente arregladas y en el trabajo iba corriendo todo el día para entregar los pedidos con rapidez y sin errores. Aunque se sentía obligada a dar siempre lo mejor de sí, Claudia solía estar muy cansada y en la relación con su hija empezaban a surgir tensiones. A instancias de su terapeuta, identificó los siguientes supuestos subyacentes:

> *Si lo que hago no es perfecto, [entonces] es que no valgo.*

> *Si algo no es perfecto, [entonces] no vale.*

El terapeuta la animó a hacer un experimento para comprobar estos supuestos y ver si la imperfección siempre conducía al fracaso o a una sensación de inutilidad. Claudia ni se podía imaginar hacer algo que no fuera perfecto. El terapeuta le propuso que, como primer paso, observara a otras personas haciendo cosas imperfectas para ver si sus reglas se les aplicaban. Claudia no tenía ningún problema para ver los errores cometidos por los demás y pensó que el experimento sería fácil.

Al principio, Claudia fue muy crítica con los errores de las otras camareras. Pero cuando escribió los resultados de esos errores en el formulario «Experimentos para probar un supuesto subyacente», se dio cuenta de que sus predicciones no se habían cumplido. Las otras camareras no parecían sentirse inútiles y una de ellas hasta se rio después de equivocarse, como se indica en la figura 11.3. Los clientes seguían dándoles buenas propinas aunque cometieran errores y estaba claro que consideraban que el servicio era correcto aunque no fuera perfecto. Dicho de otro modo, no todo el mundo abrigaba los supuestos de Claudia sobre la perfección, y aunque no se quedó totalmente convencida hubo de admitir que las personas o las actividades tenían valor aunque no fueron perfectas. Tras este experimento, Claudia estuvo más dispuesta a hacer otros donde fuera ella quien no actuara de una manera perfecta.

SUPUESTO PARA COMPROBAR	Si algo no es perfecto, [entonces] no vale y la persona que lo hace, tampoco.				
Experimento	Predicción	Posibles problemas	Estrategias para superar los problemas	Resultado del experimento	Qué he aprendido sobre el supuesto con este experimento
Observar los errores y las equivocaciones de otras camareras del restaurante.	Cuando las camareras se equivocan, ni vale su trabajo ni valen ellas.	Puedo estar demasiado ocupada para darme cuenta de sus errores.	En el descanso puedo preguntarles si han tenido algún problema con pedidos o clientes.	Una camarera se ha equivocado de mesa al llevar un pedido. Se lo ha dicho el cliente. Ella ha pedido excusas y ha traído el pedido correcto. El cliente lo ha entendido y hasta le ha dado una buena propina.	Es posible que alguien no sea perfecto y que aun así valga (incluso ha recibido una buena propina). Si alguien se equivoca, no significa que sea un inútil. La camarera se ha reído de su error y al cliente no ha parecido importarle. Supongo que no todo el mundo tiene las mismas normas sobre la perfección que yo.
SUPUESTO ALTERNATIVO QUE ENCAJE CON LOS RESULTADOS DE MIS EXPERIMENTOS	Es posible que algo no sea perfecto y que aun así tenga valor. Si cometo un error, no significa que sea una inútil.				

FIGURA 11.3. Formulario «Experimentos para probar un supuesto subyacente» rellenado por Claudia.

EXPERIMENTO 3: HACER LO CONTRARIO Y VER QUÉ OCURRE

Gabriela siempre estaba preocupada por sus hijos. Cada vez que Angelina, su hija mayor, salía con sus amigas, se quedaba intranquila hasta que volvía. Se imaginaba a Angelina en un accidente de tráfico, o secuestrada, o hablando con desconocidos o víctima de un delito de violencia. Aquella preocupación constante la mantenía despierta por las noches y la afectaba durante el día.

Cuando expresó su preocupación en frases *Si..., entonces...,* Gabriela identificó varios supuestos que albergaba:

> *Si me preocupo, [entonces] puedo prever problemas y proteger a mis hijos.*
>
> *Si no me preocupo, [entonces] mis hijos serán más vulnerables.*
>
> *Si no me preocupo, [entonces] no soy una buena madre.*

Los supuestos de Gabriela la hacían creer que preocuparse era bueno, pero el hecho es que siempre estaba preocupada. Se preguntaba si podría proteger a sus hijos y ser una buena madre sin tener que pagar un precio tan alto en forma de angustia y tensión. Por ejemplo, veía que su hermana parecía ser una madre muy buena sin sentir tanta preocupación. Cuando habló de este tema con ella, su respuesta fue: «Procuro no preocuparme demasiado. Cosas que antes me preocupaban no sucedieron y ¡nunca pensé en preocuparme por lo malo que sí ha pasado! Pero pude afrontar estas cosas cuando pasaron y ahora intento encararlas tal como vienen».

Después de hablar con su hermana, Gabriela se propuso realizar un experimento donde haría lo contrario que hasta ahora para ver si la preocupación era necesaria para proteger a sus hijos o ser una buena madre. Decidió que lo contrario de preocuparse sería algo que la ayudara a relajarse mentalmente o, mejor aún, algo agradable y que valiera la pena. Planificó actividades divertidas en casa que le ocuparan la mente para que fuera menos probable que se preocupara cuando su hija saliera el fin de semana siguiente. Propuso a sus otros hijos hacer una «noche de juegos» e invitó a algunos vecinos para que se unieran a ellos. Gabriela puso música y preparó bocadillos para crear una atmósfera de fiesta.

Para aprovechar al máximo el experimento, Gabriela rellenó el formulario «Experimentos para probar un supuesto subyacente». Como podemos ver en la figura 11.4, sus predicciones fueron: «Si no me preocupo, [entonces] le pasará algo malo a Angelina. Tanto si le pasa algo malo como si no, sentiré que soy una madre pésima por no preocuparme». Gabriela admitía que le podría costar mucho dejar de inquietarse y lo escribió en el formulario, junto con su intención de afrontar cualquier pensamiento de temor centrando la atención en los juegos y en lo bien que se lo pasaban sus hijos.

Gabriela pudo reducir su preocupación y disfrutar de la noche de juegos. A pesar de sus predicciones, no le pasó nada malo a su hija por no preocuparse tanto. En lugar de verse como una mala madre, se sintió orgullosa de ser capaz de divertirse y no estar angustiada toda la velada. Llegó a la conclusión de que preocuparse sin cesar cuando los

SUPUESTO PARA COMPROBAR	Si no me preocupo, [entonces] algo malo le pasará a Angelina. Si no me preocupo, entonces no soy una buena madre.				
Experimento	Predicción	Posibles problemas	Estrategias para superar los problemas	Resultado del experimento	Qué he aprendido sobre el supuesto con este experimento
En lugar de preocuparme mientras Angelina sale con sus amigas, voy a pasármelo bien jugando con mis otros hijos y algunos vecinos.	Si no me preocupo, algo malo le pasará a Angelina. Tanto si le pasa algo malo como si no, sentiré que soy una madre pésima por no preocuparme.	Aunque esté en la fiesta, me seguiré preocupando por Angelina.	Cuando empiece a preocuparme, volveré a centrarme en los juegos. Pensar en los niños y en lo bien que se lo pasan puede ayudarme a seguir centrada en la fiesta.	Me he preocupado mucho menos de lo habitual. Cuando me han venido imágenes horribles a la cabeza, he podido volver a centrar la atención en los juegos. Cuando Angelina ha vuelto a casa, ha dicho que se lo ha pasado muy bien. No parece que haya pasado nada malo. No me he sentido una madre pésima. En realidad, me he sentido orgullosa de mí misma.	El hecho de que no me preocupe no hace que mis hijos sean más vulnerables. No necesito preocuparme todo el tiempo para ser una buena madre. Si le pasa algo malo a mi hija, mi preocupación no la protegerá. Si Angelina me necesita estoy en casa y le he enseñado a tomar buenas decisiones y ser prudente. Por lo tanto, está bien que me relaje cuando salga.
SUPUESTO ALTERNATIVO QUE ENCAJE CON LOS RESULTADOS DE MIS EXPERIMENTOS	Para ser una buena madre no hace falta que me preocupe constantemente. He enseñado a mis hijos a tomar buenas decisiones y ser prudentes, y eso también es ser buena madre.				

FIGURA 11.4. Formulario «Experimentos para probar un supuesto subyacente» rellenado por Gabriela.

hijos salen no tiene nada que ver con ser una buena madre. En realidad, Gabriela empezó a pensar que era una buena madre porque había estado a disposición de su hija por si la necesitara y había pasado una velada muy agradable con sus hijos pequeños. También se dio cuenta de que, con los años, había enseñado a sus hijos a ser responsables cuando estuvieran sin ella. Empezó a formar un nuevo supuesto subyacente: «Para ser una buena madre no hace falta que me preocupe constantemente. He enseñado a mis hijos a tomar buenas decisiones y ser prudentes, y eso también es ser buena madre».

EJERCICIO. **Experimentos para probar un supuesto subyacente**

En el formulario 11.1 de las páginas 173-174, usted ha identificado varios supuestos subyacentes que guían su conducta. Elija uno que crea conveniente comprobar y piense con cuál de estos experimentos lo haría:

1. ¿La parte *Si...* va seguida siempre de la parte *entonces...*?
2. Observar a otras personas y ver si la regla *Si..., entonces...* se les aplica.
3. Hacer lo contrario y ver qué ocurre.

También puede optar por otra clase de experimento. Por ejemplo, en lugar de observar a otras personas, puede entrevistar a algunos amigos de confianza y ver si siguen la misma regla *Si..., entonces...* que usted.

Lo importante de los experimentos es comprobar si las predicciones basadas en el supuesto se cumplen en una variedad de situaciones. Es conveniente realizar un mínimo de tres experimentos antes de sacar conclusiones. También se aconseja que los experimentos sean pequeños o limitados para poder realizarlos cada día.

Además del formulario 11.2 que se presenta a continuación, en el Apéndice hay dos copias más. Escriba en la casilla superior de cada copia el supuesto subyacente que desee comprobar. En la primera columna de cada formulario describa el experimento que haya pensado hacer. Puede realizar el mismo experimento tres veces o hacer tres experimentos diferentes para los tres formularios. En la segunda columna de cada formulario, escriba sus predicciones sobre lo que sucederá según el supuesto subyacente. Luego, identifique los problemas que podrían interferir con el experimento y prevea qué puede hacer para superarlos.

Cuando haya rellenado las primeras cuatro columnas, lleve a cabo los experimentos y escriba con el mayor detalle lo que sucede para compararlo con sus predicciones. Responda a las preguntas siguientes en la columna «Resultado del experimento»:

- ¿Qué ha ocurrido (en comparación con sus predicciones)?
- ¿Los resultados coinciden con lo predicho?
- ¿Ha ocurrido algo inesperado?
- Si las cosas no han salido como esperaba, ¿cómo lo ha afrontado usted?

Después de cada experimento, escriba en la última columna lo que haya aprendido.

FORMULARIO 11.2. **Experimentos para probar un supuesto subyacente**

SUPUESTO PARA COMPROBAR					
Experimento	Predicción	Posibles problemas	Estrategias para superar los problemas	Resultado del experimento	Qué he aprendido sobre el supuesto con este experimento
				¿Qué ha ocurrido (en comparación con sus predicciones)? ¿Los resultados coinciden con lo predicho? ¿Ha ocurrido algo inesperado? Si las cosas no han salido como esperaba, ¿cómo lo ha afrontado usted?	
SUPUESTO ALTERNATIVO QUE ENCAJE CON LOS RESULTADOS DE MIS EXPERIMENTOS					

SUPUESTOS SUBYACENTES Y EXPERIMENTOS CONDUCTUALES

En el capítulo 9 hemos aprendido a encontrar pensamientos alternativos a pensamientos activos tras recopilar y examinar pruebas. Del mismo modo, haciendo experimentos podemos ver si un supuesto alternativo encaja con nuestras experiencias mejor que el supuesto original. Por ejemplo, después de que Mike hizo sus experimentos hablando con dependientes (figura 11.2, p. 176), escribió el supuesto alternativo: «Cuando hablo con alguien, la mayoría de las veces parece interesado y no me mira como si me criticara». Cuando Claudia observó a otras camareras en su experimento (figura 11.3, p. 178), llegó a la conclusión: «Es posible que algo no sea perfecto y que aun así tenga valor. Si cometo un error no significa que sea una inútil». Y Gabriela llegó a este supuesto alternativo tras hacer su experimento (figura 11.4, p. 180): «Para ser una buena madre no hace falta que me preocupe constantemente. He enseñado a mis hijos a tomar buenas decisiones y ser prudentes, y eso también es ser buena madre».

Cuando el lector haya hecho sus experimentos, verá si apoyan o no el supuesto subyacente examinando las copias del formulario 11.2. Si no se han cumplido todas las predicciones, debería escribir otro supuesto alternativo que encaje mejor con los resultados de los experimentos y escribirlo al final del formulario 11.2.

Lo habitual es que aprendamos nuestros supuestos subyacentes de la familia, de la comunidad y de la cultura en las que crecemos. No solemos ser plenamente conscientes de ellos y con frecuencia nos sorprende saber que no todo el mundo se guía por las mismas reglas.

A veces, unos supuestos que nos sirvieron en su día dejan de hacerlo o incluso obstaculizan los cambios positivos que deseamos realizar. Lo bueno de que los supuestos se aprendan es que siempre podemos aprender otros. Identificar nuestros supuestos subyacentes y hacer experimentos para comprobarlos nos permite descubrir supuestos nuevos que pueden producir cambios significativos. Hay personas que dedican un mes o más a comprobar sus supuestos. Otra opción es volver a este capítulo cuando queramos comprobar supuestos nuevos.

COMPROBACIÓN DE LOS ESTADOS DE ÁNIMO

Antes de pasar al capítulo siguiente, será conveniente puntuar otra vez nuestros estados de ánimo:

- Depresión/infelicidad: «Inventario de depresión», formulario 13.1, página 224; y formulario 13.2, página 225.

- Ansiedad/nerviosismo: «Inventario de ansiedad», formulario 14.1, página 253; y formulario 14.2, página 254.

- Otros estados de ánimo/felicidad: «Puntuar y seguir mis estados de ánimo», formulario 15.1, página 286; y formulario 15.2, página 287.

Resumen del capítulo 11

➤ Los supuestos subyacentes son creencias *Si...*, *entonces...* que guían la conducta y las reacciones emocionales en un nivel más profundo que los pensamientos automáticos.

➤ Los supuestos subyacentes se pueden identificar y comprobar igual que los pensamientos automáticos.

➤ Para identificar supuestos subyacentes, expresemos una conducta o situación que suscite una emoción intensa con una frase del tipo *Si...*, *entonces...* y dejemos que nuestra mente la complete.

➤ Los supuestos subyacentes se pueden comprobar mediante experimentos conductuales.

➤ Hay muchas clases de experimentos conductuales: hacer la parte *Si...* de un supuesto y ver si le sigue la parte *entonces...*, observar a otras personas y ver si se les aplica la misma regla y realizar la conducta opuesta y observar lo que ocurre.

➤ Normalmente, hay que hacer varios experimentos conductuales para comprobar adecuadamente unos supuestos existentes y descubrir supuestos alternativos que encajen con nuestras experiencias.

➤ Desarrollar supuestos subyacentes nuevos puede dar lugar a cambios significativos y generar más felicidad.

CAPÍTULO 12

CREENCIAS NUCLEARES

En muchos sentidos, los pensamientos automáticos se parecen a las flores y las malas hierbas de un jardín. Los registros de pensamientos (capítulos 6 a 9), así como los planes de actuación y la aceptación (capítulo 10) son herramientas que nos permiten cortar las malas hierbas (pensamientos automáticos negativos) y liberar espacio para las flores. Con la práctica, estas herramientas nos servirán siempre, y si vuelven a salir malas hierbas sabremos arrancarlas. Para muchas personas, las técnicas aprendidas en los capítulos 1 a 10 son suficientes para afrontar problemas con eficacia.

Sin embargo, otras personas ven que después de haber usado esas herramientas sigue habiendo más malas hierbas que flores, o que cada vez que cortan una mala hierba aparecen dos más. En el capítulo 11 hemos aprendido a identificar supuestos subyacentes y a comprobarlos con experimentos. Darnos cuenta de que unos supuestos no son válidos y descartarlos es como arrancar malas hierbas de raíz, y podemos plantar y cultivar supuestos nuevos para que surjan más flores. En general hace falta realizar los experimentos descritos en el capítulo 11 durante semanas o meses para llegar a creer con firmeza en los supuestos nuevos, por lo que es importante dedicar a ese capítulo el tiempo necesario para reforzar nuestra creencia en ellos.

Muchas personas notan una gran mejora en su estado de ánimo cuando han integrado y aplicado las técnicas de los capítulos sobre los estados de ánimo (13 a 15) y los capítulos anteriores (1 a 11). Hace falta tiempo y mucha práctica para que esas técnicas incidan en nuestra vida de una manera significativa. La recompensa a esta dedicación es que los pensamientos y los supuestos alternativos se acabarán convirtiendo en respuestas automáticas y mejorarán muchas áreas de nuestra vida. Notaremos mejoras en los estados de ánimo, en las relaciones y en la sensación general de bienestar. Si ha sido así para el lector, el presente capítulo es optativo. Y aunque decida no leer el capítulo entero puede encontrar interesante consultar las últimas secciones sobre la gratitud y los actos altruistas (pp. 208-219), porque nos enseñan maneras de estimular estados de ánimo positivos.

Con todo, si el lector ha dedicado el tiempo necesario a los registros de pensamientos (capítulo 6 a 9), los planes de actuación y la aceptación (capítulo 10), y los experimentos (capítulo 11), y aún sigue teniendo problemas con sus estados de ánimo, puede que la solución sea aprender a identificar las «creencias nucleares» y trabajar con ellas.

El siguiente diagrama ilustra la conexión entre tres niveles diferentes de pensamiento: pensamientos automáticos, supuestos subyacentes y creencias nucleares. Los pensamientos automáticos, con los que hemos trabajado en los capítulos 6 a 9, son los más fáciles de identificar, y son la parte de las malas hierbas o de las flores que están por encima del suelo. Los pensamientos automáticos están bajo la superficie y tienen sus raíces en los supuestos subyacentes y las creencias nucleares. Obsérvese que las flechas del diagrama tienen dos sentidos, porque cada uno de los tres niveles está relacionado con los otros dos. Por lo tanto, cuando trabajamos con un nivel de pensamiento también afectamos a los dos restantes. Esta es la razón de que sea conveniente dedicarse primero a los niveles más sencillos (los pensamientos automáticos y los supuestos subyacentes). En muchos casos basta con cambiar los dos niveles superiores, porque las creencias nucleares cambian por su cuenta, y esto ya es suficiente para dar lugar a transformaciones positivas y duraderas en el estado de ánimo.

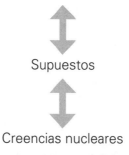

Pensamientos automáticos

Supuestos

Creencias nucleares

Los pensamientos automáticos se pueden describir como palabras o imágenes que nos vienen a la cabeza de una manera involuntaria. Como hemos visto en el capítulo 11, los supuestos subyacentes no son tan patentes, pero podemos identificarlos si expresamos una conducta o una situación que suscita una emoción intensa con una frase del tipo *Si..., entonces...* y dejamos que nuestra mente la complete.

Las creencias nucleares son afirmaciones del tipo «todo o nada» sobre nosotros, sobre otras personas o sobre el mundo. Las creencias nucleares de Marissa sobre ella misma eran «soy una inútil» y «nadie me quiere». Sus creencias nucleares sobre los otros eran «los demás son peligrosos y me harán daño», «la gente es mezquina». También creía que «el mundo no tiene solución». Todas estas creencias eran del tipo «todo o nada» porque en ellas no hay ninguna salvedad. Marissa no pensaba «a veces soy una inútil»: creía que lo era siempre.

Todo el mundo tiene creencias nucleares negativas y positivas. Es normal. Las creencias nucleares se activan cuando se experimentan estados de ánimo intensos o se tienen vivencias muy positivas o negativas. Cuando nos sentimos bien se activan creencias nucleares positivas («¡Qué bueno soy!»). Cuando estamos bajo estados de ánimo negativos, se activan creencias nucleares negativas («¡Soy un inútil!»). Una vez activadas, las creencias nucleares inciden en la manera de ver las cosas y dan origen a supuestos y pensamientos automáticos relacionados (positivos o negativos). Por ejemplo, si nuestro estado de ánimo es positivo y cometemos un error, podremos pensar: «Si me equivoco, lo arreglaré porque soy bueno». Pero si cometemos el mismo error un día que nuestro estado de ánimo es negativo, podremos pensar: «Si me equivoco, quedará claro lo inútil que soy».

En general, primero trabajamos con pensamientos automáticos y supuestos subyacentes porque los cambios en estos niveles de pensamiento se dan con más rapidez y normalmente elevan el estado de ánimo. Por eso los registros de pensamientos, los planes de actuación, la aceptación y los experimentos son los primeros pasos en esa dirección. Cuando unos cambios en estos niveles no dan lugar a las transformaciones esperadas en los estados de ánimo, puede ser señal de que las creencias nucleares positivas son mucho más débiles que las negativas, y se deben reforzar.

Igual que hemos aprendido a identificar y evaluar pensamientos automáticos (capítulos 6 a 9) y supuestos subyacentes (capítulo 11), podemos aprender a identificar y evaluar creencias nucleares. Si abrigamos creencias nucleares negativas que están activas la mayor parte del tiempo, será conveniente identificar y reforzar creencias nucleares positivas: cuando sean más activas tenderemos a sentirnos mejor y a disfrutar más de la vida. Por ejemplo, cuando Marissa creía que nadie la querría (una creencia nuclear negativa) no dejaba que nadie llegara a conocerla. Se actitud era retraída y protectora. Pero cuando reforzó la creencia nuclear «soy agradable», estuvo más dispuesta a acercarse a los demás. La creencia nueva hizo que Marissa se relajara cada vez más y tuviera más interacciones positivas con otras personas.

¿De dónde surgen las creencias nucleares? Lo más frecuente es que las hayamos tenido desde la infancia. Aprendemos sobre nosotros y sobre el mundo que nos rodea de nuestra familia y de otras personas cercanas. Nos enseñan cosas como «el cielo es azul», «eso es un perro», «eres un inútil». Son tantos los mensajes recibidos que son correctos («el cielo es azul», «eso es un perro»), que acabamos creyendo todo lo que se nos dice, incluso cosas como «eres un inútil».

Los niños también llegan a sus propias conclusiones basándose en sus experiencias. Aunque a un niño no se le haya dicho «eres un inútil», puede percibir que un hermano recibe un trato especial, que los niños son más apreciados que las niñas, o que los deportistas son más populares que los que sacan buenas notas, e interpretar estas experiencias diciéndose: «No soy tan bueno como [un hermano mayor, un niño o un compañero bueno en los deportes]». Con el tiempo, esta idea se inscribirá en su mente con formas como «no sirvo», «soy un inútil» o «soy un fracasado».

No todas las creencias nucleares se refieren a nosotros. Basándose en la experiencia, los niños adquieren creencias nucleares como «los perros muerden» o «los perros son simpáticos», que guían su conducta (evitar a un perro desconocido o acercarse a él). También aprenden reglas de otras personas que los rodean («los niños no lloran», «las estufas queman»).

Las reglas y creencias que adquiere un niño no son necesariamente ciertas (por ejemplo, hay muchos niños y hombres de todas las edades que lloran), pero un niño pequeño aún no tiene la capacidad mental para pensar de una manera más flexible. Para un niño, las reglas tienen una cualidad absoluta. Una niña de tres años puede creer que «pegar a alguien es malo» y enfadarse con su madre por dar golpes en la espalda a su hermano si se atraganta con un trozo de comida. Un niño de más edad vería la diferencia entre golpear para hacer daño y golpear para ayudar.

A medida que nos hacemos mayores, nuestras reglas y creencias se hacen más flexibles en casi todas las áreas de la vida. Aprendemos a acercarnos a los perros que mueven la cola y a evitar a los que gruñen. Aprendemos que la misma conducta puede ser «buena» o «mala» en función del contexto. Con todo, algunas creencias de la infancia se mantienen en la edad adulta.

Las creencias absolutas se pueden consolidar si nacen de circunstancias muy traumáticas o si unas experiencias persistentes en la infancia nos convencen de que son verdaderas incluso en la edad adulta. Por ejemplo, los abusos y maltratos que recibió Marissa le hicieron creer que era mala y que los demás eran peligrosos. Los niños pequeños tienden a pensar que todo lo que les pasa es culpa suya, y aunque ningún niño debería sufrir abusos o maltratos, muchos deciden que se los han merecido porque son malos. Por desgracia, estas creencias pueden continuar hasta la edad adulta, sobre todo si una persona carece de experiencias significativas que le digan lo contrario. Puesto que Marissa fue maltratada físicamente por sus dos maridos, sus creencias nucleares negativas originales se reforzaron.

Vic creció con un hermano mayor, Doug, que era un deportista y un estudiante excelente. Por muy bien que lo hiciera Vic en los estudios y en los deportes, nunca tenía tanto éxito como él. A pesar de sus propios triunfos, Vic creció con la creencia nuclear de que no daba la talla y de que ningún logro valía la pena si era mejorable (es decir, si era peor que los logros de Doug). Esta creencia se reforzaba cuando oía a sus padres, profesores y entrenadores describir con orgullo los éxitos de su hermano.

Puesto que las creencias nucleares nos ayudan a entender nuestro mundo desde corta edad, puede que nunca se nos ocurra evaluar si son las maneras más precisas o útiles de entender nuestras experiencias como adultos. En cambio, de adultos actuamos, pensamos y sentimos como si esas creencias aún fueran verdaderas. Es comprensible que sea así porque, de niños, algunas creencias nucleares pudieron haber sido verdaderas y útiles. Por ejemplo, si crecemos en hogares con padres maltratadores y alcohólicos como en el caso de Marissa, puede ser adaptativo considerar que los demás son peligrosos y estar en alerta constante a posibles señales de agresión. Sin embargo, las mismas creencias nucleares que ayudaron a Marissa a protegerse interfirieron en su capacidad de formar relaciones íntimas y de confianza con personas que no le hacían daño. Con la creencia nuclear consolidada de que «la gente es peligrosa», Marissa corría el riesgo de malinterpretar conductas cotidianas y considerarlas negativas y agresivas.

A Marissa le sería muy útil desarrollar la creencia nuclear positiva de que muchas personas son amables y consideradas. Así, Marissa tendría la flexibilidad mental para guiarse por la mejor creencia nuclear («la gente es peligrosa», «la gente es amable») según con quién se hallara en cada momento. Si abrigamos creencias nucleares positivas y negativas, podemos experimentar la vida en un continuo que va de lo muy negativo a lo muy positivo pasando por lo neutro. Cuando solo abrigamos creencias nucleares negativas, todas las vivencias se consideran negativas de algún modo porque se ven a través de esa lente inflexible.

IDENTIFICAR CREENCIAS NUCLEARES: LA TÉCNICA DE LA FLECHA HACIA ABAJO

Un método para identificar creencias nucleares es la llamada «técnica de la flecha hacia abajo». En el capítulo 7 hemos aprendido a plantearnos preguntas sobre el significado de los sucesos —como «¿qué dice esto de mí?»— para identificar nuestros pensamientos automáticos (véanse los consejos útiles de p. 83). Una vez identificados los pensamientos automáticos, nos podemos plantear las mismas preguntas u otras similares para identificar creencias nucleares. Por ejemplo, para un pensamiento automático dado nos podemos preguntar: «Si esto es verdad, ¿qué dice de mí?».

A veces, preguntarnos repetidamente «¿Qué dice esto de mí?» nos ayuda a descubrir las creencias nucleares que subyacen a los pensamientos automáticos identificados previamente.

Por ejemplo, si Marissa tuviera el pensamiento automático «creo que no le caigo bien a Marsha» y ese pensamiento contribuyera a que se sintiera deprimida, la técnica de la flecha hacia abajo la ayudaría a encontrar la creencia subyacente:

Creo que no le caigo bien a Marsha.
(Si esto es cierto, ¿qué dice de mí?)

Cuando me acerco a la gente, nunca caigo bien.
(Si esto es cierto, ¿qué dice de mí?)

Nunca tendré intimidad con nadie.
(Si esto es cierto, ¿qué dice de mí?)

Nadie me quiere.

En este ejemplo, el pensamiento automático («creo que no le caigo bien a Marsha») hacía referencia a una situación concreta. Marissa identificó la creencia nuclear relacionada con su estado de ánimo depresivo («no le caigo bien a nadie»), una afirmación absoluta que creía aplicable a cualquier situación.

El ejemplo anterior ilustra la manera de identificar creencias nucleares sobre uno mismo. También hay creencias nucleares sobre otras personas y sobre el mundo, y la técnica de la flecha hacia abajo se puede utilizar para identificarlas modificando las preguntas.

Por ejemplo, las creencias sobre otras personas se pueden identificar planteando esta pregunta:

«Si esto es cierto, ¿qué dice de los demás?»

Los supuestos o las creencias nucleares sobre el mundo se pueden identificar preguntando:

«Si esto es cierto, ¿qué dice del mundo y de su funcionamiento?».

Veamos algunos ejemplos de la técnica de la flecha hacia abajo para identificar creencias nucleares sobre otras personas y sobre el mundo:

Situación: Vic y sus colegas reciben nuevos objetivos de ventas.
Pensamiento automático de Vic: «Todo el mundo los cumplirá menos yo».
Flecha descendente:
(¿Qué dice esto de los demás?)

⬇

«Tienen más facilidad para el trabajo que yo.»
(Si esto es cierto, ¿qué dice de los demás?)

⬇

«Los demás son más competentes que yo.»

Situación: el jefe llama a Marissa para una reunión de evaluación.
Pensamiento automático de Marissa: «Me he equivocado otra vez. Me va a despedir».
Flecha descendente:
(¿Qué dice esto del mundo y su funcionamiento?)

⬇

«Siempre me pasa algo malo.»
(Si esto es cierto, ¿qué dice del mundo y de su funcionamiento?)

⬇

«El mundo es duro y despiadado.»
(Si esto es cierto, ¿qué dice del mundo y de su funcionamiento?)

⬇

«El mundo está en mi contra.»

A veces, identificar creencias nucleares sobre nosotros basta para entender problemas que se repiten. Pero, con frecuencia, esas creencias solo explican parte de la historia. Identificar creencias nucleares sobre otras personas y sobre el mundo puede ayudar a entender plenamente por qué una situación es angustiosa. Por ejemplo, Vic estaría menos preocupado por no cumplir los objetivos de ventas si pensara que habría otros que tampoco los cumplirían. Pensar que los demás eran más competentes que él reforzaba su angustia y su sensación de incompetencia.

Las creencias nucleares de Marissa, «el mundo es duro y despiadado» y «el mundo está en mi contra», reforzaban su depresión y su desesperanza. Aunque le costaba esforzarse cada día por creer que el mundo se le vendría encima hiciera lo que hiciera, el hecho de que se siguiera esforzando a pesar de sus creencias sobre el mundo daba fe de su coraje.

Es comprensible que abriguen creencias negativas sobre el mundo quienes han presenciado o vivido traumas, han sufrido condiciones económicas muy duras, han crecido en circunstancias caóticas e impredecibles, han sido objeto de discriminación o han vivido otras experiencias lesivas. Aunque estas experiencias pueden darse a cualquier edad, los niños que las sufren parecen especialmente vulnerables a adquirir creencias nucleares negativas sobre el mundo.

De mismo modo, las creencias nucleares negativas sobre otras personas suelen deberse a interacciones traumáticas o negativas duraderas con los demás. Como hemos visto en el caso de Vic, a veces una experiencia indirecta como el éxito de un hermano puede crear una idea negativa de otras personas. La visión positiva que tenía Vic de los demás («son competentes»), unida a la creencia nuclear negativa que tenía sobre sí mismo («soy un incompetente»), explicaba su ansiedad.

Es importante recordar que es sano abrigar creencias nucleares negativas y positivas. Las negativas solo plantean problemas cuando se consolidan y la persona pierde flexibilidad para verse a sí misma, a los demás y al mundo de una manera positiva. Del mismo modo, las creencias nucleares positivas pueden plantear problemas si perdemos la flexibilidad para percibir los aspectos negativos de nosotros mismos, de los demás o del mundo. Si alguien quiere aprovecharse de nosotros será útil saber reconocer sus intenciones, de la misma manera que es útil tener presente que algunos perros muerden.

A continuación se presentan varios ejercicios (formularios 12.1, 12.2, 12.3 y 12.4) que ayudarán al lector a descubrir algunas de sus creencias nucleares negativas sobre sí mismo, sobre los demás y sobre el mundo, que están relacionadas con los problemas en los que trabaja mientras utiliza *El control de tu estado de ánimo*. Si tiene dificultades para identificar una creencia nuclear en alguna de esas áreas, puede que la situación elegida no tenga que ver con ella. El formulario 12.1 es un método simple para identificar creencias nucleares. Los formularios 12.2, 12.3 y 12.4 son métodos basados en la técnica de la flecha hacia abajo. El lector decidirá cuál le ayuda a identificar con más facilidad sus creencias nucleares.

EJERCICIO. **Identificar creencias nucleares**

Piense en una situación reciente donde haya experimentado un estado de ánimo intenso e imagínela con la mayor claridad posible. Mientras revive la situación con ese estado de ánimo activado, ¿cómo se ve usted, cómo ve a los demás y cómo ve el mundo?

FORMULARIO 12.1. **Identificar creencias nucleares**

1. Soy_____

   _____

2. Los demás son _____

   _____

3. El mundo es_____

   _____

De *Mind Over Mood, Second Edition,* © 2016, Dennis Greenberger y Christine A. Padesky.

EJERCICIO. **Identificar creencias nucleares sobre mí**

Piense en otra situación reciente en la que haya experimentado un estado de ánimo intenso. Rellene el formulario 12.2 para esa situación. Ponga fin al ejercicio cuando llegue a una afirmación absoluta, del tipo todo o nada, sobre usted mismo. Puede que llegue a una creencia nuclear tras hacerse una sola vez la pregunta: «Si esto es cierto, ¿qué dice de mí?», o puede que se la deba plantear más veces de las previstas en el formulario.

FORMULARIO 12.2. **Técnica de la flecha hacia abajo: identificar creencias nucleares sobre mí**

Situación (relacionada con un estado de ánimo intenso)

_____

¿Qué dice esto de mí?

_____

⬇

Si esto es cierto, ¿qué dice de mí?

_____

⬇

Si esto es cierto, ¿qué dice de mí?

_____

⬇

Si esto es cierto, ¿qué dice de mí?

_____

EJERCICIO. **Identificar creencias nucleares sobre los demás**

Rellene el formulario 12.3 usando la misma situación del formulario 12.2 u otra situación reciente en la que haya experimentado un estado de ánimo intenso relacionado con una o más personas. Ponga fin al ejercicio cuando llegue a una afirmación absoluta, del tipo todo o nada, sobre los demás. Puede que llegue a una creencia nuclear tras hacerse una sola vez la pregunta: «Si esto es cierto, ¿qué dice de los demás?», o puede que se la deba plantear más veces de las previstas en el formulario.

FORMULARIO 12.3. Técnica de la flecha hacia abajo: identificar creencias nucleares sobre los demás

Situación (relacionada con un estado de ánimo intenso)

_____

↓

¿Qué dice esto de los demás?

_____

↓

Si esto es cierto, ¿qué dice de los demás?

_____

↓

Si esto es cierto, ¿qué dice de los demás?

_____

↓

Si esto es cierto, ¿qué dice de los demás?

_____

EJERCICIO. **Identificar creencias nucleares sobre el mundo (o sobre mi vida)**

Rellene el formulario 12.4 usando la misma situación de los formularios 12.2 o 12.3, u otra situación reciente en la que haya experimentado un estado de ánimo intenso. Ponga fin al ejercicio cuando llegue a una afirmación absoluta, del tipo todo o nada, sobre el mundo. Puede que llegue a una creencia nuclear tras hacerse una o dos veces la pregunta: «Si esto es cierto, ¿qué dice del mundo?», o puede que se la deba plantear más veces de las previstas en el formulario. Si la pregunta sobre el mundo no tiene sentido para usted, pregúntese: «Si esto es cierto, ¿qué dice de mi vida?».

FORMULARIO 12.4. **Técnica de la flecha hacia abajo: identificar creencias nucleares sobre el mundo (o sobre mi vida)**

Situación (relacionada con un estado de ánimo intenso)

_____

¿Qué dice esto del mundo (o de mi vida)?

_____

Si esto es cierto, ¿qué dice del mundo (o de mi vida)?

_____

Si esto es cierto, ¿qué dice del mundo (o de mi vida)?

_____

Si esto es cierto, ¿qué dice del mundo (o de mi vida)?

_____

Con independencia de los orígenes de las creencias nucleares que contribuyan a nuestros problemas, en los dos apartados siguientes se enseñan métodos para modificarlas. Para Marissa, un cambio en sus creencias nucleares fue aprender que el mundo no siempre es duro y despiadado y que, a veces, las cosas salen como uno desea. La creencia de que las cosas le podían ir bien animó a Marissa a buscar relaciones y entornos que pudieran darle apoyo de una manera más constante. Luego aprendió a usar estos apoyos para afrontar las relaciones y las situaciones más duras de su vida. Para Vic, un cambio en sus creencias nucleares fue aprender a sentirse satisfecho aunque no fuera «el mejor». También le sirvió aprender que hay niveles intermedios entre ser «el mejor» y ser «un fracaso total».

COMPROBAR CREENCIAS NUCLEARES

Sería lógico pensar que del mismo modo que usamos registros de pensamientos para comprobar pensamientos automáticos, podremos comprobar creencias nucleares buscando pruebas que las apoyen y las contradigan. Pero este enfoque no funciona tan bien con ellas. Puesto que vemos nuestras experiencias a través de la lente de las creencias nucleares que están activas, no solemos fijarnos en las experiencias que las contradicen o no creemos en ellas.

Por ejemplo, Marissa creía que nadie la quería. Cuando comprobó esta idea por primera vez, no tuvo en cuenta a los compañeros de trabajo que la invitaban a comer, ni la calidez con que la saludaban cuando llegaba, ni el amor de sus hijos, ni la estima en que la tenían sus amigos, aunque todo eso demostrara que era querida. Y no las tuvo en cuenta porque pensaba: «Lo hacen por lástima» o «Es porque no me conocen». Cuando una creencia nuclear está activa, distorsionamos nuestras experiencias para que se ajusten a ella.

En lugar de comprobar creencias nucleares negativas, suele ser más útil: 1) identificar nuevas creencias nucleares que nos gustaría mantener; y 2) buscar pruebas que las apoyen o las refuercen. Esto ofrece la posibilidad de ver nuestras vivencias bajo una luz nueva. Si encontramos muchas pruebas que apoyen las creencias nucleares nuevas, empezaremos a creer en ellas. No hace falta que nos deshagamos de las creencias negativas. Cuando las nuevas son tan fuertes como las negativas, nuestro pensamiento es más flexible. Las creencias que encajen con una situación dada tendrán más probabilidades de activarse y no tendremos que entender todas las experiencias en función de creencias negativas.

IDENTIFICAR CREENCIAS NUCLEARES NUEVAS

La ventaja de identificar una creencia nuclear nueva («hay personas que me quieren»), en lugar de comprobar y modificar una creencia nuclear negativa («nadie me quiere»), es que abrigar las dos creencias hace que el pensamiento sea más flexible para interpretar las experiencias de una manera más satisfactoria. Si siempre está activa la misma creencia nuclear, vemos la mayoría de nuestras experiencias en función de ella. En cambio, si tenemos dos creencias nucleares que se compensen, sucede una cosa interesante: podemos evaluar nuestras experiencias de una manera más flexible para ver cuál es mejor en cada situación. Además, tener dos creencias nucleares que se compensen nos permitirá entender y aceptar toda una gama de experiencias. Por ejemplo, cuando los compañeros de trabajo la sonreían, Marissa podía aceptar y procesar este hecho como una experiencia positiva, sin filtrarla a través de sus creencias nucleares de ser querida o no. Simplemente disfrutaba de una interacción agradable.

Además de ofrecernos más flexibilidad en la manera de ver las cosas, identificar creencias nucleares nuevas nos permite recordar experiencias positivas con más facilidad. No abrigar una creencia nuclear positiva es como tener un recipiente con un orificio en el fondo. Podemos verter líquido (experiencias positivas) en él y disfrutarlo unos instantes, pero se acaba yendo por el orificio. Identificar una creencia nuclear nueva crea otro recipiente para guardar y recordar experiencias positivas durante mucho tiempo.

Por ejemplo, si la creencia nuclear negativa «nadie me quiere» está activa siempre, cualquier cosa que suceda se interpretará en función de ella y se almacenará en ese recipiente. Recordemos que había personas que querían a Marissa, pero ella distorsionaba sus experiencias para que encajaran con su creencia nuclear «nadie me quiere» («lo hacen por lástima» o «es porque no me conocen»). Puesto que solo veía el mundo en función de esa creencia nuclear negativa, todas sus experiencias acabaron en el recipiente «nadie me quiere». Si Marissa creara una creencia nuclear nueva, como «hay personas que me quieren», tendría la opción de utilizarla para entender y guardar experiencias. Con el tiempo, a medida que más y más experiencias se guardaran en ese recipiente, la creencia nuclear se reforzaría.

A veces una creencia nuclear nueva es contraria a la creencia nuclear inicial. Por ejemplo, Marissa pasó de la creencia «nadie me quiere» a la creencia «hay personas que me quieren». Esta creencia nueva no significaba que esperara que todo el mundo la quisiera; solo quería decir que se hacía querer y que tenía muchas cualidades con independencia de que gustara a la gente o no. En otras ocasiones, una creencia nuclear nueva puede convertir una creencia absoluta en relativa. Por ejemplo, Marissa pasó de la creencia «los demás me harán daño» a la creencia «aunque hay gente que hace daño, la mayoría de las personas son amables y consideradas». Y, en otras ocasiones, una creencia nuclear nueva permite evaluar experiencias desde una perspectiva totalmente diferente. Por ejemplo, Vic pasó de creer que su éxito y su valía dependían de ser «el mejor» a creer que era una persona aceptable con independencia de lo bien que hiciera las cosas.

A veces, una creencia nuclear nueva incluye una dimensión de aceptación. Por ejemplo, alguien podría optar por cambiar la creencia nuclear «la gente no es de fiar» por otra como «si la gente no es de fiar no pasa nada porque soy competente y me puedo encargar». En este caso, una creencia nuclear positiva sobre uno mismo ayuda a aceptar una creencia nuclear negativa sobre los demás. Como indican estos ejemplos, una creencia nuclear nueva no siempre supone una creencia contraria: es el caso de Marissa, que cambió su visión de los demás de «hacen daño» a «amables y considerados»; o el de Vic, que cambió de «fracasado» a «aceptable» la imagen que tenía de sí mismo.

EJERCICIO. Identificar una creencia nuclear nueva

Utilice el formulario 12.5 para identificar una creencia nuclear nueva.

FORMULARIO 12.5. Identificar una creencia nuclear nueva

Examine las creencias nucleares negativas que haya identificado en los formularios 12.1 a 12.4. ¿Alguna de estas creencias suele estar activa en su vida? Escríbala en la línea que hay debajo de «Creencia nuclear negativa».

Identifique ahora una creencia nuclear nueva. ¿Qué palabra o palabras la expresan mejor?

Creencia nuclear negativa   Creencia nuclear nueva

_____   _____

Cuando hayamos identificado creencias nucleares nuevas, será conveniente que busquemos pruebas que las apoyen, porque hará falta tiempo para creer en ellas igual que ahora creemos en las creencias nucleares negativas. En la sección siguiente aprenderemos a notar y a crear experiencias para reforzar creencias nucleares nuevas.

REFORZAR CREENCIAS NUCLEARES NUEVAS

EJERCICIO. Anotar pruebas que apoyen una creencia nuclear nueva

En la primera línea del formulario 12.6, escriba la creencia nuclear nueva del formulario 12.5.

Durante unas semanas, observe experiencias y sucesos sin importancia que apoyen la creencia nuclear nueva y tome nota de ellas. Siga buscando y anotando experiencias que apoyen la creencia nuclear nueva durante los próximos meses.

Tenga presente que las pruebas que busca pueden ser sutiles. Por ejemplo, las pruebas que encontró Marissa de que era querida incluían a personas que la sonreían y estaban contentas de verla, que querían pasar un rato con ella, que aceptaban su invitación a compartir algo o que le hacían cumplidos.

FORMULARIO 12.6. **Registro de creencias nucleares: pruebas que apoyan una creencia nuclear nueva**

Creencia nuclear nueva: _____

Pruebas o experiencias que apoyan mi creencia nueva:

1. _____

2. _____

3. _____

4. _____

5. _____

6. _____

7. _____

8. _____

9. _____

10. _____

11. _____

12. _____

13. _____

14. _____

15. _____

16. _____

17. _____

18. _____

19. _____

20. _____

21. _____

22. _____

23. _____

24. _____

25. _____

 CONSEJOS ÚTILES   Para percibir pruebas sutiles, hágase preguntas como estas:

- ¿Hoy he hecho algo solo o con otras personas que encaje con mi creencia nuclear nueva?
- ¿Otras personas se han portado conmigo de una manera que encaje con mi creencia nuclear nueva?
- ¿Tengo algún hábito que siga cada día y que encaje con mi creencia nuclear nueva?
- ¿Ha ocurrido hoy algo positivo que encaje con mi creencia nuclear nueva?

Anote cualquier experiencia que encaje con la creencia nuclear nueva, aunque sea intrascendente. Si piensa: «Eso es tan raro o insignificante que no cuenta», anótelo de todos modos. Las experiencias insignificantes se van acumulando y es importante asegurarse de no pasar por alto ninguna vivencia. Es probable que esté muy atento a los sucesos negativos de poca importancia, y es importante que esté igual de atento a los sucesos positivos intrascendentes.

Para hacer un seguimiento de los cambios en las creencias, es útil puntuar la confianza en una creencia nueva de acuerdo con una escala parecida a la que usamos en el capítulo 3 para valorar los estados de ánimo. Por ejemplo, cuando Marissa empezó a examinar la creencia nueva «hay personas que me quieren», no creía que fuera verdad y su escala de «ser querida» tenía este aspecto:

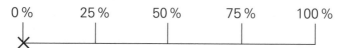

Hay personas que me quieren

Cuando hubo rellenado durante diez semanas el «Registro de creencias nucleares» (formulario 12.6) para esa creencia, la escala de Marissa quedó así:

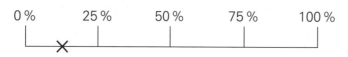

Hay personas que me quieren

Aunque nos pueda parecer un cambio pequeño, para Marissa fue muy importante. Era la primera vez en su vida que se había sentido querida. Incluso una confianza tan pequeña en que pudiera ser querida le permitió empezar a sentir el amor de sus hijos y de sus amigos. Hizo un seguimiento de las señales más claras y más sutiles de esta creencia nueva durante un año y su puntuación acabó llegando al 70%. A medida que la creencia se fue reforzando, empezó a notar más y más experiencias positivas que siempre habían sido parte de su vida y en las que nunca se había fijado, o había pasado por alto, o había distorsionado. Cuando empezó a notar y apreciar estas experiencias, Marissa halló más alegría y felicidad en sí misma y en sus relaciones.

EJERCICIO. **Puntuar con el tiempo la confianza en creencias nucleares nuevas**

En la primera línea del formulario 12.7, escriba la creencia nuclear nueva que haya reforzado en el formulario 12.6. A continuación, escriba la fecha y puntúe la creencia colocando una X sobre el número de la escala que mejor represente la medida en que encaja con sus experiencias actuales. Si no cree en ella, ponga la X en el 0 de la escala. Si cree plenamente en ella, ponga la X en el 100. Para medir la evolución de la creencia nueva, vuelva a puntuarla cada pocas semanas.

FORMULARIO 12.7. **Puntuar con el tiempo mi confianza en una creencia nuclear nueva**

Creencia nuclear nueva: _____

Puntuaciones de mi confianza en la creencia

Fecha
0 %   25 %   50 %   75 %   100 %

Fecha
0 %   25 %   50 %   75 %   100 %

Fecha
0 %   25 %   50 %   75 %   100 %

Fecha
0 %   25 %   50 %   75 %   100 %

Fecha
0 %   25 %   50 %   75 %   100 %

Fecha
0 %   25 %   50 %   75 %   100 %

Fecha
0 %   25 %   50 %   75 %   100 %

De *Mind Over Mood, Second Edition*, © 2016, Dennis Greenberger y Christine A. Padesky.

Cuando registremos más experiencias en los formularios 12.6 y 12.7 y hagamos los restantes ejercicios de este capítulo, nuestra confianza en la creencia nuclear nueva aumentará. Normalmente, hacen falta meses para llegar a confiar en una creencia nueva, y no debemos desanimarnos si las puntuaciones aumentan a un ritmo muy lento o incluso si no varían durante mucho tiempo. Cuantas más experiencias observemos y anotemos en apoyo de la creencia nueva, más probable será que confiemos en ella. Esta nueva confianza hará que nos sintamos mejor en muchas áreas de la vida. Con el tiempo suele ser más fácil percibir más experiencias positivas, y nuestra satisfacción y felicidad aumentarán.

No es necesario confiar al cien por cien en un creencia nuclear nueva. La mayoría de las personas empiezan a sentirse mejor cuando su confianza llega a un punto intermedio de la escala. A medida que vayamos puntuando nuestra confianza en las escalas del formulario 12.7, no olvidemos felicitarnos por nuestros éxitos parciales y nuestros avances.

CONSEJOS ÚTILES   Este capítulo presenta una variedad de ejercicios que nos pueden ayudar a reforzar creencias nucleares nuevas para lograr más felicidad y satisfacción. A diferencia de los formularios presentados en capítulos anteriores, la mayor parte de los dedicados a las creencias nucleares (formularios 12.5 a 12.9) nos exigen mantener registros durante semanas o meses con el fin de reunir pruebas suficientes para reforzar las creencias nucleares nuevas. No hay que pensar en rellenar todos los formularios simultáneamente. Dediquémonos a uno durante un tiempo, escribamos lo que hayamos aprendido y pasemos después a otro. Como excepción a esta regla, es conveniente rellenar al mismo tiempo los formularios 12.6 y 12.7.

Puesto que podemos dedicar varias semanas a rellenar los formularios de este capítulo, recordemos comprobar nuestros estados de ánimo para determinar nuestros avances. Para ello, véanse las instrucciones de la página 183.

VIC: *escalas para puntuar cambios de conducta positivos*

A veces podemos reforzar una creencia nuclear nueva con más rapidez si cambiamos una conducta en consonancia con ella o si adoptamos una conducta nueva. Por ejemplo, Vic quería creer que era una persona aceptable con independencia de lo bien que hiciera las cosas. Se sentía mal cuando «fallaba» o no cumplía una tarea a la perfección en el trabajo o en casa, y creía que debería poder sentirse «aceptable» en esas circunstancias. Sin embargo, no estaba tan seguro de que pudiera sentirse así cada vez que estallaba de ira contra su mujer, Judy. No quería portarse de esta manera y sabía que el problema eran sus arrebatos de ira, muy destructivos para su matrimonio y su autoestima. Sabía que si pudiera cambiar esta conducta empezaría a verse como alguien aceptable. Más importante aún, estaba seguro de que cambiarla mejoraría su relación con Judy.

Vic se fijó el objetivo de cambiar de conducta cuando estuviera furioso. Quería mantener la ira bajo control, sin conductas ni palabras amenazadoras. Quería seguir conectado con Judy y hablar de sus desavenencias de una manera respetuosa. Esto significaba que debía escuchar más a Judy aunque discrepara de ella, y que debía expresar sus opiniones de una manera asertiva pero sin humillarla. Dada su tendencia al perfeccionismo, Vic aprendió a utilizar las escalas de puntuación para reducirlo. Por otro lado, el terapeuta le enseñó a puntuar su ira en el trabajo y en casa en una escala de «control de la ira». Así puntuó Vic su control en una conversación con Judy.

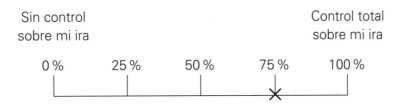

Durante la conversación, Vic se irritó y alzó la voz varias veces. Incluso golpeó la mesa con el puño en una ocasión. Pero no criticó a Judy, no se marchó de casa y no actuó de ninguna manera que Judy pudiera considerar amenazadora. Se ciñó al tema de conversación y se tomó tres minutos de descanso para calmarse cuando sintió que su ira se empezaba a descontrolar.

Antes de aprender a puntuar sus experiencias, Vic habría calificado esa conversación de «fracaso» por no haber controlado su ira todo el tiempo y a la perfección. Verla así le habría desanimado y habría reducido aún más su esperanza de aprender a controlar la ira. El uso de la escala modificó su punto de vista y le hizo ver que no había fracasado porque había logrado un 75 % de éxito en lugar de un 0 %. Aunque estaba muy enfadado no explotó, no se marchó ni hizo daño a Judy. Y cuando su ira aumentó, pudo reanudar la conversación tras unos minutos de pausa. Por estas razones, él y Judy consideraron que el esfuerzo valía la pena, aunque el control de Vic no fuera perfecto. Aquel éxito parcial le enseñó que estaba haciendo avances y lo ayudó a sentirse satisfecho con lo que había logrado.

Puntuar experiencias en una escala puede ser igual de útil en otros ámbitos de la vida. Si hay cambios que queremos hacer o hay experiencias que tendemos a ver como «fracasos» o a pasar por alto, intentemos puntuar esas experiencias en una escala y veamos qué diferencias hay entre fijarnos en sus aspectos positivos y fijarnos solo en los negativos.

PARA RECORDAR

Usemos escalas para puntuar las experiencias que tendemos a ver en términos de «todo o nada» o de «éxito o fracaso», y para hacer un seguimiento de nuestros avances al modificar una conducta o un estado de ánimo. Fijémonos en la sensación de ver la parte positiva de una escala y felicitémonos por cualquier avance que se refleje en ella.

EJERCICIO. **Puntuar conductas en una escala y no en función de «todo o nada»**

Con el formulario 12.8, identifique algunas conductas relacionadas con su creencia nuclear nueva. Por ejemplo, si está tratando de establecer la creencia de que hay personas que lo quieren, podría puntuar su conducta social u otras cosas que, según usted, harían que los demás lo quisieran. Si está tratando de establecer la creencia nuclear «soy una persona válida», podría fijarse en conductas que, según usted, demostrarían su valía. Elija conductas que tienda a juzgar en términos de «todo o nada». Para cada escala, describa la situación y la conducta que esté puntuando. Fíjese en la sensación de juzgar su conducta con una escala en lugar de verla en términos de «todo o nada». Cuando haya evaluado varias conductas en estas escalas, resuma lo que haya aprendido al final del formulario 12.8. Por ejemplo, Vic escribió: «Aunque tenga éxitos parciales, soy una persona aceptable porque esos éxitos son pasos en la dirección correcta. Mi empeño en mejorar es señal de que soy aceptable, aunque no sea perfecto».

FORMULARIO 12.8. Puntuar conductas en una escala

Situación: Conducta que estoy puntuando:
0 %   25 %   50 %   75 %   100 %

Situación: Conducta que estoy puntuando:
0 %   25 %   50 %   75 %   100 %

Situación: Conducta que estoy puntuando:
0 %   25 %   50 %   75 %   100 %

Situación: Conducta que estoy puntuando:
0 %   25 %   50 %   75 %   100 %

Situación: Conducta que estoy puntuando:
0 %   25 %   50 %   75 %   100 %

Situación: Conducta que estoy puntuando:
0 %   25 %   50 %   75 %   100 %

Resumen: _____

_____

_____

REFORZAR CREENCIAS NUCLEARES CON EXPERIMENTOS CONDUCTUALES

En el capítulo 11 hemos aprendido a hacer experimentos conductuales para comprobar supuestos subyacentes, pero los experimentos conductuales también pueden reforzar creencias nucleares nuevas. Es difícil adquirir confianza en una creencia nueva únicamente pensando en ella. En general, la confianza solo aumenta después de experimentar con conductas nuevas asociadas a la creencia. Por ejemplo, Vic solo adquirió confianza en que podría controlar su ira después de experimentar con conductas que lo ayudaron a mantener el control.

Una mujer, Carla, se veía como alguien sin importancia. Carla creía que los demás eran más importantes que ella, siempre hacía lo que querían y lo anteponía a sus propias necesidades. También evitaba conflictos en sus relaciones porque se sentía mal cuando los demás se disgustaban con ella. En realidad, siempre que tenía un conflicto con alguien daba por sentado que era culpa suya y se sentía fatal. Cuando estaba rellenando los formularios de este capítulo, decidió que quería reforzar tres creencias nucleares nuevas: «Mis necesidades también cuentan», «Los conflictos son normales en las relaciones porque cada persona quiere cosas diferentes» y «Si me hago valer y tolero mi incomodidad, a la larga me sentiré mejor». Decidió hacer cada día uno o más de los experimentos conductuales siguientes:

1. «Prestaré atención a lo que quiero y lo haré valer.»
2. «Cuando esté en desacuerdo con alguien expresaré mi opinión. Toleraré mi incomodidad y no transigiré solo para evitar conflictos.»
3. «Cada día dedicaré tiempo a hacer algo que sea importante para mí.»

Carla predijo lo que ocurriría con estos experimentos basándose en sus creencias nucleares antiguas y nuevas. Según las creencias antiguas, la gente se disgustaría o la criticaría y ella se sentiría peor. Según las creencias nuevas, a corto plazo podría sentirse incómoda pero a la larga se sentiría mejor.

Carla estaba especialmente preocupada por lo que sus familiares y amigos pensarían de esos cambios, y las primeras semanas hizo los experimentos conductuales con desconocidos. Hubo varias cosas que la sorprendieron cuando actuó así con comerciantes, dependientes y otras personas: en contra de sus predicciones, la mayoría de la gente no reaccionaba de una manera especial si expresaba su opinión y dejaba claro lo que quería. Incluso hubo personas que respondieron favorablemente diciendo cosas como «sí, entiendo qué quiere decir».

Esos resultados animaron a Carla a hacer experimentos similares con familiares y amigos. A veces recibió respuestas positivas o neutras, pero se dio cuenta de que a ciertos familiares les molestaba mucho que se hiciera valer. Cuando siguió diciendo lo que pensaba, Carla se sorprendió al ver que, si bien se sentía incómoda al principio, a veces se sentía un poco mejor aunque estuviera en desacuerdo con alguien. Empezó a darse cuenta de que no pasaba nada si expresaba sus necesidades con independencia de que sus familiares estuvieran de acuerdo o no.

Cuando reflexionó sobre los experimentos, Carla observó que algunos familiares esperaban que siempre cediera ella en sus opiniones y preferencias y que reaccionaban mal si no lo hacía. Decidió hablar con ellos y explicarles que quería expresar sus necesidades de una manera más directa. Hizo falta bastante tiempo, pero su papel en la familia fue cambiando poco a poco. Carla se dio cuenta de que a medida que expresaba más y más sus opiniones, más dispuestos estaban los demás a transigir y a resolver las diferencias de una manera satisfactoria para todos.

Estos experimentos exigieron a Carla tolerar su incomodidad, sobre todo al principio. Se sorprendió mucho al ver que esa incomodidad se reducía a medida que hacía más experimentos. El hecho de que la gente le prestara atención y accediera a sus deseos hizo que su confianza aumentara. Y entendió que los desacuerdos no querían decir que ella no fuera importante, y que el conflicto es normal en cualquier relación aunque esté basada en el afecto.

EJERCICIO. **Experimentos conductuales para reforzar creencias nucleares nuevas**

Ahora ya está usted preparado para llevar a cabo experimentos conductuales con el fin de reforzar creencias nucleares nuevas. En el formulario 12.9:

1. Escriba dos o tres conductas nuevas relacionadas con una creencia nuclear. Es posible que tenga alguna duda o se sienta un poco nervioso al pensar en realizar esas conductas. Esto es señal de que está usted bien encaminado.
2. Haga predicciones sobre lo que va a ocurrir basándose en sus creencias nucleares antiguas y nuevas.
3. Si es posible, pruebe primero estas conductas con desconocidos (por ejemplo, con dependientes) porque no esperarán que actuemos de una manera determinada.
4. Cuando haya realizado los experimentos varias veces con desconocidos, pruebe las conductas nuevas con personas que conozca. Si lo cree oportuno, explique a sus familiares y amigos que está probando unas conductas nuevas y la importancia que esto tiene para usted.
5. Escriba el resultado de sus experimentos y lo que haya aprendido de ellos, sobre todo en relación con sus creencias nucleares nuevas y sus predicciones (véase el punto 2 más arriba). Las conductas nuevas y los resultados, ¿apoyan sus creencias nucleares nuevas, aunque solo sea en parte?

FORMULARIO 12.9. **Experimentos conductuales para reforzar creencias nucleares nuevas**

Escriba la creencia nuclear que desea reforzar: _____

Escriba dos o tres conductas nuevas que encajen con la creencia nuclear. Pueden ser conductas que llevaría a cabo si tuviera confianza en la creencia o conductas que se resiste a hacer, pero que la reforzarían: _____

_____

Prediga lo que sucederá basándose en sus creencias nucleares antiguas y nuevas.
　　Predicción según creencia antigua:

　　_____

　　_____

　　Predicción según creencia nueva:

　　_____

　　_____

Resultados de los experimentos con desconocidos (escriba qué ha hecho, con quién y qué ha sucedido):

Resultados de los experimentos con personas conocidas (escriba qué ha hecho, con quién y qué ha sucedido):

Qué ha aprendido (¿los resultados apoyan, aunque sea en parte, la creencia nuclear nueva?):

Futuros experimentos que desea realizar:

GRATITUD

En este capítulo nos hemos dedicado a identificar y reforzar creencias nucleares nuevas. Recordemos, sin embargo, que las creencias nucleares vienen de dos en dos. Cuando tenemos una creencia nuclear positiva y otra negativa, cualquiera de ellas se puede activar en un momento dado. ¿Hay alguna manera de influir en nuestra mente para que las creencias nucleares y los estados de ánimo de carácter positivo se activen con más frecuencia que los de carácter negativo? Una manera de conseguirlo es añadir más gratitud a nuestras vidas.

Muchos estudios recientes indican que una actitud de gratitud puede dar lugar a más felicidad, a mejoras en una variedad de estados de ánimo e incluso a mejoras en el bienestar físico. Es interesante que la gratitud desempeñe un papel tan importante en las grandes religiones y que en todas las épocas y culturas se la haya considerado un valor humano universal. *Gratitud* significa estar agradecido a experiencias o cualidades de nosotros mismos, de otras personas y del mundo. Cuando hay cosas que apreciamos o por las que estamos agradecidos, las creencias nucleares positivas se activan o se refuerzan. Por lo tanto, una cosa que podemos hacer para mejorar nuestro estado de ánimo es sentir gratitud con frecuencia. La gratitud ofrece un camino para aceptar y captar experiencias positivas. Cuando cultivamos esa mentalidad, conectamos con lo mejor de nuestra naturaleza y experimentamos más estados de ánimo positivos.

Fijar la atención en cosas que apreciamos suele dar lugar a una perspectiva positiva. Consideremos el caso de Louisa, que está almorzando con una amiga. El plato de Louisa está frío para su gusto y el sabor la decepciona un poco. Si fija la atención en esos aspectos de su experiencia, su estado de ánimo tenderá a ser negativo. Pero si Louisa agradece que alguien haya cocinado lo que come, que la comida en general esté bien y que disfruta de la compañía con su amiga, su estado de ánimo tenderá a ser positivo.

Gratitud no significa pasar por alto lo negativo. Louisa podría pedir que le calentaran la comida o le trajeran otra cosa. Con independencia de la solución que elija para encarar estos y otros aspectos negativos de su vida, la gratitud significa aceptarlos y ver más allá de ellos para percibir las dimensiones positivas de las experiencias que valora.

El objetivo de los siguientes ejercicios y formularios es que incorporemos la gratitud a nuestra vida. Algunas personas sienten su impacto de inmediato y otras no notan ningún efecto hasta que han dedicado varias semanas a ellos. Si este ejercio le resulta útil, puede desarrollar el hábito de la gratitud como una práctica habitual para el resto de su vida.

EJERCICIO. **Llevar un diario de gratitud**

Durante las seis semanas siguientes, dedique cinco minutos una vez a la semana para fijarse en cosas por las que se siente agradecido. Pueden ser cosas pequeñas, como notar la fuerza de sus brazos o el calor del sol, o cosas más grandes, como sentir el amor de un niño. Escríbalas en los formularios 12.10, 12.11 y 12.12. Puesto que solo hará este ejercicio una vez a la semana, se aconseja usar una agenda electrónica o de papel para recordarlo. Si se queda sin espacio en los formularios que se ofrecen en el libro, continúe en un diario electrónico o de papel.

A modo de ejemplo, observe algunas anotaciones de Louisa en su diario de gratitud:

Vivo en un barrio seguro. Valoro que mis vecinos me conozcan y me saluden al verme. Me encanta ver jugar a los niños y oírles reír. [Mundo]

He disfrutado paseando a la perra. Se entusiasma cuando tomo la correa para salir a pasear. Después de un día difícil es grato saber que se alegrará cuando me vea. Se acurruca a mi lado en el sofá y me gusta acariciarla. [Otros]

He ayudado un buen rato a mi vecino, que ya está entrado en años. Estaba podando unas plantas y no podía llegar a las más altas. Valoro ayudar a los demás y me ha gustado hacerlo sin esperar nada a cambio. La verdad es que he disfrutado mucho. También me ha gustado ver que se animaba al estar yo allí y hemos tenido una charla agradable mientras trabajábamos. [Yo]

Utilice como ayuda las categorías de los formularios 12.10 a 12.12, que le piden pensar en la gratitud en tres áreas relacionadas con las creencias nucleares con las que ha trabajado en este capítulo: el mundo y su vida, otras personas y usted mismo. Observe cosas que agradezca, revise lo que haya escrito y añada elementos nuevos a estos formularios de gratitud cada semana.

Como en el ejemplo anterior de Louisa, es preferible escribir con detalle sobre pocas cosas que intentar hacer una lista muy larga. Dicho esto, escriba sobre algunas cosas cada semana, aunque solo sea una por formulario. Puede que alguna semana escriba sobre varias cosas en uno o dos formularios en lugar de los tres. No hay ningún problema.

Recuerde utilizar estos tres formularios durante al menos seis semanas (formularios 12.10, 12.11 y 12.12). Cuando haya acabado, responda a las preguntas del formulario 12.13.

FORMULARIO 12.10. Gratitud por el mundo y por mi vida

Cosas del mundo y de mi vida que aprecio y agradezco:

1. _____
2. _____
3. _____
4. _____
5. _____
6. _____
7. _____
8. _____
9. _____
10. _____
11. _____
12. _____
13. _____
14. _____
15. _____
16. _____
17. _____
18. _____
19. _____
20. _____

Formulario 12.11. **Gratitud por los otros**

Cosas de otras personas (familiares, amigos, compañeros de trabajo, animales de compañía, etc.) que aprecio y agradezco:

1. _____

2. _____

3. _____

4. _____

5. _____

6. _____

7. _____

8. _____

9. _____

10. _____

11. _____

12. _____

13. _____

14. _____

15. _____

16. _____

17. _____

18. _____

19. _____

20. _____

FORMULARIO 12.12. **Gratitud por mí mismo**

Cosas de mí (cualidades, virtudes, valores, buenas acciones, etc.) que aprecio y agradezco:

1. _____

2. _____

3. _____

4. _____

5. _____

6. _____

7. _____

8. _____

9. _____

10. _____

11. _____

12. _____

13. _____

14. _____

15. _____

16. _____

17. _____

18. _____

19. _____

20. _____

FORMULARIO 12.13. **Aprender de mi diario de gratitud**

1. ¿Llevar este diario ha modificado de algún modo la manera de ver mi vida, de ver a los demás o de verme a mí mismo? De ser así, ¿cómo?

2. ¿Cómo ha influido en mi estado de ánimo, si es que lo ha hecho?

3. ¿Ha sido positivo revisar lo que ya había escrito, aunque aquella semana no añadiera gran cosa?

4. Con el tiempo, ¿ha sido más fácil notar cosas que agradecer?

5. A lo largo de la semana, ¿cómo ha influido llevar este diario en mi conciencia de sentir gratitud?

6. ¿Los efectos han parecido durar más tiempo al seguir con esta práctica?

7. Llevar este diario de gratitud, ¿me ha ayudado a reforzar mis creencias nucleares nuevas? De ser así, ¿cómo?

8. ¿Me sería útil seguir practicando la sensación de gratitud? De ser así, ¿cómo y por qué?

Si el diario de gratitud ha reforzado los estados de ánimo positivos del lector, es aconsejable que siga escribiendo en él después de las seis semanas. La ventaja de un diario es que podemos releer y revisar lo que nos hace sentirnos agradecidos cuando nuestro estado de ánimo esté un poco bajo y queramos sentirnos mejor. Por otro lado, a algunas personas les basta con pensar en lo que les despierta una sensación de gratitud.

EXPRESAR GRATITUD A OTROS

La mayoría de las personas encuentran muy útil llevar un diario de gratitud. Ser conscientes de cosas por las que nos podemos sentir agradecidos es un paso importante. Y aún puede serlo más expresar nuestra gratitud a otras personas. En primer lugar, nos da más tiempo para centrarnos en la gratitud porque extiende el momento de sentirla. En segundo lugar, si hablamos a los demás de las cosas por las que estamos agradecidos, puede que nos cuenten las cosas que agradecen ellos. Esto puede dar lugar a más conversaciones positivas que eleven nuestro estado de ánimo. En tercer lugar, decir a otras personas que estamos agradecidos por algo que han hecho o simplemente por formar parte de nuestra vida, puede hacer más profunda nuestra experiencia de gratitud y mejorar nuestras relaciones. Tener más relaciones positivas con otras personas es otro camino a la felicidad. En general, las expresiones de gratitud nos mantienen en un estado de ánimo más positivo.

EJERCICIO. **Expresar gratitud a otros**

Revise su diario semanal de gratitud y piense qué cosas que haya escrito en él se podrían expresar a otras personas. Hay dos clases diferentes de gratitud que se pueden expresar a los demás. En primer lugar, puede usted hablar (incluso con desconocidos) de cosas que aprecia en el mundo y en su vida (formulario 12.10). Por ejemplo: «Me siento afortunado por el buen tiempo que tenemos hoy, cuando hay personas que sufren tormentas muy fuertes». En segundo lugar, puede examinar el formulario 12.11 («Gratitud por los otros»), elegir a alguien que haya mencionado en él y hablar directamente con esa persona o escribirle una carta o un correo electrónico para expresarle su gratitud. Dedique tiempo a reflexionar sobre la influencia positiva que ha tenido esa persona en su vida y dígale en una carta por qué le está agradecido, aunque no se la acabe enviando.

Si decide decirle a alguien por qué le está agradecido, hay muchas maneras de hacerlo: cara a cara, por teléfono o en una carta de agradecimiento. Hasta podría visitar a esa persona para leerle una carta o hablar de lo que usted siente.

Indique a qué personas ha expresado su gratitud y cuál ha sido el resultado siguiendo estos ejemplos de Louisa:

Agradecí a la dependienta de una tienda que me ayudara a encontrar el champú que buscaba.

¿Qué sucedió?
Pareció muy contenta cuando le di las gracias. Me sentí bien por haberla animado con tan poca cosa.

Durante el almuerzo mencioné que agradecía el buen tiempo que teníamos.

¿Qué sucedió?
Todo el mundo se puso a hablar de lo que tenía pensado hacer el fin de semana. Fue una conversación más positiva de lo normal en un almuerzo.

Escribí una carta a mi maestra de piano de la infancia contándole lo mucho que aún disfruto tocando y agradeciéndole su paciencia y amabilidad.

¿Qué sucedió?
Sentí una gran emoción positiva al escribirle la carta. No he sabido más de ella, pero me imagino que la carta fue una sorpresa que le alegró el día.

Escriba en el formulario 12.14 las expresiones de gratitud que haga y lo que suceda después. Procure notar los efectos en su estado de ánimo, en otras personas y/o en sus relaciones. A veces, los efectos pueden ser rápidos e inmediatos; en otras ocasiones pueden ser más duraderos.

FORMULARIO 12.14. Expresar gratitud

1. A quién he expresado mi gratitud: _____

   Qué he dicho o escrito: _____

   _____

   Qué ha sucedido después: _____

   _____

2. A quién he expresado mi gratitud: _____

   Qué he dicho o escrito: _____

   _____

   Qué ha sucedido después: _____

   _____

3. A quién he expresado mi gratitud: _____

   Qué he dicho o escrito: _____

   _____

   Qué ha sucedido después: _____

   _____

4. A quién he expresado mi gratitud: _____

   Qué he dicho o escrito: _____

   _____

   Qué ha sucedido después: _____

   _____

5. A quién he expresado mi gratitud: _____

   Qué he dicho o escrito: _____

   _____

   Qué ha sucedido después: _____

   _____

ACTOS DE AMABILIDAD

Además de agradecer lo positivo de nuestra vida, otra manera de activar y apoyar creencias nucleares positivas es ser amables con los demás. Cuando lo somos, el estado de ánimo mejora y somos más felices. Un estudio reveló que los sujetos que actuaron con amabilidad con otras personas cada día durante cuatro semanas se sintieron más felices y más satisfechos con sus relaciones. Los actos que provocaron estos cambios fueron cosas pequeñas, como abrir la puerta a alguien, comprar el almuerzo a un compañero, sonreír a un desconocido, dejar que alguien pasara en una cola, visitar a un amigo enfermo, hacer un cumplido, o ayudar a un vecino con la compra o con alguna reparación en su casa. Cuando somos amables con otras personas tendemos a sentirnos mejor, nuestra conexión con los demás es más positiva y somos más felices.

Christine hizo un experimento con actos de amabilidad. Cuando empezó a ir a una oficina de correos nueva, se dio cuenta de que todo el mundo parecía infeliz y estaba irritable mientras esperaba a ser atendido. Decidió tomarse cada visita como una oportunidad para sonreír a la gente, saludar al personal y mantener conversaciones agradables con otras personas de la cola. Después de unas semanas observó que el personal la saludaba con una sonrisa cuando llegaba y que esta calidez se extendía a otros clientes. Con el tiempo, la oficina de correos se convirtió en un lugar donde reinaban el buen humor, la amabilidad y las sonrisas en lugar del descontento. La experiencia de Christine demuestra una idea importante: los actos de amabilidad hacen que los demás y nosotros mismos nos sintamos mejor. También pueden transformar los lugares a los que vamos en oportunidades para mejorar el estado de ánimo y la conexión positiva con los demás.

EJERCICIO. **Actos de amabilidad**

Planifique realizar actos periódicos de amabilidad durante las siguientes semanas. Pueden ser cosas pequeñas para familiares, amigos, compañeros de trabajo, vecinos, desconocidos o animales. Escriba lo que haga en el formulario 12.15. Después de unas semanas escriba al pie del formulario los efectos de estos actos en su estado de ánimo y en sus relaciones. Observe si las creencias nucleares positivas sobre usted mismo, sobre otras personas o sobre el mundo se activan al realizar esos actos.

FORMULARIO 12.15. Actos de amabilidad

Mis actos de amabilidad:

1._____ 12._____
2._____ 13._____
3._____ 14._____
4._____ 15._____
5._____ 16._____
6._____ 17._____
7._____ 18._____
8._____ 19._____
9._____ 20._____
10._____ 21._____
11._____ 22._____

¿Cómo han influido estos actos de amabilidad en mi estado de ánimo (en sentido positivo o negativo)?

¿Cómo han influido estos actos de amabilidad en mis relaciones?

¿Qué creencias nucleares positivas estaban activas (yo, otros, el mundo)?

Las experiencias de aprendizaje de este capítulo plantan las semillas de nuevas creencias nucleares positivas. Estas creencias nos ayudan a sentirnos más felices, y cuando se consolidan tenemos menos pensamientos automáticos negativos. Pero aún puede haber momentos en los que sintamos unos niveles profundos de depresión, ansiedad, ira u otros estados de ánimo aflictivos, y los pensamientos y las creencias nucleares de carácter negativo pueden volver. En esos momentos vale la pena revisar los formularios que hemos rellenado a lo largo del libro, sobre todo los dedicados a las creencias nucleares positivas (formularios 12.6 y 12.7), a los diarios de gratitud (formularios 12.10 a 12.12), a las expresiones de gratitud a otras personas y a los actos de amabilidad (formularios 12.14 y 12.15). En esos momentos difíciles puede ser útil volver a realizar ejercicios que nos hayan servido. Mejor aún, los podemos incorporar a nuestra vida cotidiana. Con el tiempo se podrán convertir en hábitos que, de una manera automática, nos permitan percibir experiencias positivas, sentir y expresar gratitud, y aprovechar oportunidades para ser amables con los demás.

COMPROBACIÓN DE LOS ESTADOS DE ÁNIMO

Como hemos hecho anteriormente, puntuemos otra vez nuestros estados de ánimo:

- Depresión/infelicidad: «Inventario de depresión», formulario 13.1, página 224; y formulario 13.2, página 225.
- Ansiedad/nerviosismo: «Inventario de ansiedad», formulario 14.1, página 253; y formulario 14.2, página 254.
- Otros estados de ánimo/felicidad: «Puntuar y seguir mis estados de ánimo», formulario 15.1, página 286; y formulario 15.2, página 287.

Es especialmente importante puntuar la felicidad, porque muchos ejercicios de este capítulo inciden en ella.

¿QUÉ HACER AHORA?

Aunque cada lector habrá leído los capítulos de *El control de tu estado de ánimo* en el orden que haya creído más oportuno, si ha terminado este significa que ya lo ha leído prácticamente todo. Si el lector ha logrado sus objetivos y ya se siente mejor, es el momento de pasar al capítulo 16, «Mantener las mejoras y ser más felices».

Si el lector ha trabajado con un estado de ánimo pero aún no lo ha superado, o si se enfrenta a otros, se recomienda que lea los capítulos pertinentes (capítulo 13 para la depresión, capítulo 14 para la ansiedad, y capítulo 15 para la ira, la culpa y la vergüenza), donde se reúnen las técnicas del libro más útiles para cada caso.

A los lectores que hayan mejorado su estado de ánimo sin haber leído todos los capítulos y que deseen aprender más técnicas, también les será útil leer los capítulos restantes.

Resumen del capítulo 12

➤ Si nuestro estado de ánimo no ha mejorado después de haber realizado registros de pensamientos (capítulos 6 a 9), planes de actuación (capítulo 10) y experimentos conductuales (capítulo 11), será conveniente identificar nuestras creencias nucleares y trabajar con ellas.

➤ Las creencias nucleares son afirmaciones del tipo «todo o nada» sobre nosotros, los demás y el mundo.

➤ Las creencias nucleares son las raíces de los supuestos subyacentes y los pensamientos automáticos.

➤ Las creencias nucleares vienen de dos en dos. Cuando abrigamos creencias nucleares negativas que están activas la mayor parte del tiempo, es conveniente identificar y reforzar nuevas creencias nucleares positivas.

➤ Las creencias nucleares se pueden identificar usando la técnica de la flecha hacia abajo o completando las frases: «Soy...», «Los demás son...» y «El mundo es...».

➤ Las creencias nucleares positivas se pueden reforzar: 1) tomando nota de experiencias que encajen con ellas, 2) puntuando nuestra confianza en ellas, 3) puntuando conductas relacionadas con ellas, y 4) realizando experimentos conductuales para comprobarlas.

➤ Las creencias nucleares cambian poco a poco, pero con el tiempo se hacen más fuertes y estables, y ejercen una gran influencia en nuestra forma de pensar, de comportarnos y de sentir.

➤ Llevar un diario de gratitud y expresar agradecimiento puede reforzar las creencias nucleares positivas y dar lugar a más felicidad.

➤ Realizar actos de amabilidad puede aumentar la felicidad y mejorar las relaciones.

CAPÍTULO 13

ENTENDER LA DEPRESIÓN

Si el lector está leyendo este capítulo poco después de empezar *El control de tu estado de ánimo*, seguramente es porque se siente deprimido. A lo largo del libro se explican varias maneras de afrontar la depresión siguiendo las historias de Ben, Vic y Marissa. En cada caso, la depresión tenía características diferentes.

Ben no había sufrido de depresión en toda su vida. Empezó a sentirse deprimido cuando uno de sus mejores amigos falleció y a su mujer Sylvie le diagnosticaron un cáncer. Aunque el tratamiento de Sylvie fue bien y se recuperó por completo, Ben empezó a sentirse desanimado, a contemplar el futuro sin esperanza y a tener cada vez más pensamientos negativos sobre su vida y sus actividades. Con el tiempo perdió el apetito, dejó de hacer cosas que le gustaban y algunos días hasta le costaba levantarse. Su depresión empezó lentamente y poco a poco se fue intensificando hasta que acabó oscureciendo su vida.

Por su parte, Vic había vivido desde niño con una sensación de ineptitud y una autoestima muy baja. Había luchado contra el alcohol la mayor parte de su vida, pero llevaba unos años sin beber gracias a Alcohólicos Anónimos y al apoyo de su mujer. Nunca había caído en una depresión profunda. La mayoría de sus depresiones eran moderadas y surgían de la falta de confianza en sí mismo y de su sensación de ineptitud.

Marissa había sufrido depresiones graves varias veces. De niña, su padre había abusado sexualmente de ella y más adelante fue maltratada por los dos maridos que había tenido. Cuando la depresión era especialmente profunda sentía el impulso de autolesionarse e incluso intentó suicidarse en dos ocasiones. Ya de niña aprendió a tener una imagen negativa de sí misma. La depresión tenía un gran impacto en su vida y muchas veces ponía en peligro su empleo porque llegaba tarde al trabajo y le costaba concentrarse.

Como ilustran estos tres casos, la depresión puede tener muchas caras: puede empezar con rapidez o poco a poco, puede ser moderada o grave, puede ocurrir una vez o muchas veces en la vida, y hasta puede estar siempre presente, en un segundo plano, impregnándolo todo. ¿Qué características presenta la depresión del lector?

¿Empezó con rapidez o fue creciendo lentamente? _____

¿Tiene un impacto leve, moderado o grave en su vida? _____

¿Es esta la primera vez que se siente así? ¿Ya se había sentido deprimido antes? ¿O la depresión lo ha acompañado la mayor parte de su vida? _____

Sean cuales sean las respuestas a estas preguntas, este capítulo lo ayudará a comprender su depresión y a dar los primeros pasos para superarla.

IDENTIFICAR Y PUNTUAR LOS SÍNTOMAS DE LA DEPRESIÓN

Aunque las emociones enriquecen nuestras vidas, sentirlas en exceso puede ser perjudicial. Sentirnos tristes por algo puede dar significado a nuestras vidas y ayudarnos a entender qué es importante para nosotros. Por ejemplo, si estamos saliendo con alguien que nos gusta y la relación se acaba, nos sentiremos tristes. Esa tristeza nos ayudará a darnos cuenta de lo importante que era esa relación y de lo mucho que deseábamos que siguiera. Nos hará pensar en lo que salió mal y en lo que podremos hacer de otra manera la próxima vez. Pero si una relación se acaba y la tristeza se troca en depresión, podemos perder la esperanza de que alguien nos llegue a querer y quizás empecemos a quedarnos en la cama y a evitar el contacto con los demás. En los casos más extremos, las emociones pueden trastornar la vida y empeorar mucho las cosas.

Todo el mundo experimenta la depresión de una manera un poco diferente y un primer paso para entender la suya es ver con qué frecuencia siente unos síntomas concretos que la suelen acompañar. Muchas personas encuentran interesante el hecho de que unas experiencias tan diversas puedan formar parte de la depresión. Naturalmente, si su depresión no es grave puede experimentar algunos de estos síntomas de vez en cuando. Pero si una depresión empeora suelen activarse muchas de estas señales prácticamente cada día.

EJERCICIO. **Medir los síntomas de la depresión**

Para hacer un seguimiento de sus síntomas de depresión, puntúe cada ítem del «Inventario de depresión» (formulario 13.1). Rellene el inventario periódicamente mientras utilice este libro para ver cómo cambia su depresión y qué técnicas le son más útiles.

Calcule la puntuación total del inventario sumando los números marcados para cada ítem. Por ejemplo, si ha marcado 3 para cada uno, la puntuación total sería 57 (3 x 19 ítems). Si para un ítem no se ha podido decidir entre dos números y ha marcado los dos, sume el más alto. Compare sus puntuaciones una o dos veces por semana para ver si algunos síntomas se reducen (y, de ser así, cuáles se reducen y cuáles no).

Anote sus avances en el formulario 13.2. Escriba en la última casilla de cada columna la fecha en que ha rellenado el «Inventario de depresión». Luego escriba una X en la casilla de la columna correspondiente a la puntuación. Es mejor rellenar el inventario a intervalos regulares —cada una o dos semanas— y no cuando se sienta especialmente deprimido para que el gráfico resultante describa mejor la evolución de su estado de ánimo con el tiempo.

Cada vez que rellene el inventario, quizá vea que sus puntuaciones fluctúan de una semana a otra o que no mejoran. Algunas semanas la puntuación puede ser más alta (más depresión) que la semana anterior. No es raro que suceda ni es una mala señal, porque refleja la pauta de recuperación que siguen algunas personas. Una pauta general de puntuaciones que disminuyen con el tiempo indica que los cambios que está haciendo contribuyen a su mejora.

En el Epílogo de este libro se muestran dos pautas decrecientes diferentes (correspondientes a Ben y Marissa, figuras E.1 y E.2, pp. 324 y 325). Si sus puntuaciones siguen aumentando o no cambian en un período de seis semanas, aunque haga los ejercicios del libro, puede que necesite adoptar otro enfoque o buscar la ayuda de un profesional.

224 EL CONTROL DE TU ESTADO DE ÁNIMO

FORMULARIO 13.1. **Inventario de depresión**

En cada ítem, marque el número que mejor describa la medida en que ha experimentado cada síntoma durante la última semana.

	Nada	A veces	Con frecuencia	Casi siempre
1. Estado de ánimo triste o deprimido	0	1	2	3
2. Sentimientos de culpa	0	1	2	3
3. Estado de ánimo irritable	0	1	2	3
4. Menor interés o placer en actividades habituales	0	1	2	3
5. Retraerse o evitar a la gente	0	1	2	3
6. Mayor dificultad de la habitual en hacer cosas	0	1	2	3
7. Sentirse inútil	0	1	2	3
8. Dificultad para concentrarse	0	1	2	3
9. Dificultad para tomar decisiones	0	1	2	3
10. Pensamientos suicidas	0	1	2	3
11. Pensamientos de muerte recurrentes	0	1	2	3
12. Dedicar tiempo a planificar el suicidio	0	1	2	3
13. Poca autoestima	0	1	2	3
14. Ver el futuro sin esperanza	0	1	2	3
15. Pensamientos autocríticos	0	1	2	3
16. Cansancio o pérdida de energía	0	1	2	3
17. Pérdida importante de peso o disminución del apetito (no incluye pérdida de peso por dieta)	0	1	2	3
18. Cambios en el sueño: dificultad para dormir o dormir más o menos de lo habitual	0	1	2	3
19. Disminución del deseo sexual	0	1	2	3
Puntuación (suma de las puntuaciones de los ítems)				

De *Mind Over Mood, Second Edition,* © 2016, Dennis Greenberger y Christine A. Padesky.

FORMULARIO 13.2. **Puntuaciones de los inventarios de depresión**

Puntuación														
57														
54														
51														
48														
45														
42														
39														
36														
33														
30														
27														
24														
21														
18														
15														
12														
9														
6														
3														
0														
Fecha														

Cabe repetir que se aconseja rellenar periódicamente (cada una o dos semanas) el «Inventario de depresión» y la hoja de puntuaciones (formularios 13.1 y 13.2), para hacer un seguimiento de los cambios en nuestro estado de ánimo. La primera vez que rellenemos el inventario obtendremos una línea base o puntuación inicial. Iremos notando cambios en las puntuaciones (a mejor o a peor) con el paso del tiempo y al probar estrategias diferentes como hacer ejercicio, solucionar problemas, tomar medicación o recibir terapia cognitiva conductual. Es de esperar que, con esas intervenciones, los síntomas de depresión se reduzcan y obtengamos unas puntuaciones más bajas en el «Inventario de depresión». De este modo, podemos medir la utilidad de las distintas alternativas que probemos.

Las puntuaciones del «Inventario de depresión» no se usan con fines diagnósticos. Si creemos que estamos deprimidos podemos enseñar nuestro inventario ya rellenado a un profesional de la salud mental. Las respuestas que hayamos escrito nos ayudarán a contarle nuestras experiencias para que pueda hacer un diagnóstico y hablarnos de los tratamientos disponibles.

Los síntomas que se puntúan en el «Inventario de depresión» son cambios cognitivos (pensamiento), conductuales, emocionales y físicos, como en el modelo descrito en el capítulo 2. Los síntomas cognitivos incluyen autocrítica, desesperanza, pensamientos suicidas, problemas de concentración y pensamientos negativos. Los cambios conductuales incluyen retraimiento, hacer menos actividades agradables y tener dificultades para iniciarlas. Los síntomas físicos incluyen insomnio, dormir y/o comer más o menos de lo habitual, cansancio y cambios de peso. Los síntomas emocionales incluyen tristeza, irritabilidad, ira, culpa y nerviosismo. En la figura 13.1 se ilustra el perfil de síntomas de la depresión.

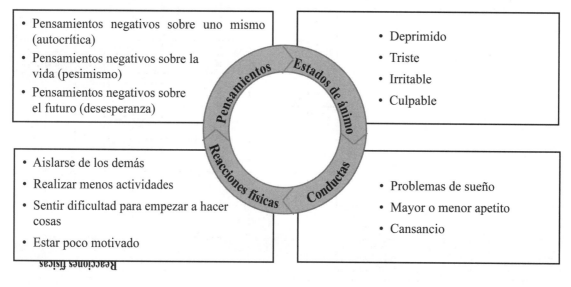

FIGURA 13.1. Perfil de síntomas de la depresión.

Muchas personas se sorprenden al saber que los problemas de sueño, apetito, motivación, concentración o ira se encuentran entre los síntomas característicos de la depresión y que mejoran cuando la depresión se trata con éxito.

PENSAMIENTO Y DEPRESIÓN

La concepción moderna de la depresión se debe a Aaron T. Beck. En los años sesenta, Beck demostró que la depresión se caracterizaba por pautas de pensamiento que mantenían el estado de ánimo deprimido, y que cuando estamos deprimidos solemos tener pensamientos negativos sobre nosotros mismos (autocrítica), sobre el mundo (negatividad general) o sobre nuestro futuro (desesperanza). Los apartados siguientes describen con más detalle estos tres aspectos del pensamiento depresivo.

Pensamientos negativos sobre uno mismo

Antes de que Marissa empezara la terapia cognitiva conductual, era extremadamente autocrítica. Por ejemplo, pensaba: «Me ha pasado todo esto porque soy mala», «Soy pésima como madre y como persona», «Mis maridos me pegaban por mi culpa». Los temas que subyacían a esos pensamiento eran: «Soy una inútil», «Nadie me quiere» y «No sirvo para nada».

Cuando alguien está deprimido casi siempre tiene pensamientos autocríticos. Estos pensamientos son perjudiciales porque reducen la autoestima y la autoconfianza, causan problemas en las relaciones y pueden menguar la voluntad de hacer algo que nos ayude a sentirnos mejor.

Para que el lector vea el papel que desempeña la autocrítica en su vida, le pedimos que recuerde alguna vez que haya estado deprimido porque se sentía inútil o creía que nadie lo apreciaba, y que recuerde lo que pensaba en esas circunstancias. ¿Tenía pensamientos negativos sobre usted mismo? Si fue así, ¿cuáles eran?

_____

_____

_____

_____

Estos ejemplos ilustran los pensamientos autocríticos asociados a la depresión.

Pensamientos negativos sobre experiencias

Otra característica del pensamiento depresivo es ver las experiencias actuales de manera negativa. Cuando estamos deprimidos es frecuente que no veamos los sucesos tal como son y que los malinterpretemos. Por ejemplo, podemos pensar que un amigo, un familiar o un compañero nos dicen algo porque son personas negativas, miserables o críticas, aunque no lo interpretaríamos así si no estuviéramos deprimidos.

Ver nuestras experiencias de una manera negativa responde a un estilo de pensamiento en el que percibimos y recordamos los aspectos negativos con más claridad que los positivos o neutros. Por ejemplo, cuando estamos deprimidos tendemos a percibir y a recordar las cosas negativas que han sucedido durante el día en lugar de las positivas, o podemos centrarnos en un par de cosas que no hemos hecho en lugar de muchas otras que sí hemos llevado cabo.

Pedimos al lector que piense en una época reciente en la que se sintiera especialmente deprimido y que escriba ejemplos de pensamientos en los que, primero, se centrara en lo negativo sin pensar en lo positivo, o, segundo, interpretara algunos sucesos de una manera negativa.

_____

_____

_____

_____

_____

_____

Pensamientos negativos sobre el futuro

En la primera sesión de terapia de Ben, su desesperanza quedó patente con esta afirmación: «¿Y de qué servirá? La vida que me queda estará llena de enfermedad y de muerte». Tras el éxito de su esposa en la batalla contra el cáncer y tras la muerte de su buen amigo Louie, Ben veía que su vida estaría marcada por una serie de tragedias que culminarían en su propia muerte. Solo podía pensar en un futuro sombrío.

Cuando estamos deprimidos vemos el futuro de una manera muy negativa. Prever que lo que suceda acabará siendo negativo recibe el nombre de *desesperanza*. Algunos ejemplos de este pensamiento son: «Lo voy a estropear todo», «No le caeré bien a nadie», «No voy a servir para esto». La actitud negativa hacia el futuro también se puede plasmar en pensamientos como estos: «Nunca saldré de esta depresión», «¿De qué me servirá intentarlo? Nunca voy a mejorar». Podemos pensar que una conversación irá mal, que una relación no funcionará, que un problema no se podrá solucionar o que la depresión no se puede superar. En su forma más extrema, la desesperanza puede llevar a pensar en el suicidio («ideación suicida»).

Para que el lector vea el papel que los pensamientos negativos sobre el futuro desempeñan en su vida, le pedimos que escriba alguna predicción negativa sobre él. Por ejemplo, podría identificar una actividad de la que suele disfrutar, salvo cuando se siente deprimido y predice que no saldrá bien.

_____

_____

_____

_____

_____

_____

EJERCICIO. **Identificar aspectos cognitivos de la depresión**

El formulario 13.3 presenta una lista de pensamientos negativos frecuentes en las personas deprimidas. Para ver si ha tenido usted estos pensamientos y para ayudarle a diferenciarlos, marque los que haya tenido e indique, en cada uno, si se refiere a usted, a su futuro o a sus experiencias.

FORMULARIO 13.3. **Identificar aspectos cognitivos de la depresión**

Marque cada pensamiento que haya tenido:	¿El pensamiento negativo se refiere a mí, a mi futuro o a mis experiencias?
☐ 1. Soy un inútil.	_____
☐ 2. No sirvo para nada.	_____
☐ 3. Nadie me quiere.	_____
☐ 4. Las cosas nunca van a mejorar.	_____
☐ 5. Soy un fracasado.	_____
☐ 6. No valgo nada.	_____
☐ 7. Nadie me puede ayudar.	_____
☐ 8. He fallado a los demás.	_____
☐ 9. Otros son mejores que yo.	_____
☐ 10. Me odia.	_____
☐ 11. Siempre cometo errores.	_____
☐ 12. Mi vida es un desastre.	_____
☐ 13. No le caigo bien.	_____
☐ 14. Esto no tiene remedio.	_____
☐ 15. Decepciono a los demás.	_____
☐ 16. No puedo cambiar.	_____

A continuación se presentan las respuestas del formulario 13.3 (si se dan dos respuestas, las dos son correctas). Se recomienda repasar las secciones pertinentes de este capítulo para aclarar cualquier diferencia entre estas respuestas y las dadas en el formulario.

Respuestas al formulario 13.3

1. Soy un inútil .... Yo
2. No sirvo para nada... Yo
3. Nadie me quiere .... Yo/experiencias
4. Las cosas nunca van a mejorar.............................. Futuro
5. Soy un fracasado .... Yo
6. No valgo nada... Yo
7. Nadie me puede ayudar .... Experiencias/futuro
8. He fallado a los demás .... Yo/experiencias
9. Otros son mejores que yo...................................... Experiencias/yo
10. Me odia... Experiencias
11. Siempre cometo errores... Yo
12. Mi vida es un desastre .... Yo
13. No le caigo bien... Experiencias
14. Esto no tiene remedio.. Futuro/experiencias
15. Decepciono a los demás .... Experiencias
16. No puedo cambiar .... Yo/futuro

TRATAMIENTO DE LA DEPRESIÓN

La depresión casi siempre se puede superar con ayuda. La mayoría de las técnicas que se enseñan en este libro se crearon inicialmente para ello. En este apartado se resumen los métodos de tratamiento que han demostrado ser más eficaces: terapia cognitiva, medicación, mejora de las relaciones y activación conductual. La investigación indica que la activación conductual y la terapia cognitiva son dos de los métodos más eficaces para ayudar a la gente a mejorar y a mantener su mejoría. Juntos, estos dos métodos reciben el nombre de terapia cognitiva conductual y, aunque los describiremos por separado, aprenderemos a usarlos simultáneamente. Como sucede con otras técnicas, es útil aprender a utilizarlas por separado y combinarlas cuando se dominan. Puesto que son tan eficaces, destacamos ambas tanto en este como en otros capítulos del libro.

Las personas que solo se medican corren un riesgo mayor de recaer que quienes combinan la medicación con intervenciones cognitivas y conductuales. Si al lector le han recetado medicación para la depresión, aprender las técnicas de este libro reducirá la probabilidad de que vuelva a deprimirse cuando mejore y deje de tomarla.

Las siguientes secciones describen cada uno de estos métodos de tratamiento. Suele ser mejor empezar por la activación conductual, pero queremos que el lector tenga antes una visión general de los métodos. Describiremos la activación conductual en último lugar para que cuando el lector llegue a esa sección pueda hacer los ejercicios allí descritos durante unas semanas antes de pasar a otros capítulos del libro.

Terapia cognitiva

Las personas deprimidas tienden a percibir y recordar los aspectos negativos de su experiencia con más facilidad que los positivos o neutros. Cuando estamos deprimidos tendemos a interpretar lo que nos sucede con un sesgo negativo, y cuando no lo estamos tendemos a interpretarlo con un sesgo positivo. Supongamos, por ejemplo, que invitamos a tres personas a almorzar con nosotros y que acaban presentándose dos. Si estamos deprimidos tenderemos a fijarnos en la persona que no ha venido y hasta puede que pensemos: «No le caigo bien a nadie». Si no estamos deprimidos, seguramente pensaremos: «Caigo bien a mucha gente. El que no ha venido habrá tenido otros planes, pero se ha perdido un buen rato».

La terapia cognitiva nos enseña a identificar, comprobar y quizá cambiar nuestros pensamientos negativos revisando toda la información —positiva, neutra o negativa— sobre nuestra vida. Los capítulos del 6 al 9 y del 11 al 12 nos enseñan a pensar de maneras más adaptativas para reducir nuestra depresión. Como es de suponer, este libro se llama *El control de tu estado de ánimo* porque muchos capítulos nos dicen cómo realizar cambios en nuestro pensamiento que nos ayuden a sentirnos mejor.

Medicación

Aunque la medicación puede ayudar a combatir la depresión, no todas las personas deprimidas se benefician de ella. Nuestro terapeuta u otro profesional pueden recomendarnos consultar con un psiquiatra u otro médico que determine si la medicación nos puede ayudar. Los efectos de los fármacos antidepresivos preocupan a algunas personas y aquí se abordarán las inquietudes más habituales.

• *«¿Cómo saber si la medicación me puede ayudar?»*

Recetar antidepresivos puede ser un proceso de ensayo y error. Hoy en día existen decenas de antidepresivos, y ni la persona afectada ni su médico pueden saber con certeza si un fármaco dado funciona hasta haberlo probado varias semanas. Se pueden recetar distintos antidepresivos en función de los síntomas concretos que tenga una persona y de los efectos que ella y su médico quieran conseguir. Si el primer antidepresivo recetado no produce el efecto deseado, el médico probará con otros. A diferencia de otros fármacos, los antidepresivos suelen tardar de dos a cuatro semanas en surtir efecto. Y puesto que una persona puede no responder a la medicación inicial, pueden hacer falta ocho semanas o más para conseguir unos niveles terapéuticos del fármaco adecuado.

Un inconveniente de muchos antidepresivos es que tienen efectos secundarios molestos, sobre todo cuando se empiezan a tomar. Estos efectos pueden incluir sequedad de boca, somnolencia y cambios de peso, aunque suelen remitir o desaparecer después de un tiempo.

• *«Si tomo medicación, ¿significa que estoy loco?»*

Casi todo el mundo se deprime alguna vez. Que alguien esté deprimido no significa que esté loco. Si llevamos mucho tiempo deprimidos o si sufrimos una depresión grave, es lógico tratar de encontrar algo que nos haga sentir mejor, y la medicación puede ayudarnos a lograr ese objetivo. Medicarnos no significa que estemos locos. Significa que estamos dispuestos a probar distintas cosas para sentirnos mejor. Podemos hablar con nuestro médico sobre cualquier inquietud que tengamos al respecto y preguntarle cuánto tiempo puede durar el tratamiento.

• *«¿Cuánto tiempo deberé tomar la medicación antidepresiva?»*

Cuando médico y paciente encuentran un antidepresivo eficaz, es probable que se deba tomar durante uno o dos años, aunque hay personas que necesitan tomarlo más tiempo. Con todo, el tiempo necesario lo determinan conjuntamente médico y paciente, y cuando el médico recomiende reducir la medicación, se deberá hacer de una manera gradual y sistemática. Es importante seguir las instrucciones del médico para iniciar y suspender la medicación. En ocasiones, las dosis se deben aumentar y reducir lentamente para lograr los efectos deseados y minimizar los efectos secundarios.

Mejorar las relaciones

Algunos tratamientos para la depresión destacan la importancia de mejorar las relaciones con las personas más cercanas, porque la familia y los amigos pueden ofrecer apoyo para superarla. Con el fin de mejorar las relaciones se pueden usar las estrategias de este libro como hizo Vic para mejorar la relación con su mujer Judy. Un libro de autoayuda para parejas basado en la terapia cognitiva es *Love Is Never Enough,* de Beck (Nueva York, HarperCollins, 1988).* Otra guía de autoayuda muy recomendable para mejorar el matrimonio y otras relaciones es *The Seven Principles for Making Marriage Work,* de Gottman (Nueva York, Harmony Books, 2014),** que ya va por la segunda edición.

Si alguien se halla en una relación caracterizada por el maltrato o con alguien que lo critica sin cesar, superar la depresión puede ser más difícil. La terapia de pareja y la te-

---

  * Trad. cast.: *Con el amor no basta,* Barcelona, Paidós, 1990. *(N. del t.)*
  ** Trad. cast.: *Los siete principios para hacer que el matrimonio funcione,* Nueva York, Knopf Doubleday Publishing Group, 2010. *(N. del t.)*

Escriba en cada casilla: 1) actividad, 2) puntuación del estado de ánimo (0-100). Estado de ánimo que está puntuando: Depresión.

Hora	Lunes	Martes	Miércoles	Jueves	Viernes	Sábado	Domingo
6.00-7.00	Despertar, 60	Despertar, 70	Despertar, 60	Despertar, 50	Despertar, 60	Despertar, 40	Despertar, 60
7.00-8.00	Ducha, vestirme, 60	En la cama, 80	Ducha, vestirme, 50	Ducha, vestirme, 50	Vestirme, 60	Ducha, vestirme, 30	Vestirme, 60
8.00-9.00	Paseo, desayuno, 40	Vestirme, 80	Desayuno, 50	Desayuno, 40	Desayuno, 40	Desayuno, 20	Servir desayuno parroquia, 20
9.00-10.00	Golf, 40	Desayuno, 80	Ferretería, 40	Paseo, 30	Limpiar garaje, 40	Ir a casa de Bob, 20	Paseo, 30
10.00-11.00	Golf, 40	Sentado, 80	Arreglar puerta, 30	Teléfono (Bob), 30-60	Limpiar garaje, 30	Visita Bob y niños, 10	De compras, 40
11.00-12.00	Golf, 60	Leer, 80	Arreglar puerta, 30	Hablar con Sylvie, 60	Limpiar garaje, 30	Mirar fotos con Greg, 10	De compras, 30
12.00-13.00	Comer con Sylvie, 40	Comer con Sylvie, 70	Comer con Sylvie, 20	Comer, 60	Comer, 20	Comer, 0	Comer fuera, 20
13.00-14.00	Comprar con Sylvie, 40	Lavar platos, 80	Lavar platos, 30	Terapia, 50	Barrer garaje, 20	Ir al parque, 0	Conducir con Sylvie, 20
14.00-15.00	Comprar, 40	Sentarse, 80	Paseo, 20	Llamar a Bert, 40	Paseo con Sylvie, 20	Jugar a fútbol con nietos, 0	En casa con Sylvie, 20

Hora							
15.00-16.00	Comprar, 50	Pagar facturas, 80	Leer correo, 20	Limpiar taller, 40	Leer noticias, correo, 20	Pasear perro con Bob, 0	En casa con Sylvie, 10
16.00-17.00	Bolsas compra, 50	Llevar Sylvie al médico, 70	Ayudar cocina, 20	Ayudar cocina, 40	Ayudar cocina, 20	Conducir a casa, 10	Preparar cena, 10
17.00-18.00	Sentado 60	Cenar fuera, 60	Cenar con Sylvie, 20	Cenar, 30	Cenar, 20	Cenar, 10	Cenar, 10
18.00-19.00	Cena, 60	Paseo, 60	Lavar platos, 20	Lavar platos, 30	Lavar platos, 20	Lavar platos, 10	Lavar platos, 10
19.00-20.00	TV, 60	Cine, 50	Jugar a cartas, 20	TV, 30	Hablo con Bob, 10	Sentarse, 30	TV, 20
20.00-21.00	TV, 60	Cine, 50	Jugar a cartas, 20	TV, 40	TV, 10	Mirar fotos, 30	TV, 20
21.00-22.00	TV, 60	Conducir a casa, 50	Hablar con Sylvie, 20	TV, 40	TV, 10	Hablar con Sylvie, 20	TV, 20
22.00-23.00	TV, 60	TV, 50	TV, 20	TV, 40	TV, 10	TV, 30	TV, 30
23.00-24.00	Cama, 70	Cama, 60	Cama, 20	Cama, 60	Cama, 10	Cama, 30	Cama, 20
24.00-1.00	Dormir	Dormir	Dormir	Dormir	Dormir	Dormir	Dormir

FIGURA 13.2. Registro de actividades de Ben.

rapia familiar pueden ayudar a mejorar las relaciones que alimentan la depresión. Si alguien es objeto de abusos sexuales o maltratos físicos, hay centros y asociaciones dedicados a prestar ayuda. Se puede contactar con ellos a través de los centros de salud u otros servicios locales.

Activación conductual

Si hacemos un seguimiento de nuestras actividades y la sensación de depresión, veremos que cuando estamos deprimidos solemos ser menos activos. Por esta razón, una parte importante de superar la depresión es aumentar el número de actividades que realizamos cada día. Y más importante aún que la cantidad de actividades son su clase y su calidad. En general, las actividades más efectivas para mejorar el ánimo son las que generan satisfacción y una sensación de logro, las que nos hacen afrontar los retos de la vida en lugar de evitarlos y las que están relacionadas con lo que más apreciamos. Todos debemos descubrir la combinación adecuada de estas actividades para mejorar nuestro estado de ánimo, y esta sección nos ayudará a descubrir la mejor para nosotros.

Para hacer un seguimiento de nuestras actividades y descubrir cómo influyen en nuestro estado de ánimo se recomienda utilizar un registro de actividades. Rellenar este registro durante una semana nos ayudará a identificar qué hacemos cuando estamos más y menos deprimidos. Además de identificar las actividades y los estados de ánimo, el registro se puede usar como una guía para ver qué cambios en nuestra conducta nos ayudan a sentirnos mejor.

Examinemos el registro de actividades completado por Ben en la figura 13.2. Obsérvese que Ben solo escribió una o dos palabras para describir su actividad, suficiente para recordarle lo que estaba haciendo cuando repasara el registro. Cuando hacía más de una actividad en un período de tiempo, anotaba las dos más importantes (por ejemplo, «paseo», «desayuno»), o una o dos palabras que describieran toda la experiencia («de compras»).

Aunque Ben pensó que llevar un registro de actividades sería difícil, vio que solo necesitaba unos segundos cada hora para anotar la actividad y puntuar su depresión. Obsérvese que el jueves de 10.00 a 11.00 su depresión cambió mucho y escribió una puntuación baja y otra alta para indicar el cambio.

La conexión entre actividades y estados de ánimo es tan importante que se recomienda interrumpir la lectura de este capítulo hasta haber rellenado el registro de actividades durante una semana. El resto del capítulo tendrá más valor una vez entendida esta conexión. El formulario 13.4 de las páginas 238-239 es el primero de una serie de formularios que ayudan a ver que las actividades pueden mejorar nuestro estado de ánimo.

PARA RECORDAR

Cómo usar el registro de actividades
- Escriba el nombre del estado de ánimo que vaya a puntuar.
- Anote las actividades que realiza cada hora del día.
- Para cada hora, puntúe su estado de ánimo de 0 a 100 (0 significa que no lo ha experimentado y 100 significa que lo ha experimentado con la máxima intensidad). Anote la puntuación en la casilla correspondiente.
- Tras rellenar el registro de actividades durante una semana, busque conexiones entre sus actividades y su estado de ánimo.

Haga una pausa en la lectura y siga cuando haya rellenado un registro de actividades durante una semana.

EJERCICIO. **Usar el registro de actividades**

Primero, elija un estado de ánimo que quiera mejorar (depresión, si es la razón de que lea este capítulo) y escríbalo a continuación.

Estado de ánimo:

Durante esta semana, puntuará el estado de ánimo en una escala de 0 a 100:

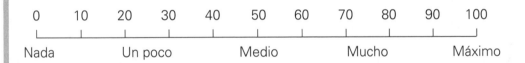

| 0 | 10 | 20 | 30 | 40 | 50 | 60 | 70 | 80 | 90 | 100 |

| Nada | | Un poco | | | Medio | | | Mucho | | Máximo |

Rellene el «Registro de actividades» (formulario 13.4, pp. 238-239) durante una semana. Escriba la actividad que ha realizado cada hora y puntúe su estado de ánimo según la escala. Puede que se olvide de hacerlo en algunas horas, pero cuanto más minucioso sea el registro, mejor podrá seguir el estado de ánimo que está puntuando. Aunque se olvide de hacerlo durante todo un día, no desista y siga haciéndolo cuando se acuerde.

Para acordarse de rellenar su registro de actividades, procure llevar una copia encima o utilice una agenda para tomar nota de sus actividades y estados de ánimo a lo largo del día. No hace falta anotar los datos cada hora. Puesto que la mayoría de las personas recuerdan sus actividades y sus estados de ánimo durante varias horas, se puede rellenar varias veces al día en lugar de cada hora. Por ejemplo, se pueden anotar las actividades y puntuaciones de la mañana a la hora de comer, las de la tarde a la hora de la cena y las de la noche al acostarse.

FORMULARIO 13.4. **Registro de actividades**

Escriba en cada casilla: 1) actividad, 2) puntuación del estado de ánimo (0-100).
Estado de ánimo que está puntuando: _____

Hora	Lunes	Martes	Miércoles	Jueves	Viernes	Sábado	Domingo
6.00-7.00							
7.00-8.00							
8.00-9.00							
9.00-10.00							
10.00-11.00							
11.00-12.00							
12.00-13.00							
13.00-14.00							
14.00-15.00							

15.00-16.00						
16.00-17.00						
17.00-18.00						
18.00-19.00						
19.00-20.00						
20.00-21.00						
21.00-22.00						
22.00-23.00						
23.00-24.00						
24.00-1.00						

Sus respuestas al formulario 13.5 pueden ayudarlo a identificar las actividades que habría que modificar para sentirse mejor. Vea el «Registro de actividades de Ben» (figura 13.2, p. 234-235) y sus respuestas a las preguntas del formulario 13.5 (figura 13.3, p. 241).

EJERCICIO. **Aprender del registro de actividades**

Ahora que ya ha seguido durante una semana su estado de ánimo y sus actividades, analice su registro de actividades en busca de pautas, haciéndose las preguntas del formulario 13.5.

FORMULARIO 13.5. **Aprender del registro de actividades**

1. ¿Ha variado mi estado de ánimo durante esta semana? Si es así, ¿cómo? ¿Qué pautas puedo observar?

2. ¿Mis actividades han influido en mi estado de ánimo? Si es así, ¿cómo?

3. ¿Qué estaba haciendo cuando me he sentido mejor? ¿Me beneficiarán esas actividades a la larga? ¿Qué otras actividades podría hacer para sentirme mejor?

4. ¿Qué estaba haciendo cuando me he sentido peor? ¿Me benefician esas actividades? Si es así, ¿hay alguna manera de llevarlas a cabo que me haga sentir mejor?

5. En algunos momentos del día (por ejemplo, las mañanas) o de la semana (por ejemplo, los fines de semana), ¿me he sentido peor?

6. ¿Se me ocurre algo que pueda hacer para sentirme mejor en esos momentos?

7. ¿En algunos momentos del día o de la semana me he sentido mejor? ¿Puedo aprender algo útil de ellos?

8. Teniendo en cuenta mis respuestas a las preguntas anteriores, ¿qué actividades puedo planificar para la semana próxima con el objetivo de sentirme mejor? ¿Y en las semanas posteriores?

De Mind Over Mood, Second Edition, © 2016, Dennis Greenberger y Christine A. Padesky.

1. ¿Ha variado mi estado de ánimo durante esta semana? Si es así, ¿cómo? ¿Qué pautas puedo observar?

   Sí, mi estado de ánimo ha variado. Cuando tenía un bajón, parecía que durara horas. Algunos días no han sido tan malos.

2. ¿Mis actividades han influido en mi estado de ánimo? Si es así, ¿cómo?

   Sí. Los días que estaba ocupado solía sentirme un poco mejor. Cuando estoy con personas que quiero, como mi mujer, mis hijos o mis nietos, suelo sentirme mejor. Cuando estoy solo y me quedo sentado en casa, tiendo a dar vueltas a las cosas y me siento peor.

3. ¿Qué estaba haciendo cuando me he sentido mejor? ¿Me beneficiarán esas actividades a la larga? ¿Qué otras actividades podría hacer para sentirme mejor?

   Hacía cosas con Sylvie es una persona muy alegre y significa mucho para mí. Arreglar la puerta: me sentía útil. Servir el desayuno en la parroquia es agradable porque hablo con la gente y es una oportunidad de ayudar.

   Sí que me beneficiarán.

   Pasar más tiempo con mis nietos. Jugar más a golf. Dedicar más tiempo a actividades en la parroquia. Salir a cenar con Sylvie.

4. ¿Qué estaba haciendo cuando me he sentido peor? ¿Me benefician esas actividades? Si es así, ¿hay alguna manera de llevarlas a cabo que me haga sentir mejor?

   Sentado en mi butaca, pensando: preocupado por el dinero que gastamos.

   El jueves, Bob me llamó por teléfono para decirme que mi nieta Nicole se había roto el brazo.

   Sí, me benefician. Hay que afrontar las situaciones difíciles o averiguar qué hay que hacer. En lugar de preocuparme y nada más, podría hablar con Sylvie y decidir cómo afrontarlas.

5. En algunos momentos del día (por ejemplo, las mañanas) o de la semana (por ejemplo, los fines de semana), ¿me he sentido peor?

   Me he sentido peor por las mañanas, antes de ponerme en marcha. Me sentí peor a principios de semana.

6. ¿Se me ocurre algo que pueda hacer para sentirme mejor en esos momentos?

   Supongo que ducharme y vestirme me iría bien. Pasear también ayudaría, aunque si estoy depre no estoy de humor. Salir de casa también serviría. Estar por ahí o ayudar a otras personas suele animarme.

7. ¿En algunos momentos del día o de la semana me he sentido mejor? ¿Puedo aprender algo útil de ellos?

   En general, más avanzado el día me siento mejor. También me he sentido mejor el viernes, el sábado y el domingo. Esto me dice que mis peores momentos no duran eternamente. Tiendo a estar con más gente los fines de semana y eso ayuda. Podría buscar alguna manera de estar con más gente entre semana.

8. Teniendo en cuenta mis respuestas a las preguntas anteriores, ¿qué actividades puedo planificar para la semana próxima con el objetivo de sentirme mejor? ¿Y en las semanas posteriores?

   Arreglar cosas por la casa. Planificar más actividades que tengan que ver con personas que quiero. Visitar a mis nietos. Sacar a pasear al perro de Bob. Pasar menos tiempo sentado a solas. Hacer más cosas para la parroquia.

FIGURA 13.3. Lo que aprendió Ben de su registro de actividades.

Como podemos ver, Ben aprendió mucho de su registro de actividades. Dependiendo del estado de ánimo que el lector haya seguido, puede haber aprendido varias cosas de sus variaciones. Las personas deprimidas suelen sentirse mejor cuando son más activas. Si cree que realizar más actividades podría mejorar su estado de ánimo, escriba a continuación por qué razones cree que será así.

_____

_____

_____

_____

_____

_____

_____

No sabemos con certeza por qué las personas deprimidas se sienten mejor cuando están más activas. He aquí una lista de posibles razones:

- Algunas actividades, como caminar, influyen en la química cerebral relacionada con el bienestar.
- Cuando no hacemos nada solemos pensar en cosas negativas una y otra vez. La actividad nos ayuda a distanciarnos de los pensamientos negativos.
- Las actividades nos pueden dar la oportunidad de tener éxito (como ordenar una habitación o una mesa), de hacer algo agradable (como hablar con alguien que nos gusta) o de abordar un problema (como empezar a trabajar en algo que se debe hacer). Cada una de estas experiencias —logro, placer, superar la evitación— nos puede ayudar a sentirnos un poco mejor. Hacer cosas importantes para nosotros, o relacionadas con cosas o personas que apreciamos, ayuda a dar significado a nuestra vida. En general, todos nos sentimos mejor cuando en nuestra vida hay significado o propósito.

Como primer paso para tratar la depresión es conveniente realizar más actividades, sobre todo aquellas que nos resulten agradables, que generen una sensación de logro, que nos ayuden a acercarnos a algo en lugar de evitarlo o que reflejen nuestros valores. Cuando realizamos actividades de esta clase, acabamos sintiéndonos mejor.

Para ver si es así en su caso, vuelva a rellenar el «Inventario de depresión» (formulario 13.1) y anote la puntuación obtenida en el formulario 13.2. Puede ser mayor, menor o igual que la obtenida al rellenar el inventario por primera vez. Luego, rellene el formulario 13.6 de las páginas 246-247 para programar actividades del formulario 13.5 que tiendan a mejorar su estado de ánimo. Observe que si bien el formulario 13.6 es igual que el «Registro de actividades», se llama «Programa de actividades», porque en él anotará actividades planificadas de antemano que lo ayuden a sentirse mejor.

Programe varias actividades cada día e intente mezclar distintas clases. Si es usted una persona que suele estar muy ocupada haciendo cosas que logren algo, le irá mejor escribir actividades agradables. Por otro lado, si ya realiza muchas actividades agradables le irá mejor escribir actividades que logren algo o que afronten la evitación. En la figura 13.4 se reproduce la lista de actividades que hizo Ben para su programa.

Actividades agradables: Dar un paseo con Sylvie, visitar a los nietos, jugar a golf, tirarle la pelota al perro de Bob, quedar para almorzar con un amigo, organizar una partida de cartas, ir al cine, llevar a Sylvie a cenar, ir al recital de mi nieta, poner música mientras conduzco, mirar las flores y oír los pájaros cuando estoy fuera, mirar a los niños jugar, mirar las estrellas por la noche, disfrutar del aroma cuando se cocina algo.

Actividades que logran algo: Arreglar el grifo que gotea, construir una casita de pájaros, pagar facturas, organizar mis fotos digitales, limpiar el garaje, hacer la colada, llamar a la parroquia por si necesitan voluntarios para algo.

Qué puedo hacer para abordar cosas que he estado evitando: Llamar al médico para pedir hora, levantarme enseguida y darme una ducha (sobre todo si estoy de bajón), hablar con Sylvie de cosas que me preocupan, pedir a Sylvie que me ayude a pensar actividades para el programa si estoy demasiado deprimido para hacerlo yo.

Actividades que encajan con mis valores: Ofrecerme a trabajar más para la parroquia, ayudar a mis nietos con los deberes, ofrecerle al vecino arreglar su verja, decir algo positivo a alguien cada día, visitar a mi amigo en el hospital.

FIGURA 13.4. Lista de actividades de Ben para su programa de actividades.

Programar actividades agradables o que logren algo

Programar y realizar actividades agradables o que logren algo, da lugar a cambios conductuales que pueden reducir la depresión.

- Hacer diez actividades agradables en una semana nos ayudará más que hacer cinco.
- Las actividades muy agradables nos ayudarán más que las ligeramente agradables.
- Cada persona disfruta con actividades diferentes. Elijamos actividades que encajen con nuestros intereses y valores.
- Las actividades agradables no tienen por qué ser caras ni exigir mucho tiempo.
- Hablar con un amigo, escuchar música, jugar a un videojuego, dar un paseo, comer fuera, ver un programa de televisión o jugar con un hijo son ejemplos de actividades agradables cotidianas.

EJERCICIO. **Programación de actividades**

Antes de rellenar el formulario 13.6 de la página siguiente, escriba varias actividades que desee planificar para cada día. Quizá le sea útil revisar el formulario 13.5 de la página 240, sobre todo sus respuestas a las preguntas 3, 6 y 8. Se aconseja pensar en varias actividades de cada una de las siguientes categorías y repartirlas a lo largo de la semana.

Actividades agradables: _____

_____

_____

_____

_____

Actividades que logran algo: _____

_____

_____

_____

_____

Qué puedo hacer para abordar cosas que he estado evitando: _____

_____

_____

_____

_____

Actividades que encajan con mis valores: _____

_____

_____

_____

_____

Algunas actividades encajan en varias categorías. Por ejemplo, caminar o hacer ejercicio puede ser agradable para una persona, un logro para otra y encajar con el valor de hacer actividades saludables para otra. Si alguien lleva tiempo evitando hacer ejercicio, incluso puede encajar en superar la evitación. Asigne sus actividades a las categorías que crea oportunas. Lo importante es realizar actividades de cada categoría durante la semana.

FORMULARIO 13.6. **Programa de actividades**

Basándose en el ejercicio sobre programación de actividades de la página anterior, utilice este formulario para programar algunas actividades y anótelas en las casillas correspondientes a las horas y los días en que piensa realizarlas. Si surge algo más agradable o importante, puede realizar la actividad nueva en el período que corresponda. Si ha hecho algo diferente en algún período, anótelo y tache lo planificado. Para cada período con una actividad planificada, anote: 1) la actividad; y 2) la puntuación del estado de ánimo (de 0 a 100).

Estado de ánimo que está puntuando: _____

Hora	Lunes	Martes	Miércoles	Jueves	Viernes	Sábado	Domingo
6.00-7.00							
7.00-8.00							
8.00-9.00							
9.00-10.00							
10.00-11.00							
11.00-12.00							
12.00-13.00							
13.00-14.00							

14.00-15.00	15.00-16.00	16.00-17.00	17.00-18.00	18.00-19.00	19.00-20.00	20.00-21.00	21.00-22.00	22.00-23.00	23.00-24.00	24.00-1.00

Una vez que haya llevado a cabo las actividades del formulario 13.6 en el transcurso de una semana, vuelva a rellenar el «Inventario de depresión» (formulario 13.1) y anote su puntuación en el formulario 13.2. Comparar las puntuaciones antes y después de esta semana revela si la programación de actividades ha influido en el estado de ánimo. Cualquier cambio positivo en la puntuación, por pequeño que sea, indica que un cambio pequeño en la conducta puede dar lugar a una mejora en el estado de ánimo. Según el nivel de depresión, para que se perciba alguna mejora en la puntuación puede ser necesario programar actividades durante varias semanas.

Preguntas sobre la programación de actividades

Las siguientes preguntas y respuestas pueden ser útiles si el estado de ánimo no mejora después de programar actividades.

«¿Y si no estoy de humor para realizar las actividades que he programado?»

Si no está de humor para realizar una actividad, intente realizarla en parte, aunque sea unos minutos. Muchas veces no nos sentimos motivados para hacer algo hasta que empezamos. Muchas personas se sorprenden al ver que la motivación surge después de empezar a hacer algo y no antes, sobre todo si están deprimidas.

Si se ha saltado una o más actividades programadas procure no desanimarse ni criticarse y pase a la siguiente actividad. Si lo desea, puede reprogramar las actividades omitidas para otro momento. El objetivo de estos programas es aumentar la cantidad y la variedad de las actividades que realiza, no cumplir al pie de la letra lo que haya planificado. Si programa actividades para varias semanas, verá que es más fácil realizarlas a medida que pasen los días.

«¿Y si no disfruto de las actividades como antes?»

Si decide programar actividades para reducir su depresión, no espere que sean tan agradables o satisfactorias como antes de que se deprimiera. Por ejemplo, Ben disfrutaba jugando al golf desde mucho antes de su depresión y descubrió que ya no le llenaba tanto cuando estaba deprimido. Si Ben comparara el placer de jugar antes y después de estar deprimido, su conclusión podría ser: «Esto no va bien. No me divierto como antes», y el resultado podría ser que Ben se sintiera más deprimido después de jugar. Sin embargo, si Ben comparara jugar al golf con quedarse en casa sin hacer nada, podría pensar: «Me alegro de haber jugado a golf. Al menos me he divertido un poco. Es mejor eso que quedarme en casa con el ánimo por los suelos».

«¿Y si no disfruto nada con las actividades?»

Fíjese en lo que le pasa por la cabeza mientras realiza alguna actividad. Si hace algo que pensaba que sería agradable (como pasear por un parque) y aun así no deja de pensar en cosas negativas a cada paso, no es probable que disfrute mucho. Si se encuentra dando vueltas a cosas negativas mientras hace una actividad, centre su atención en ella y busque algo que le haga sentirse bien (placer, logro, superar la evitación, actuar de acuerdo con sus valores). No se desanime si vuelven a venirle a la cabeza pensamientos negativos porque eso es habitual en la depresión. Puede que deba detenerse y buscar aspectos positivos de una actividad centenares de veces cada día. Ser conscientes de que nos dejamos arrastrar por pensamientos negativos tiene la ventaja de permitirnos elegir hacer algo diferente.

A algunas personas, sobre todo si llevan mucho tiempo deprimidas, les cuesta experimentar estados de ánimo positivos. Si esto le sucede a usted, intente la estrategia de «captar placer», es decir, de sentir cualquier experiencia positiva, por pequeña que sea, al realizar una actividad.

Suele ser útil empezar por fijarse en las experiencias sensoriales (vista, oído, olfato, gusto y tacto). Preste atención a sus sentidos a lo largo del día. Fíjese en las texturas, los sonidos, los olores o las imágenes que encuentre mínimamente agradables. Si come algo, paladee el sabor. Si pasea por la calle, busque aromas y fragancias que le resulten agradables. Sienta la brisa en la piel, ¿es cálida o refrescante? Escuche sonidos agradables o interesantes como el canto de las aves o incluso el sonido de un motor. Observe los colores que lo rodean. Fíjese en la gente que parezca simpática o incluso graciosa. Es muy útil percibir cualquier reacción positiva por sutil o breve que sea y se pueden «captar» momentos así en cualquier momento del día.

Con el tiempo, le será más fácil sentir estados de ánimo positivos con más frecuencia y durante más tiempo. Desarrolle la mentalidad de saborear aspectos diminutos de su experiencia. Cuando lo pueda hacer podrá ir añadiendo capas al placer obtenido de sus actividades buscando aspectos positivos en sus experiencias. Por ejemplo, podría sonreír oyendo por casualidad una conversación graciosa, o tener una conversación agradable con el dependiente de una tienda. Cuando elegimos conscientemente buscar lo positivo, abrimos una ventana que deja entrar las experiencias positivas y nuestra mente se fija menos en las negativas.

Es aconsejable que programe actividades durante varias semanas hasta que sus puntuaciones en el «Inventario de depresión» (formulario 13.1, p. 224) indiquen alguna mejora. Cuando le sea más fácil hacer más actividades a lo largo del día, seguramente ya estará preparado para aprender y practicar las técnicas que se enseñan en los capítulos 5 a 12 y que pueden mejorar aún más su estado de ánimo. Cuando se sienta mejor y sus puntuaciones de depresión sean menores que al empezar, lea el capítulo 5 para dar los pasos siguientes. Mientras aprende las técnicas nuevas, siga realizando las actividades que lo ayudan a sentirse mejor.

Resumen del capítulo 13

➤ La depresión no solo describe un estado de ánimo: también supone cambios en el pensamiento, en la conducta y en la función física.

➤ El «Inventario de depresión» (formulario 13.1) sirve para puntuar los síntomas de la depresión. Las puntuaciones semanales del inventario se anotan en el formulario 13.2 para hacer un seguimiento de los cambios mientras se dominan las técnicas de *El control de tu estado de ánimo.*

➤ Hay muchos tratamientos eficaces para la depresión, incluyendo la terapia cognitiva conductual, la mejora de relaciones y la medicación.

➤ Las personas que aprenden las técnicas de *El control de tu estado de ánimo* tienen menos recaídas que las que solo siguen un tratamiento farmacológico.

➤ Cuando estamos deprimidos tendemos a tener pensamientos negativos sobre nosotros, sobre nuestras experiencias y sobre el futuro.

➤ La terapia cognitiva conductista para la depresión nos ayuda a aprender maneras nuevas de pensar y de conducirnos para mejorar nuestro estado de ánimo de una manera duradera.

➤ Seguir y analizar nuestras actividades y nuestro estado de ánimo en un «Registro de actividades» (formularios 13.4 y 13.5) nos ayuda a descubrir las relaciones entre conducta y depresión.

➤ El objetivo del «Programa de actividades» (formulario 13.6) es planificar actividades que nos sean agradables, logren algo, nos ayuden a superar la evitación y/o encajen con nuestros valores. Su uso durante varias semanas tenderá a mejorar nuestro estado de ánimo.

CAPÍTULO 14

ENTENDER LA ANSIEDAD

Quizás el lector está leyendo este capítulo de *El control de tu estado de ánimo* con la esperanza de que lo ayude a superar su ansiedad. Aunque es muy frecuente, la ansiedad es uno de los estados de ánimo más angustiosos que podemos sentir. Hay personas que sienten ansiedad la mayor parte del día y otras solo la sufren en unas situaciones concretas.

Una de las personas a las que se sigue en este libro, Linda, sufría ataques de pánico y sentía una gran ansiedad cuando tenía que volar en avión. Había muchos días en que Linda no sentía ansiedad, pero cuando la sufría era tan intensa que muchas veces acababa en el servicio de urgencias de un hospital. Incluso había pensado en rechazar un ascenso para no tener que viajar en avión y evitar los ataques de pánico.

Linda era muy consciente de las situaciones que le provocaban ansiedad. Para otras personas, la ansiedad es más bien un misterio, sobre todo si aparece como «caída del cielo». A medida que el lector aprenda más sobre la ansiedad y haga los ejercicios del libro, identificará mejor qué se la provoca.

A veces se usa la palabra *ansiedad* para designar el nerviosismo o miedo temporal que sentimos ante una experiencia vital como una entrevista de trabajo o una prueba médica. También se usa para designar clases de ansiedad más persistentes como las fobias (miedo a cosas o situaciones concretas, como las alturas, los insectos u otros animales, o volar en avión), la llamada ansiedad social (miedo a hacer el ridículo y/o a ser criticado o rechazado en situaciones sociales), el trastorno por pánico (sensación muy intensa de ansiedad que hace que las personas afectadas sientan que están a punto de morir o de enloquecer), el trastorno por estrés postraumático (recuerdos recurrentes de traumas con niveles muy elevados de angustia), la hipocondría (preocupación y miedo persistentes a tener una enfermedad o un problema físico, a pesar de que la exploración médica no revela ningún problema), y el llamado trastorno de ansiedad generalizada (caracterizado por la ansiedad y la preocupación excesivas).

Piense unos instantes en su propia ansiedad:

Que usted recuerde, ¿cuándo fue la primera vez que la sintió? _____

¿La siente casi todo el tiempo o solo de vez en cuando? _____

¿Su ansiedad es leve, moderada o grave? _____

¿La siente todo el día o en unas situaciones concretas? _____

Si la siente en unas situaciones concretas, escriba cuáles son:

Siento ansiedad cuando _____

Siento ansiedad cuando _____

Siento ansiedad cuando _____

Siento ansiedad cuando _____

Ahora que ya ha identificado algunos datos sobre su ansiedad, el ejercicio siguiente lo ayudará a entender mejor los síntomas que experimenta. Cada persona siente ansiedad a su manera. Identificar las pautas de su ansiedad le permitirá centrarse en las experiencias concretas que desee cambiar.

EJERCICIO. **Identificar y puntuar los síntomas de la ansiedad**

Para precisar qué síntomas experimenta cuando sufre ansiedad, puntúe los síntomas del «Inventario de ansiedad» (formulario 14.1). Mientras aprende técnicas para controlar la ansiedad, rellene el inventario una vez por semana para ver cuáles son más eficaces y hacer un seguimiento de sus avances.

Calcule la puntuación total del inventario sumando los números marcados en cada ítem. Por ejemplo, si ha marcado un 3 para cada uno, la puntuación total sería 72 (3 x 24 ítems). Si en un ítem no se ha podido decidir entre dos números y ha marcado los dos, sume el más alto.

Para hacer un seguimiento de sus avances anote la puntuación total de cada «Inventario de ansiedad» en el formulario 14.2. Escriba en la última casilla de cada columna la fecha en que ha rellenado el inventario. Luego escriba una X en la casilla de la columna correspondiente a la puntuación.

FORMULARIO 14.1. **Inventario de ansiedad**

Para cada ítem, marque el número que mejor describa la medida en que ha experimentado cada síntoma durante la última semana.

	Nada	A veces	Con frecuencia	Casi siempre
1. Nerviosismo	0	1	2	3
2. Preocupación	0	1	2	3
3. Temblores, tics	0	1	2	3
4. Músculos doloridos, tensos	0	1	2	3
5. Agitación	0	1	2	3
6. Cansancio	0	1	2	3
7. Falta de aliento	0	1	2	3
8. Palpitaciones	0	1	2	3
9. Sudoración no debida a calor	0	1	2	3
10. Sequedad de boca	0	1	2	3
11. Mareos, aturdimiento	0	1	2	3
12. Náuseas, diarrea, problemas estomacales	0	1	2	3
13. Más necesidad de orinar	0	1	2	3
14. Sofocación o escalofríos	0	1	2	3
15. Dificultad al tragar o «nudo en la garganta»	0	1	2	3
16. Nervios de punta o a flor de piel	0	1	2	3
17. Sobresaltos	0	1	2	3
18. Problemas de concentración	0	1	2	3
19. Problemas de sueño	0	1	2	3
20. Irritabilidad	0	1	2	3
21. Evitar lugares que causan ansiedad	0	1	2	3
22. Pensamientos de peligro	0	1	2	3
23. Verme incapaz de afrontarlo	0	1	2	3
24. Pensar que pasará algo aterrador	0	1	2	3
Puntuación (suma de las puntuaciones de los ítems)				

FORMULARIO 14.2. **Puntuaciones de los inventarios de ansiedad**

Puntuación														
72														
69														
66														
63														
60														
57														
54														
51														
48														
45														
42														
39														
36														
33														
30														
27														
24														
21														
18														
15														
12														
9														
6														
3														
0														
Fecha														

El «Inventario de ansiedad» y su hoja de puntuaciones (formularios 14.1 y 14.2) se deberían rellenar periódicamente (cada una o dos semanas) para hacer un seguimiento de los cambios. La primera vez que rellenemos el inventario obtendremos una línea base o puntuación inicial. Iremos notando cambios en las puntuaciones (a mejor o a peor) con el paso del tiempo, y al probar estrategias diferentes como aprender las técnicas del libro, solucionar problemas o recibir terapia cognitiva conductual. Es de esperar que con esas intervenciones la frecuencia y la gravedad de los síntomas se reduzcan y obtengamos unas puntuaciones más bajas en el inventario. De este modo, podemos medir la utilidad de las distintas alternativas que probemos.

Las puntuaciones del «Inventario de ansiedad» no se usan con fines diagnósticos. Si creemos que sufrimos ansiedad podemos enseñar nuestro inventario ya rellenado a un profesional de la salud mental. Las respuestas que hayamos escrito nos ayudarán a contarle nuestras experiencias para que pueda hacer un diagnóstico y hablarnos de los tratamientos disponibles.

Los síntomas que se puntúan en el «Inventario de ansiedad» son cambios cognitivos (pensamiento), conductuales, emocionales y físicos, como en el modelo descrito en el capítulo 2 (p. 29). Obsérvese que los síntomas cognitivos incluyen **pensamientos** de peligro o de que va a pasar algo malo, de que no podremos afrontar la situación y varias preocupaciones más. Estos pensamientos suelen darse en forma de imágenes y no solo palabras. Cuando sentimos ansiedad tendemos a evitar situaciones y lugares donde podamos sentirnos incómodos o ansiosos. La evitación es la conducta más común asociada a la ansiedad. También hay muchos síntomas físicos asociados a ella, como falta de aliento y la dificultad para respirar, las palpitaciones, la sequedad de boca, la sudoración, la tensión muscular, los temblores, la sensación de mareo, las náuseas o los problemas estomacales, la sofocación o los escalofríos, las micciones frecuentes, la agitación e incluso la dificultad para tragar. Para describir un **estado de ánimo** ansioso también se utilizan palabras o expresiones como *nerviosismo* o *tener los nervios de punta*.

En la figura 14.1 se resumen los síntomas más habituales de la ansiedad. La terapia cognitiva conductual y las técnicas de *El control de tu estado de ánimo* son muy eficaces para reducirlos.

Hay muchas vivencias o **experiencias vitales** que provocan ansiedad o contribuyen a ella: traumas (padecer maltratos físicos, emocionales o sexuales, sufrir un accidente de tráfico, vivir una guerra), enfermedades o muertes, cosas que nos han enseñado («las serpientes muerden», «si te ensucias caerás enfermo»), cosas que observamos (un artículo en un periódico sobre un accidente de aviación) o experiencias que nos parecen imposibles de afrontar (hablar en público, un ascenso en el trabajo, quedarse en el paro, tener otro hijo). La ansiedad de Linda empezó tras la muerte de su padre: se sentía muy abrumada y los problemas se le hacían una montaña. Empezó a temer que sucediera otra catástrofe y no poder afrontarla.

Todos los cambios físicos, conductuales y cognitivos que sentimos cuando estamos angustiados forman parte de las respuestas de «lucha, huida o inmovilidad» que suelen activarse cuando nos enfrentamos a un peligro. Para entenderlas mejor imaginemos que

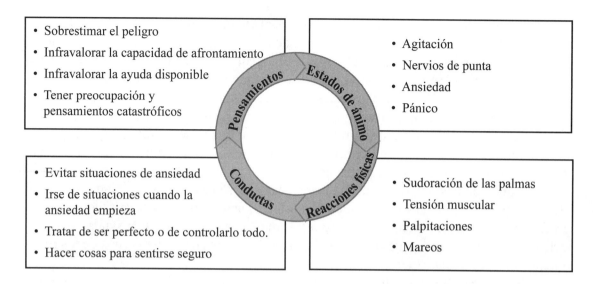

FIGURA 14.1. Perfil de síntomas de la ansiedad.

estamos fuera de nuestra ciudad. Una noche salimos a pasear y acabamos perdidos en una calle oscura. A unos quince metros vemos a un hombre muy corpulento que camina hacia nosotros. Creemos que nos ha visto y tememos que nos vaya a atracar. ¿Qué podemos hacer? Una opción es luchar. Para prepararnos, el corazón y la respiración se aceleran, los músculos se ponen en tensión y sudamos para que el cuerpo se enfríe. Estos cambios corporales conforman la respuesta de «lucha» y podrían ser útiles en esa situación.

Pero quizá pensemos que luchar contra aquel hombre no es buena idea y optemos por correr. Y correr también exige un ritmo cardíaco acelerado, mucho oxígeno, tensión muscular y sudoración. Así pues, los cambios físicos que conforman la respuesta de «lucha» también conforman la respuesta de «huida» y usamos esa energía extra para correr en lugar de luchar.

Una tercera opción sería quedarnos inmóviles. Puede que el hombre no nos haya visto y que pasemos desapercibidos si no nos movemos. En este caso, una inmovilidad total exigirá tener los músculos rígidos y en tensión para que no sea perceptible ni la respiración. Estos cambios físicos conforman la respuesta de «inmovilidad».

Puesto que estas tres respuestas —lucha, huida e inmovilidad— son reacciones adaptativas a peligros reales y graves, la ansiedad cumple un papel que, en cierto modo, es parecido al del dolor: si no sintiéramos dolor no apartaríamos las manos de una estufa ardiente. Las respuestas de ansiedad también nos avisan de peligros que podríamos tener que afrontar.

Por desgracia, también sentimos ansiedad al ver una película de miedo o al tener que hablar ante un grupo de personas. En este libro se enseñan métodos y técnicas para reducir la ansiedad cuando no hay ningún peligro, cuando un peligro no es tan grave como pensamos o cuando demasiada ansiedad interfiere con la capacidad de afrontar algo. Los objetivos del tratamiento de la ansiedad son evaluar el nivel de peligro con más rapidez y aprender a reducir las respuestas de ansiedad cuando los peligros se pueden afrontar o son menores de lo que la persona imagina. Con frecuencia, esto supone afrontar aquello que tememos.

CONDUCTAS DE ANSIEDAD

Hay dos clases de conductas que caracterizan la ansiedad: las conductas de evitación y las conductas de seguridad. Estas conductas nos ayudan a sentirnos mejor a corto plazo, pero también tienden a prolongar la ansiedad y a empeorarla con el tiempo.

Evitación

Peter tenía que dar un discurso ante su clase de retórica para pasar el curso, pero cuando se imaginaba hablando ante toda la clase sentía una gran ansiedad. En consecuencia, cada vez que pensaba en preparar el discurso lo dejaba para más adelante y hacía otras cosas, como salir con sus amigos para sentirse mejor. Sin embargo, a medida que el momento se acercaba, Peter fue sintiendo cada vez más miedo. Además, no decía nada en clase: si quería decir algo, la ansiedad se apoderaba de él y si se callaba se reducía de inmediato. Cada vez que evitaba hablar se sentía mejor, pero su conducta de evitación se reforzaba.

Aunque la evitación de Peter reducía su ansiedad de manera pasajera, el hecho es que la empeoraba con el tiempo. La evitación agrava la ansiedad por cuatro razones: 1) al no afrontar la ansiedad no tenemos la oportunidad de aprender a tolerarla; 2) no aprendemos a afrontar la situación que nos asusta; 3) no tenemos la oportunidad de ver que la situación quizá no sea tan mala como creemos; y 4) no tenemos la oportunidad de saber si ya somos capaces de afrontar la situación.

A Mark, otro alumno de la clase de Peter, también le provocaba ansiedad pensar en dar el discurso. Pero en lugar de evitar prepararlo tomó medidas para reducir la ansiedad. En primer lugar, preguntó a otros estudiantes sobre la clase de retórica y el profesor para saber cuál era el nivel de exigencia. Le dijeron que el profesor era exigente, pero apreciaba mucho que los estudiantes se esforzaran por participar en clase. Mark se sentía ansioso cuando se sentó a preparar el discurso, pero siguió adelante y vio que la ansiedad había bajado un poco cuando se puso a escribir posibles temas e ideas. Al final acabó preparando el discurso con tiempo, lo practicó decenas de veces y se dio cuenta de que la preparación y la práctica habían reducido su ansiedad.

Mark también practicó hablar en grupo participando en discusiones de clase. Estas experiencias le dieron más confianza para expresar su parecer delante de todo el mundo. Un día, otro estudiante no estuvo de acuerdo con lo que había dicho y se rio de él. Mark empezó a sonrojarse, pero luego se dio cuenta de que no era para tanto y se sintió satisfecho por haber encarado así la situación. Una compañera le dijo que la crítica le había parecido grosera y esto ayudó a Mark a darse cuenta de que había personas que pensaban bien de él, aunque cometiera algún error o alguien estuviera en desacuerdo con lo que decía.

Una moraleja de los ejemplos de Peter y Mark es que la evitación alivia la ansiedad de inmediato pero la intensifica con el tiempo. Al principio, afrontar nuestros miedos nos puede causar aprensión, pero nos ayuda a superar la ansiedad con el tiempo. Si el lector siente o ha sentido ansiedad, es probable que haya evitado varias situaciones y experiencias que puede detallar en el ejercicio siguiente.

EJERCICIO. **Cosas que evito a causa de la ansiedad**

1. _____

2. _____

3. _____

4. _____

5. _____

6. _____

7. _____

Conductas de seguridad

Además de la evitación, cuando sentimos ansiedad también solemos recurrir a conductas de seguridad. ¿Qué son esas conductas? Son cosas que hacemos para reducir la sensación de peligro o mantenernos a salvo en situaciones que nos angustian. Aunque esos objetivos suenan bien, las conductas de seguridad empeoran la ansiedad porque nos hacen pensar que una situación es mucho más peligrosa de lo que es. Veamos algunos ejemplos.

A Tyra le dan miedo las serpientes. Cuando va con su hija al zoológico busca el serpentario en el plano y, aunque preferiría no acercarse a él, acaban entrando porque su hija quiere ver las serpientes. Mientras están allí, Tyra mantiene la mano en el hombro de su hija por si tuviera que asirla y salir corriendo si se escapara una serpiente. Al asirla por el hombro (conducta de seguridad), Tyra piensa en el peligro más de lo normal y siente más ansiedad, aunque el peligro real sea nulo.

Kenji siente ansiedad por muchas cosas. Por la noche teme que alguien le entre en casa. Cierra la puerta con llave pero unos minutos después la ansiedad le hace volver (conducta de seguridad) para asegurarse de que está bien cerrada y repite ese ritual ocho o nueve veces cada noche. Su ansiedad baja brevemente cuando confirma que la puerta está cerrada, pero vuelve a preocuparse enseguida y duda del recuerdo de haberla cerrado. Comprobar la cerradura es una conducta de seguridad y mantiene a Kenji pendiente del peligro de que entre un extraño. Pero esta conducta no le ofrece ningún beneficio duradero desde el punto de vista de reducir su ansiedad.

Roberta debe asistir cada semana a una reunión de personal y siente mucha ansiedad porque teme que el jefe le haga una pregunta o le asigne un trabajo que no pueda hacer. Asiste a todas las reuniones, pero se sienta en la última fila (conducta de seguridad). Incluso evita toser y no mira a los ojos a nadie ni ofrece información que tiene porque no quiere atraer la atención (más conductas de seguridad). Esas conductas consiguen que el jefe no se fije en Roberta, pero no reducen su ansiedad de una manera duradera porque cada vez que el jefe no habla con ella, Roberta se convence más de que no podría afrontarlo si lo hiciera. Así, con el tiempo, siente más ansiedad en cada reunión.

• *Diferencias entre las conductas de seguridad y las conductas de afrontamiento*

Cuando recurrimos a conductas de seguridad, lo hacemos con la idea de afrontar la ansiedad. Pero como vimos en los ejemplos anteriores, estas conductas fijan la atención en el peligro y apoyan la creencia de que una situación es peligrosa aunque en realidad no lo sea. Como la evitación, estas conductas hacen que nos sintamos mejor brevemente, pero en realidad prolongan nuestra lucha contra la ansiedad porque nos impiden afrontar plenamente nuestros miedos y nos niegan la oportunidad de reforzar la confianza en que podemos afrontar cosas que nos parecen negativas o peligrosas.

Por otro lado, el afrontamiento supone abordar nuestros temores y controlar nuestras reacciones a las situaciones que nos asustan. Cuando practicamos afrontar nuestros miedos, la confianza en controlarlos crece y la ansiedad se reduce. Hay dos maneras de expresar la diferencia entre las conductas de seguridad y las de afrontamiento:

1. El objetivo de las conductas de seguridad es eliminar algún peligro; el objetivo de las conductas de afrontamiento es abordar, tolerar y controlar situaciones que nos asustan.
2. Las conductas de seguridad mantienen o aumentan la ansiedad; las conductas de afrontamiento la reducen con el tiempo.

Es muy probable que la ansiedad de Tyra, Kenji y Roberta se reduzca con el tiempo si la afrontan en lugar de recurrir a conductas de seguridad. Por ejemplo, una buen conducta de afrontamiento para Tyra sería retirar la mano de su hija y fijarse en su entusiasmo al ver las serpientes. También le servirá tener presente que todas las serpientes, hasta las más peligrosas, están confinadas y no pueden escapar.

Por su parte, Kenji puede fijar la atención en el acto de cerrar la puerta. Luego, cuando empiece a sentir ansiedad otra vez, puede abstenerse de comprobar si sigue cerrada y decirse que es capaz de tolerar la incertidumbre y la incomodidad. Al principio podrá costarle, pero con el tiempo el impulso de comprobar la puerta menguará y se dará cuenta de que hacerlo no aumenta en nada su seguridad.

Roberta teme que le hagan preguntas o le encarguen tareas que la hagan objeto de atención y puedan desembocar en vergüenza o fracaso. En su caso, un buen afrontamiento sería hablar en las reuniones cuando tenga información que dar. También podría practicar qué puede responder si el jefe le hace una pregunta y ella no sabe la respuesta. Si se le asigna un trabajo que no sabe hacer, podría pedir ayuda a un compañero de trabajo. Seguramente, las primeras veces que realice estas conductas de afrontamiento sentirá más ansiedad. Sin embargo, con la experiencia aprenderá que casi nunca pasa nada malo y que si pasara lo podría afrontar. El tiempo y la práctica harán que su ansiedad disminuya y su confianza aumente.

Al igual que Tyra, Kenji y Roberta, puede que el lector esté recurriendo a conductas de seguridad cuando se siente ansioso. Si es así, identifique dos o tres conductas de seguridad que utilice en ocasiones para prevenir o reducir la ansiedad. Recuerde que las conductas de seguridad pueden ser cosas que se hacen (por ejemplo, ir a fiestas únicamente si va acompañado de un amigo o llevar un ansiolítico encima por si empieza a sentir ansiedad), y cosas que no se hacen (por ejemplo, no mirar a la gente a la cara para que nadie hable con nosotros o sentarnos justo al lado del pasillo para salir con rapidez si es necesario). Para este ejercicio, piense en situaciones concretas en las que sienta ansiedad y recuerde a qué conductas de seguridad recurre, teniendo presente que puede haber más de una conducta de seguridad para cada situación.

EJERCICIO. **Conductas de seguridad que utilizo para prevenir la ansiedad**

1. Situación: _____

   Conducta(s) de seguridad: _____

2. Situación: _____

   Conducta(s) de seguridad: _____

3. Situación: _____

   Conducta(s) de seguridad: _____

PENSAMIENTOS ANSIOSOS

Si entendemos los pensamientos que acompañan a la ansiedad, las conductas asociadas a ella (conductas de evitación y seguridad) adquieren más sentido. Cuando sentimos ansiedad pensamos en *peligros y amenazas,* y en nuestra *vulnerabilidad.* Esos peligros y amenazas pueden ser de índole física, mental o social. Ante una amenaza física tememos ser objeto de daños físicos (una mordedura de serpiente, un ataque al corazón, recibir golpes). Una amenaza social nos hace temer el rechazo, la humillación, la vergüenza o el acoso. Una amenaza mental hace que nos preocupe volvernos locos o perder el juicio.

Además de pensar en un peligro, cuando sentimos ansiedad creemos que *no podremos afrontarlo*. De hecho, la ansiedad surge cuando creemos que un peligro supera nuestra capacidad para afrontarlo. Pensemos en lo que sentiríamos si alguien nos pidiera que nos tiráramos a un lago desde un peñasco. Existe algo de peligro, pero si sabemos nadar, la profundidad es suficiente y hemos visto a otros hacer lo mismo y pasárselo bien, seguramente estaremos excitados en lugar de angustiados porque nos creeremos capaces de afrontar el peligro y, en lugar de fijarnos en él, pensaremos en la excitación y el goce del momento. Pero si no estamos convencidos de poder zambullirnos sin peligro y no confiamos en nuestra aptitud para nadar, seguramente sentiremos ansiedad en la misma situación.

Cada día juzgamos muchas veces nuestra capacidad para afrontar algún peligro y decidimos si conducir con rapidez o lentitud, si seguir por la acera o atravesar la calle, si hablar ante los demás o callarnos. Todos estos juicios están determinados por una evaluación de los peligros implicados y de nuestra capacidad para afrontarlos. Si creemos que nuestra capacidad de afrontamiento supera un peligro dado, actuamos con soltura. Si creemos que no podemos afrontar los riesgos o peligros de una situación dada, tendemos a echarnos atrás y recurrir a conductas de evitación o seguridad.

La ansiedad no siempre es perjudicial. Si un peligro supera nuestra capacidad de afrontarlo, lo más sensato es echarse atrás. Sin embargo, si sentimos ansiedad con bastante frecuencia es que *sobrestimamos muchos peligros* e *infravaloramos nuestra capacidad para afrontarlos*. Esta manera de pensar nos hace sentir ansiedad en muchas más situaciones de las necesarias. Con el tiempo, la ansiedad se puede agravar e influir en más y más ámbitos de nuestra vida.

Pensamiento ¿Y si..?

Los pensamientos asociados a la ansiedad suelen predecir alguna catástrofe futura o inminente y muchas veces empiezan con la pregunta *¿Y si...?,* y acaban con un resultado desastroso. Esos pensamientos también suelen incluir imágenes de peligro. Por ejemplo, alguien con miedo a hablar en público podría pensar antes de hablar: «*¿Y si* se me traba la lengua? *¿Y si* pierdo las notas? *¿Y si* la gente piensa que soy tonto y que no sé de qué hablo?», e imaginarse frente al público paralizado y rojo de vergüenza. Todos estos pensamientos se refieren al futuro y predicen un resultado negativo.

Alguien que tenga miedo a volar en avión o a conducir por la autopista podría pensar: «*¿Y si* el avión explota? *¿Y si* me da un ataque de pánico en pleno vuelo? *¿Y si* no hay oxígeno suficiente para respirar?»; «*¿Y si* tengo un accidente de tráfico? *¿Y si* me meto en un atasco, me cuesta respirar y no puedo salir de la autopista?». Podemos ver que esos pensamientos, que también están orientados al futuro y predicen peligros o catástrofes, harán que la persona afectada se lo piense dos veces antes de subir a un avión o entrar en una autopista.

Las relaciones estrechas provocan ansiedad en algunas personas porque tienen miedo a la intimidad o al compromiso. También les preocupa que las juzguen, las rechacen o las avergüencen. En estos casos, los pensamientos también se orientan al futuro y predicen peligro o catástrofe: «¿*Y si* me hace daño? ¿*Y si* me rechaza? ¿*Y si* nota mi debilidad y se aprovecha?». Vemos que vuelve a aparecer el tema «Va a pasar algo malo» característico de la ansiedad.

La sensación de amenaza varía de unas personas a otras. Algunas tienen una gran seguridad, pero otras son muy sensibles a las amenazas y es frecuente que sufran ansiedad. En ocasiones, esto se debe a las vivencias personales. Por ejemplo, una persona que haya crecido en un entorno caótico e inestable pensará que el mundo y los demás siempre suponen peligro. En ese caso, su capacidad para prever peligros y tener presente su vulnerabilidad le habrán ayudado a sobrevivir durante la infancia. Si otra persona ha crecido en un hogar peligroso, la capacidad para detectar el peligro o las señales de su inminencia puede haber sido fundamental para su supervivencia emocional y hasta física, y habrá desarrollado una gran sensibilidad para detectar situaciones peligrosas y reaccionar en consecuencia.

Con todo, en este momento de su vida puede ser importante que esa persona evalúe si su respuesta a la sensación de amenaza o de peligro es exagerada. Quizás el entorno de su vida adulta no sea tan amenazador como el de su infancia, y también podría considerar si sus recursos y aptitudes como adulto pueden brindarle formas nuevas y creativas de afrontar la amenaza y la ansiedad.

Imágenes

Los pensamientos asociados a la ansiedad suelen darse en forma de imágenes. Cuando sobrestimamos un peligro no solo pensamos: «¿Y si tengo un accidente de tráfico?», sino que también imaginamos de una manera muy vívida escenas que nos causan pavor, como el accidente en sí o el sonido de ambulancias. En otros contextos, podemos imaginar a otras personas burlándose de nosotros, o imaginar el sonido de sus carcajadas. A veces, estas imágenes mentales se basan en recuerdos de momentos de ansiedad o de sucesos traumáticos. En otras ocasiones, las imágenes son creaciones de nuestra mente y, por ejemplo, imaginamos que nuestro jefe mide tres metros y nos grita rojo de ira. Puesto que estas imágenes provocan una gran ansiedad, es importante que seamos más conscientes de ellas para aprender a darles respuesta. A lo largo de *El control de tu estado de ánimo*, cuando un ejercicio pide identificar pensamientos se refiere a pensamientos en forma de palabras o imágenes.

LINDA: *pensamientos de ansiedad durante un ataque de pánico*

Linda sufría ansiedad y ataques de pánico cuando volaba en avión. La palabra *pánico* se refiere a un miedo muy intenso, y un *ataque de pánico* es una combinación característica de pensamientos, emociones y reacciones físicas o mentales. Estas reacciones pueden ser palpitaciones, sudoración, sensación de ahogo, temblores, mareos, opresión en el pecho, náuseas, sofocos, escalofríos o desorientación.

Un día, Linda tuvo que volar de improviso a una ciudad que se hallaba a trescientos kilómetros para acudir a una reunión de negocios. Observó sus pensamientos y sus reacciones emocionales antes de volar y los resumió en el registro de pensamientos parcial de la figura 14.2.

Obsérvese que la ansiedad y el pánico de Linda nacían de pensamientos sobre el peligro y la vulnerabilidad personal. Su pánico no se debía a la espera en la terminal del aeropuerto. Muchas personas esperan en una terminal sin sentir ansiedad ni sufrir ataques de pánico y Linda se sentía así a causa de los pensamientos sobre su situación.

1. Situación	2. Estados de ánimo	3. Pensamientos (imágenes) automáticos
¿Quién? ¿Qué? ¿Cuándo? ¿Dónde?	a. ¿Qué sintió? b. Puntúe cada estado de ánimo (0-100 %).	¿Qué le pasaba por la cabeza justo antes de que empezara a sentirse así? ¿Otros pensamientos? ¿Imágenes?
Esperando en el aeropuerto para embarcar en el avión.	Ansiedad, 80%. Pánico, 90%. **Escriba las reacciones físicas que ha experimentado:** Sudoración. Sensación de ahogo. Palpitaciones.	¿Y si al avión le falla un motor? ¿Hasta qué punto es seguro este avión? ¿Y si me da un ataque de pánico en pleno vuelo? Me moriré de vergüenza si el jefe ve que me ahogo, que sudo y que entro en pánico. El corazón ya me va a toda mecha. Creo que está empezando un ataque de pánico. ¿Y si me da un ataque al corazón? Imagen: me veo apretándome el pecho, sudando y palideciendo. La gente del avión me mira asustada porque me pasa algo.

FIGURA 14.2. Registro parcial de pensamientos de Linda.

EJERCICIO. **Identificar pensamientos asociados a la ansiedad**

Para destacar sus pensamientos asociados a la ansiedad o el miedo, rellene el formulario 14.3. Piense en algún momento reciente en el que haya experimentado ansiedad, miedo o nervios. Describa la situación, su estado de ánimo y los síntomas físicos experimentados (por ejemplo, palpitaciones, mareos, sudoración, estómago encogido). Recuerde los pensamientos que acompañaban la experiencia (palabras e imágenes). Si había alguna imagen, descríbala. Si los pensamientos empezaban con *¿Y si...?*, escriba cómo acababan (por ejemplo, con el pensamiento o la imagen que le provocaban más ansiedad).

FORMULARIO 14.3. **Identificar pensamientos asociados a la ansiedad**

1. Situación	2. Estados de ánimo	3. Pensamientos (imágenes) automáticos
¿Quién? ¿Qué? ¿Cuándo? ¿Dónde?	a. ¿Qué sintió? b. Puntúe cada estado de ánimo (0-100 %).	¿Qué le pasaba por la cabeza justo antes de que empezara a sentirse así? ¿Otros pensamientos? ¿Imágenes?
	Escriba las reacciones físicas que ha experimentado:	

Los pensamientos que ha identificado en el formulario anterior, ¿estaban orientados al futuro? ¿Reflejan una sensación de peligro o la incapacidad de afrontarlo? ¿Predicen una catástrofe? Si es así, significa que son pensamientos relacionados con la ansiedad.

La ansiedad se suele desencadenar en situaciones indefinidas y ambiguas porque si tendemos a estar atentos al peligro, pero los detalles son vagos, es difícil saber hasta qué punto es peligrosa una situación. A veces, las personas ansiosas prefieren tener la certeza de algo negativo a quedarse «sin saber». Puede que esta sea una razón de que lleguemos a la conclusión de que algo es peligroso aunque no lo sepamos con seguridad. Por ejemplo, si tenemos un síntoma físico que nos desconcierta, podemos empezar a pensar en enfermedades graves en lugar de buscar otras explicaciones.

Además, la ansiedad suele surgir porque no controlamos lo que sucede. Muchas veces, cuando sentimos ansiedad intentamos tener el control o hacer cosas a la perfección con la esperanza de que no suceda nada malo. Si no confiamos en nuestra capacidad para afrontar los peligros que nos preocupan, es comprensible que intentemos prevenirlos. El problema de este enfoque es la imposibilidad de hacer cosas a la perfección o de controlar por completo lo que sucederá en el futuro. Por lo tanto, para controlar la ansiedad es mejor reforzar la confianza en que podemos afrontar las cosas cuando salen mal, que intentar impedir que esto suceda. En la situación que ha descrito en el formulario 14.3, ¿tuvo el lector algún pensamiento relacionado con el control, el perfeccionismo, o el «no saber»?

Pensamientos comunes a varias clases de problemas de ansiedad

En la figura 14.3 se resumen pensamientos asociados a los problemas de ansiedad mencionados antes en este capítulo. Obsérvese que esos pensamientos hacen referencia al peligro principal de cada clase de ansiedad. Por ejemplo, las personas con fobia a las serpientes tienen pensamientos e imágenes relacionados con serpientes, y las preocupadas por su salud tienen pensamientos e imágenes sobre enfermedades. En cada categoría también es habitual dudar de nuestra capacidad para afrontar las cosas que tememos.

SUPERAR LA ANSIEDAD

Cuando sufrimos ansiedad queremos librarnos de ella lo más rápido posible. Pensamos que sería maravilloso no volver a sentirla otra vez. Pero eliminar la ansiedad no sería buena idea porque es el sistema de alarma del cuerpo. Nos avisa del peligro. Si nuestra casa tuviera un sistema de alarma que se activara cada vez que un gato entrara en el jardín, muchas veces nos pondríamos en guardia innecesariamente, pero eso no sería una buena razón para desconectar la alarma. Solo habría que afinarla para que no se activara con tanta facilidad o aprender a apagarla en cuanto veamos que no hay peligro. Esto es lo que intentamos hacer para superar la ansiedad. Queremos afinar lo mejor posible nuestro sistema de alarma interno para que no se active tanto. También podemos aprender a evaluar el nivel de amenaza en una situación y desactivar enseguida la respuesta de ansiedad si hemos sobrestimado el peligro. Y podemos reforzar la confianza en nuestra capacidad para afrontar la ansiedad y las situaciones que la provocan.

Clase de ansiedad	Imágenes y pensamientos comunes
Fobias	Pensamientos e imágenes sobre situaciones concretas que dan miedo (por ejemplo, serpientes, alturas, insectos, ascensores).
Ansiedad social	«La gente me criticará», «Haré el ridículo», imágenes de sonrojarse, de otros que se burlan, etc.
Trastorno de pánico	«Me estoy muriendo» (por ejemplo, ataque al corazón, apoplejía), «Me estoy volviendo loco», imágenes de ambulancias, perder el conocimiento, etc.
Trastorno por estrés postraumático	Recuerdos e imágenes de sucesos traumáticos: «Me han hecho daño de por vida», «Estoy en grave peligro», pensamientos e imágenes provocados por experiencias sensoriales (sonidos, olores, imágenes y sensaciones que recuerdan los sucesos traumáticos).
Hipocondría	«Tengo una enfermedad que no me han diagnosticado», «El dolor o los cambios físicos siempre son señal de enfermedad grave», «Los médicos y las pruebas dicen que estoy bien, pero han pasado algo por alto», «Es importante someterse a chequeos constantes en busca de señales de enfermedad o de cambios físicos».
Trastorno de ansiedad generalizada	Preocupación por muchos aspectos diferentes basada en preguntas «¿Y si...?»; «Si pasa algo malo, no lo podré afrontar»; imágenes de sentirse abrumado

FIGURA 14.3. Imágenes y pensamientos comunes a varias clases de ansiedad.

De *Mind Over Mood, Second Edition*, © 2016, Dennis Greenberger y Christine A. Padesky.

Afinar el sistema de alarma de la ansiedad

La terapia cognitiva conductista es más eficaz para el tratamiento de la ansiedad que para el de otros trastornos del estado de ánimo. Existen tratamientos muy específicos para cada clase de ansiedad de la figura 14.3. En los apartados siguientes se describen brevemente los métodos más usados para esos tratamientos.

• *Superar la evitación: exposición*

Como se ha dicho antes, la evitación es la conducta más asociada a la ansiedad. Cuando evitamos una situación difícil, al principio se da una reducción de la ansiedad, pero como el alivio que sentimos es muy gratificante, es más probable que sigamos evitando la situación. Irónicamente, cuanto más evitemos una situación, más ansiedad nos provocará afrontarla. Dicho de otro modo, la evitación alimenta la ansiedad a largo plazo porque nos convence de que los peligros que tememos superan nuestra capacidad para afrontarlos.

Para superar la ansiedad de una manera eficaz y duradera, debemos aprender a afrontar las situaciones o personas que evitamos. Abordar nuestros miedos y afrontarlos recibe el nombre de *exposición*. En general, cuantas más experiencias de exposición tengamos, menor será la sensibilidad de la alarma que activa la ansiedad. Es decir, si nos enfrentamos con más frecuencia a las situaciones que provocan ansiedad, nuestro sistema de alarma aprende que esas situaciones no son tan peligrosas. Hacer que esta alarma sea menos sensible mediante una exposición repetida durante períodos de tiempo cada vez más largos recibe el nombre de *desensibilización*. En el apartado siguiente aprenderemos a definir una escala —o escalera— de miedo con un plan de exposiciones que nos ayude a superar nuestros temores lo antes posible.

• *Definir una jerarquía o escala de miedo*

Cuando experimentamos unos niveles elevados de ansiedad, es útil desarrollar una jerarquía de las situaciones, los sucesos o las personas que tememos. Una *jerarquía* es una lista ordenada, en este caso en función de la intensidad del miedo suscitado: en los primeros lugares estarán las situaciones o los sucesos más temidos, y los menos temidos estarán al final. Podemos concebirla como una «escala de miedo» donde el primer peldaño describe una situación que nos causa poco temor y cada peldaño representa situaciones donde el temor va en aumento. Primero afrontaremos situaciones correspondientes a los primeros peldaños y luego iremos subiendo a medida que vayamos afrontando y superando los temores de cada peldaño con un nivel aceptable de ansiedad. Nos quedaremos en cada peldaño y seguiremos practicando la exposición a lo que tememos hasta que aprendamos a tolerar el nivel de ansiedad. Al abordar gradualmente lo que nos da miedo, también reunimos pruebas de la veracidad de nuestras previsiones catastrofistas y de nuestra capacidad de afrontamiento.

Por ejemplo, Juanita se puso muy nerviosa cuando le pidieron que hiciera una presentación ante la junta municipal. Normalmente evitaba hablar en público porque sentía mucha ansiedad y para superarla, y superar la evitación, definió la jerarquía de la figura 14.4.

Empezando por la situación 1, al principio de su escala de miedo, Juanita superó los retos de cada situación de la escala combinando métodos de relajación (que se describen más adelante, en este mismo capítulo), reestructuración cognitiva (capítulos 6 a 9) y planes de actuación (capítulo 10). Solo pasaba a la siguiente situación cuando afrontaba la actual con unos niveles tolerables de ansiedad y con más confianza. Practicó mentalmente el paso 4 —ya que no era fácil repetirlo— hasta sentir la confianza necesaria para hacerlo en persona. Sintió un poco de ansiedad al hablar ante la junta, pero fue mucho menos de la que había sentido en situaciones similares, y atribuyó la victoria al ejercicio de la escalera. Además, al acercarse al atril fue recordando lo bien que le había salido la presentación al practicarla. Mediante una combinación de varios métodos, Juanita fue capaz de hablar en público, algo que antes procuraba evitar.

ESCALA DE MIEDO

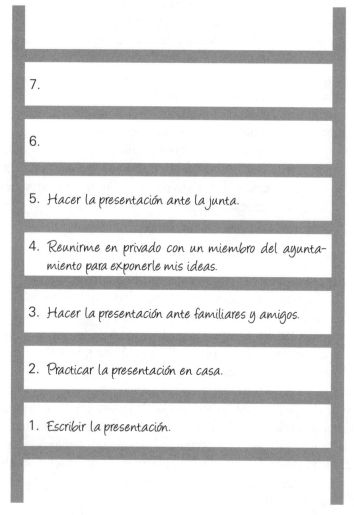

7.

6.

5. Hacer la presentación ante la junta.

4. Reunirme en privado con un miembro del ayuntamiento para exponerle mis ideas.

3. Hacer la presentación ante familiares y amigos.

2. Practicar la presentación en casa.

1. Escribir la presentación.

FIGURA 14.4. La escala de miedo de Juanita.

Juanita utilizó una escala de miedo para afrontar la ansiedad de hablar en público. Pero, en ocasiones, lo que causa miedo no es una sola situación, sino un conjunto de situaciones y experiencias. Por ejemplo, Paul evitaba varias situaciones en las que temía sufrir un ataque de pánico. Evitaba conducir sin compañía, estar demasiado lejos de casa, entrar en ascensores, sentarse en medio de una fila y estar en espacios llenos de gente. Paul decidió cuál de estas situaciones le era más difícil y definió la escala de miedo de la figura 14.5.

Como muestra la figura 14.5, Paul definió más pasos o peldaños que Juanita. Para cada uno planificó varios experimentos de exposición de dificultad creciente. Por ejemplo, al estar en un cine o al asistir a un espectáculo deportivo, primero se sentaba a unos asientos del pasillo (paso 1) y luego se iba acercando al centro de la fila a medida que su confianza iba en aumento (paso 2). Para los pasos 3 a 7 empezó por el caso más sencillo. Cuando la exposición tenía éxito (es decir, cuando podía quedarse en una situación controlando la ansiedad), Paul aumentaba el tiempo o la intensidad de la experiencia. Por ejemplo, subió en ascensor muchas veces aumentando cada vez el número de plantas hasta que pudo llegar a la última. Cuando pudo hacerlo en un ascensor con poca gente, añadió el reto de hacerlo en una hora punta, cuando los ascensores estaban muy llenos. Sería lógico pensar que Paul tardaría mucho tiempo en subir todos los peldaños de su escala de miedo, pero la verdad es que pudo superar muchos retos de exposición en un solo día y llegó al final de la escalera en pocos meses, más rápido de lo que había esperado.

Si el lector lo desea, puede rellenar los formularios 14.4 y 14.5 con su propia escala de miedo.

ESCALA DE MIEDO

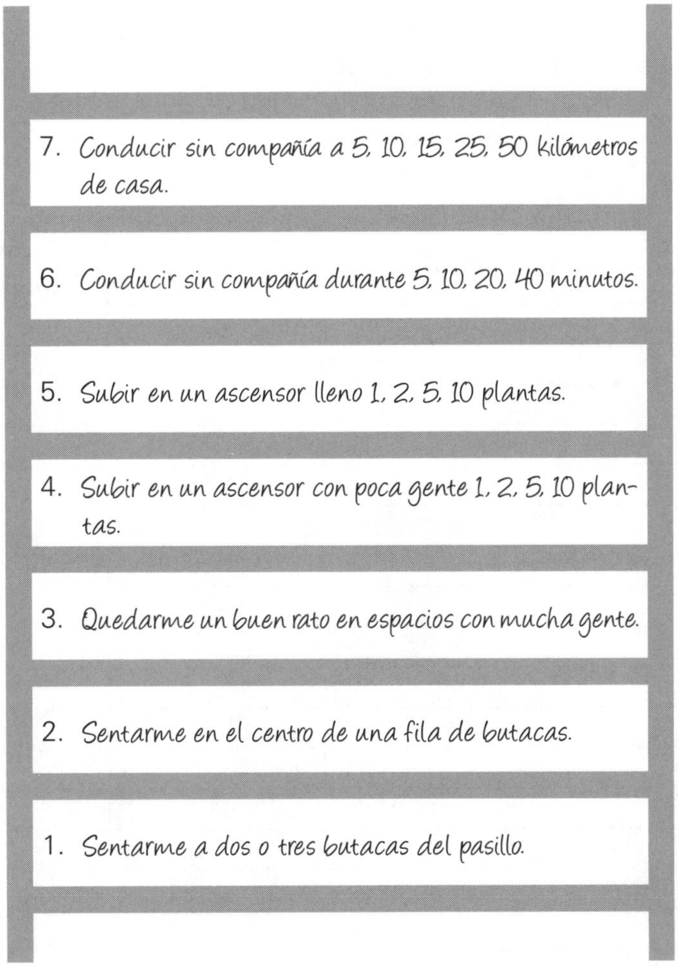

7. Conducir sin compañía a 5, 10, 15, 25, 50 kilómetros de casa.

6. Conducir sin compañía durante 5, 10, 20, 40 minutos.

5. Subir en un ascensor lleno 1, 2, 5, 10 plantas.

4. Subir en un ascensor con poca gente 1, 2, 5, 10 plantas.

3. Quedarme un buen rato en espacios con mucha gente.

2. Sentarme en el centro de una fila de butacas.

1. Sentarme a dos o tres butacas del pasillo.

FIGURA 14.5. La escala de miedo de Paul.

EJERCICIO. **Definir mi escala de miedo**

Defina su escala de miedo rellenando los formularios 14.4 y 14.5. El objetivo del formulario 14.4 es encontrar y puntuar situaciones que usted evita a causa de la ansiedad. Cuando lo haya hecho, escriba en el peldaño superior del formulario 14.5 la situación que haya puntuado con más ansiedad y en el primer peldaño la situación que haya puntuado con menos. Rellene los peldaños restantes en función de las puntuaciones de ansiedad. Si ha puntuado igual algunas situaciones, escríbalas en el orden que crea oportuno para que los peldaños vayan de la situación menos temida a la más temida. De ser necesario, puede dejar algún peldaño en blanco.

FORMULARIO 14.4. **Definir una escala de miedo**

1. Primero, escriba una lista de situaciones, sucesos o personas que la ansiedad le haga evitar. Anótelos en la columna izquierda en cualquier orden.
2. Una vez hecha la lista, puntúe de 0 a 100 la ansiedad que siente al pensar en cada caso, siendo 0 la menor ansiedad y 100 la máxima. Escriba las puntuaciones en la columna derecha.

Qué evito	Puntuación de la ansiedad (0 a 100)

De *Mind Over Mood, Second Edition,* © 2016, Dennis Greenberger y Christine A. Padesky.

Formulario 14.5. Mi escala de miedo

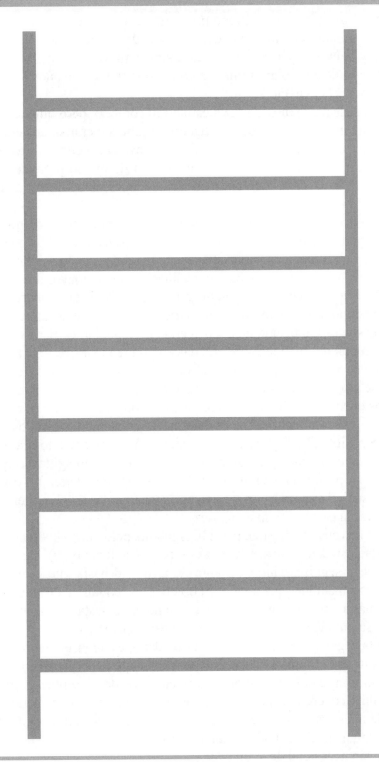

• *Usar la escala de miedo para superar la ansiedad y la evitación*

Una vez definida la escala de miedo podremos empezar a afrontar nuestros temores (exposición) y aprender a controlar nuestra ansiedad. Nosotros decidiremos el ritmo al que subiremos y la exposición a cada escalón sin sentirnos presionados para ir más deprisa. La sensación de controlar la rapidez con la que trabajamos nos ayuda a reducir la ansiedad y a superar la evitación.

Subir por una escala de miedo nunca es fácil ni cómodo, pero quienes están dispuestos a tolerar la incomodidad temporal de hacerlo logran superar su ansiedad con más rapidez. Del mismo modo que la evitación reduce la ansiedad a corto plazo pero la aumenta a la larga, la exposición a los pasos de una escala de miedo produce incomodidad a corto plazo, pero a la larga reduce la ansiedad. Así pues, deberíamos dedicar el mayor tiempo posible a nuestra escala.

Si vemos que hasta la situación menos temida de nuestra escala de miedo parece demasiado difícil, podemos descomponer ese paso en otros más sencillos o podemos empezar con prácticas de visualización consistentes en imaginar que nos hallamos en ese paso.

Es conveniente imaginar o visualizar una situación con el mayor detalle. Por ejemplo, Juanita miró fotos de los miembros de la junta que pensaba visitar y pensó en la expresión de sus caras. Imaginó la sensación de estrecharles la mano y de sentarse en su despacho. Incluso imaginó su voz temblando un poco al empezar a hablar. Le pareció tan útil visualizar que en esas reuniones todo iba sobre ruedas como imaginar que se le trababa la lengua y sentía un poco de vergüenza. Al visualizar circunstancias fáciles y difíciles, pudo planificar maneras de afrontar las reuniones pasara lo que pasara y esto reforzó su confianza.

Cuando nos encontremos cómodos con la situación imaginada, podremos abordar la real. Como demuestra la experiencia de Juanita, es conveniente usar los cinco sentidos tanto como sea posible al imaginar una exposición. Visualicemos lo que veremos, oiremos, oleremos, saborearemos y tocaremos. También es útil imaginar lo que podríamos pensar, sentir y hacer en la situación. Algunas personas consideran útil escribir o grabar la exposición visualizada para leerla o escucharla y aumentar así el número de exposiciones para subir por la escala con más rapidez.

¿Cómo sabemos cuándo hay que pasar al siguiente peldaño en la escala de miedo? No hace falta que la ansiedad desaparezca por completo (puntuación 0). De hecho, la mayoría de las personas seguirán sintiendo algo de ansiedad hasta que no hayan afrontado muchas veces las situaciones que temen. El objetivo es reducir la ansiedad a unos niveles tolerables. Lo más aconsejable es quedarse en un peldaño hasta que la ansiedad se reduzca a la mitad o se puntúe por debajo de 40 en la escala de 0 a 100.

Si nos cuesta seguir en la situación de un peldaño, es aconsejable recurrir a algunas técnicas de afrontamiento que se describen más adelante para quedarnos más tiempo en ella. A veces, el cónyuge o un amigo nos pueden ayudar a sentirnos motivados para afrontar la escala. Si queremos que alguien nos ayude, elijamos a una persona de confianza que entienda nuestros temores. Esta persona nos puede ofrecer su empatía y su apoyo mientras afrontamos las dificultades iniciales hasta que desafiemos nuestros miedos por nuestra cuenta, sin necesidad de ayuda.

Es lógico que la ansiedad aumente cuando empezamos a subir por la escala de miedo, pero eso es señal de que afrontamos nuestros temores. Por otro lado, si no sentimos ansiedad es que, o bien no damos pasos lo bastante grandes para afrontar nuestros miedos, o bien recurrimos demasiado a conductas de seguridad. Además, en cada paso de la escala de miedo aprendemos a tolerar la ansiedad permaneciendo más tiempo en la situación. Cuanto más lo hagamos, más fácil nos será tolerar la ansiedad y pasar a otros peldaños de la escala. Lo irónico es que cuanto más toleramos la ansiedad, más se reduce. Para abordar situaciones temidas y permanecer en ellas, podemos utilizar las técnicas que se describen a continuación.

Controlar la ansiedad

Es normal querer abandonar o evitar situaciones cuando se siente ansiedad. Como hemos visto, es importante superar esta tendencia y permanecer en esas situaciones para aprender a tolerar la ansiedad y descubrir que somos capaces de abordar los retos de nuestro miedo. En este y en otros capítulos del libro aprenderemos métodos y técnicas para controlar y reducir la ansiedad, y para tolerar niveles crecientes.

Para ello, podemos hacer varias cosas. Cuando aprendamos dos o tres técnicas para controlar y tolerar la ansiedad, subiremos la escala de miedo con más rapidez. Es importante aplicar esas técnicas para mantenernos en las situaciones de nuestra escala de miedo. No es aconsejable usarlas como conductas de seguridad para protegernos de los peligros que tememos o para intentar eliminar la ansiedad. El objetivo es utilizar esas estrategias para controlar la ansiedad y reducirla a un nivel tolerable para permanecer en la situación.

• Mindfulness *y aceptación*

El *mindfulness* es una práctica que nos permite situarnos en el momento presente y observar con plena atención nuestra experiencia y lo que nos rodea. Parte del *mindfulness* es aceptar nuestras experiencias sin hacer juicios sobre ellas. Podemos caminar por la calle con la mente puesta en algo que ha sucedido antes o que sucederá después, y hasta puede que leyendo textos o correos en un dispositivo móvil, pero caminar con *mindfulness* significa prestar la atención en el movimiento de los pies, en la sensación de los músculos al movernos, en la sensación de la brisa sobre la piel, en los colores y sonidos que nos rodean, y en otras experiencias sensoriales como los olores o nuestra propia respiración. Cuando hay partes de nuestra experiencia que son desagradables, podemos practicar la aceptación, es decir, tomar conciencia de lo desagradable sin intentar convertirlo en algo diferente o positivo.

Pero no es tan fácil como parece. Cuando empezamos a practicar *mindfulness*, lo más frecuente es que tras un minuto o dos la mente se desplace al futuro o al pasado. Pero tomar conciencia de que la mente se desplaza es bueno porque nos da la oportunidad de hacer que regrese suavemente a la experiencia del presente. El *mindfulness* se puede practicar en muchas actividades cotidianas, como comer, caminar o hablar con alguien.

Cuando somos capaces de mantener la atención plena del *mindfulness* en situaciones que no nos angustian (aunque solo sea unos minutos), podremos mantenerla en situaciones que nos provoquen ansiedad.

Linda aprendió a practicar *mindfulness* con eficacia en los inicios de la terapia. Un día estaba en un avión y el piloto anunció que debían esperar veinte minutos para despegar. Lo primero que pensó fue: «No lo podré soportar y tendré un ataque de pánico», y se puso ansiosa. Entonces decidió probar el *mindfulness*.

Linda fijó la atención en diversos componentes de su experiencia actual. Observó los colores y las formas de las nubes y las tonalidades del azul del cielo. Dejó que la mirada siguiera el contorno de cada nube observando con detalle su textura. Observó su respiración y vio que se iba calmando a medida que su ansiedad se reducía. Sintió la textura de su ropa y escuchó el rumor de los pasajeros. Se quedó tan absorta en estas experiencias que los veinte minutos del retraso pasaron enseguida y con unos niveles tolerables de ansiedad. También contribuyó el hecho de que aceptara la ansiedad que sentía. Pensó: «Es un retraso inesperado. Volar todavía me provoca ansiedad, y entiendo y acepto que la sienta. No hace falta cambiarla. La puedo tolerar».

El *mindfulness* y la aceptación reducen la ansiedad de varias maneras. En primer lugar, la ansiedad no suele deberse al miedo a algo que está sucediendo, sino al miedo a algo que pueda suceder en el futuro, aunque sea al cabo de unos instantes. Si aprendemos a mantener la mente en el presente, la ansiedad se reducirá. En segundo lugar, cuando estamos situados plenamente en el presente, el cerebro no se centra en nuestros temores. Anclar la atención en la experiencia del presente llena por completo nuestra mente y da lugar a una sensación de relajación. En tercer lugar, uno de los beneficios a largo plazo del *mindfulness* y la aceptación es que nos ayudan a tolerar y reducir la ansiedad porque aprendemos a ver los pensamientos que la provocan como simples actividades mentales y no como algo real. Con el tiempo empezaremos a entender nuestras pautas de pensamiento y de respuesta a los sucesos y veremos que no hace falta responder a ellas: basta con observarlas cuando surgen. Quienes practican *mindfulness* con constancia sienten más calma y bienestar, y aceptan las dificultades de la vida.

Además de muchos libros, vídeos y aplicaciones para móviles, en todas las ciudades hay centros donde se enseña y se practica *mindfulness*, y el lector interesado puede acudir a cualquiera de ellos.

• *Respiración*

Otra manera de controlar la ansiedad es respirar de una manera profunda y equilibrada. Muchas personas respiran de una manera superficial o irregular cuando están ansiosas o tensas. Estas pautas respiratorias dan lugar a un desequilibrio del oxígeno y el dióxido de carbono del cuerpo que puede provocar los síntomas físicos de la ansiedad. Si respiramos de una manera superficial captamos menos oxígeno, y puesto que una de las funciones del corazón es bombear oxígeno a todo el cuerpo por el sistema circulatorio, si le llega menos oxígeno late con más rapidez para intentar suministrar la misma cantidad.

Al principio es importante practicar la respiración profunda y equilibrada al menos cuatro minutos cada vez, porque este es el tiempo aproximado que hace falta para restablecer el equilibrio de oxígeno y dióxido de carbono en el cuerpo. La mejor manera es inspirar y espirar lenta y profundamente. Si ponemos una mano en la parte superior del pecho y la otra en el estómago, la del estómago debería moverse al inspirar.

Contemos lentamente hasta cuatro para inspirar y hagamos lo mismo para espirar durante un total de cuatro minutos con el fin de relajarnos. Podemos respirar por la boca o la nariz, como nos sintamos más cómodos, siempre y cuando lo hagamos lentamente y con fluidez. Tratemos de mantener la atención en la respiración y en el movimiento ascendente y descendente de la mano en el estómago. Cuando notemos que la atención se desplaza, hagámosla volver a la respiración. Como antes, es mejor practicar esta técnica cuando no sintamos demasiada ansiedad. Si practicamos la respiración profunda y equilibrada durante una semana en sesiones de cuatro minutos y cuatro veces cada día, llegaremos a dominarla. Entonces podremos utilizarla para controlar la ansiedad y permanecer más tiempo en las situaciones que la provocan.

• *Relajación muscular progresiva*

La «relajación muscular progresiva» es una técnica basada en tensar y relajar alternativamente los principales grupos musculares del cuerpo, en una progresión que puede ir de la cabeza a los pies o de los pies a la cabeza. La relajación muscular progresiva puede dar lugar a niveles profundos de relajación física y mental. La idea es primero tensar y luego relajar los músculos de la frente, los ojos, la boca y la mandíbula, el cuello, los hombros y la parte superior de la espalda, el pecho, los bíceps, los antebrazos, las manos, el vientre, las nalgas, las ingles, los muslos, las pantorrillas y los pies. Tensamos cada grupo muscular durante cinco segundos y luego lo relajamos de diez a quince segundos; volvemos a tensarlos cinco segundos y luego los relajamos de diez a quince segundos más. Procuremos hacer este ejercicio en un lugar donde estemos cómodos y tranquilos, sin nadie que nos pueda molestar. Para trabajar con todos los grupos musculares hacen falta unos quince minutos.

Durante la relajación muscular progresiva es muy importante observar las diferencias entre la sensación de relajación y la sensación de tensión. Para algunas personas, la sensación de relajación es más «pesada» o más cálida que la de tensión, y otras experimentan una sensación de liviandad. Sea cual sea nuestra experiencia, fijémonos en las diferencias para ser más conscientes de la tensión y la relajación de nuestro cuerpo.

Cuando seamos más conscientes de la tensión muscular podremos usar estos ejercicios de relajación en cualquier momento, sobre todo cuando empecemos a sentir ansiedad. La tensión se acumula en distintas partes del cuerpo y las que necesitan más relajación varían en cada persona. La práctica repetida de cualquier método de relajación da lugar a una relajación cada vez más profunda que, además de ser una alternativa a la evitación, hace que la ansiedad se reduzca.

• *Visualización*

La visualización o el uso de imágenes nos puede ayudar a calmarnos antes de afrontar una situación que nos pueda provocar ansiedad. También nos puede dar el ánimo necesario para permanecer en una situación el tiempo suficiente para sentir la reducción natural de la ansiedad con el tiempo. Lo mejor es visualizar o imaginar escenas tranquilas que nos relajen, nos inspiren y refuercen nuestro compromiso para afrontar la ansiedad. Esas escenas pueden ser de lugares que conocemos y que nos imbuyen de calma y seguridad, o pueden ser escenas creadas en nuestra mente. Las imágenes inspiradoras pueden incluir personas, música o situaciones que refuerzan nuestro ánimo y nuestra confianza. La escena concreta es menos importante que las sensaciones que suscita y su poder para ayudarnos a afrontar la ansiedad.

Cuantos más sentidos integremos en una visualización, más útil será. Si imaginamos los olores, los sonidos, las imágenes y las sensaciones táctiles de la escena, su capacidad de relajarnos e inspirarnos aumentará. Por ejemplo, si nos imaginamos en un sendero bordeado de árboles, podríamos fijarnos en el canto de los pájaros, en la danza de la luz entre las ramas, en la fragancia de los pinos, el verdor del bosque y el frescor de la brisa cuando toca nuestra piel. También podemos visualizar una escena de una película con un personaje que nos inspire y anime a tolerar un nivel más elevado de ansiedad. Todos los sentidos pueden contribuir a nuestra experiencia de relajación y/o confianza.

Una visualización no tiene por qué basarse en un lugar o en otras personas. También puede basarse en recordar experiencias en las que nos hayamos sentido capaces y seguros de nosotros mismos. Jolene estaba nerviosa porque iba a tener una reunión con el director. Antes encontraba maneras de evitar esas reuniones, pero la de ahora era un peldaño en su escala de miedo y se había comprometido a dar el paso. Antes de la reunión, decidió usar la visualización para calmarse, adquirir confianza y mentalizarse. Un área de su vida donde sentía mucha confianza era su trabajo por horas como profesora de piano y decidió visualizar con claridad sus sensaciones al trabajar con sus alumnos, sobre todo el orgullo y la satisfacción que sentía cuando tocaban bien. Escuchó la música en su mente y sintió el aire fresco del ventilador del estudio. Sintió que su postura reflejaba sus logros como profesora. Después de cinco minutos visualizando esta escena, Jolene se sintió más tranquila, confiada y capaz. Cuando llegó a la reunión con el director se sentó erguida en su asiento, sintiéndose preparada para afrontar la situación y tolerar cualquier atisbo de ansiedad que surgiera.

EJERCICIO. **Practicar y puntuar métodos de relajación**

En este capítulo hemos visto que el *mindfulness* y la aceptación, la respiración, la relajación muscular progresiva y la visualización/imaginación nos pueden ayudar a controlar la ansiedad y a permanecer más tiempo en situaciones que nos angustian.

- Pruebe una o dos veces cada método de relajación para ver cuáles son más útiles para usted.
- Rellene el formulario 14.6 de la página siguiente para evaluar su nivel de ansiedad o tensión en una escala de 0 a 100 antes y después de cada sesión de práctica.
- Cuando haya identificado uno o dos métodos que le sean útiles, empiece a practicarlos con regularidad.
- Si los practica cada día, le será más fácil usarlos con eficacia cuando los necesite.

FORMULARIO 14.6. **Puntuaciones para mis métodos de relajación**

Bajo «Método de relajación» escriba «*mindfulness* y aceptación», «respiración», «relajación muscular progresiva» o «visualización». Antes y después de cada sesión de práctica, puntúe su nivel de ansiedad o tensión en una escala de 0 a 100, donde 0 es nulo y 100 es máximo. Realice varias sesiones de práctica con cada método que desee probar. Al pie del formulario escriba algunos comentarios sobre lo que haya aprendido. Mire si las técnicas de relajación mejoran con la práctica y compare los distintos métodos para ver cuáles son los mejores para usted.

Método de relajación	Puntuación de ansiedad/tensión al principio (0-100)	Puntuación de ansiedad/tensión al final (0-100)

Qué he aprendido (¿la relajación ha mejorado con la práctica?, ¿qué métodos me han ido mejor?): _____

_____

_____

_____

Cambiar los pensamientos de ansiedad

Para lograr una reducción duradera de la ansiedad, una de las cosas más importantes que podemos hacer es cambiar los pensamientos asociados a ella. La ansiedad se puede reducir, bien rebajando la percepción de peligro, bien reforzando la confianza en nuestra capacidad para afrontar lo que tememos. Muchas de las técnicas que se enseñan en *El control de tu estado de ánimo* nos ayudan a comprobar y modificar los pensamientos asociados a nuestra ansiedad. Al final de este capítulo, en la figura 14.6, se recomienda el mejor orden de lectura de los capítulos del libro con el fin de aprender técnicas para controlar la ansiedad.

Una de las principales técnicas es realizar experimentos conductuales (capítulo 11) para comprobar los pensamientos relacionados con nuestra escala de miedo. Como hemos empezado a hacer en este capítulo, la manera más rápida de reducir la ansiedad es confrontarla haciendo experimentos en cada peldaño para hacer frente a situaciones que antes evitábamos. Estos experimentos nos ofrecen la posibilidad de saber que somos más capaces de superar la ansiedad de lo que pensamos. El capítulo 10 nos ayuda a definir planes de actuación y a utilizar la aceptación para afrontar situaciones de nuestra escala de miedo.

El capítulo 11 se dedica a los supuestos subyacentes, unas creencias muy habituales en la ansiedad. Por ejemplo, un supuesto subyacente muy común en las personas ansiosas es «Si algo sale mal, no podré superarlo». El capítulo 11 nos enseña a realizar experimentos conductuales para comprobar esos supuestos.

Si la escala de miedo nos es útil, al terminar este capítulo podemos leer y aplicar las ideas de los capítulos 10 y 11. Si optamos por leer primero esos capítulos, es aconsejable que al terminarlos pasemos a los capítulos 5 a 9.

Los capítulos 5 a 9 se dedican al establecimiento de objetivos personales, a notar las mejoras y a comprobar los pensamientos de ansiedad, para juzgar con más rapidez el verdadero peligro de una situación y la capacidad para afrontarlo. Nuestra ansiedad se puede reducir si examinamos las pruebas y vemos que no hay tanto peligro como creíamos y que lo podemos afrontar mejor de lo que pensábamos.

• *Cuando un pensamiento de ansiedad es una imagen*

Como se ha dicho antes, los pensamientos relacionados con la ansiedad se dan en forma de palabras e imágenes. Aunque estas imágenes pueden ser fijas, como ver nuestra cara roja de vergüenza, en muchas ocasiones se parecen a la secuencia de una película. Por ejemplo, podríamos imaginar una escena en la que decimos algo inconveniente y nos sentimos abochornados mientras la gente se ríe de nosotros. Sean palabras o imágenes, los pensamientos ansiosos suelen hacer referencia a algún peligro («algo saldrá mal», «me moriré de vergüenza», «el jefe me despedirá») o a la incapacidad de afrontarlo («no puedo con esto», «soy débil», «los demás tienen más confianza que yo»).

También es frecuente que esas imágenes estén distorsionadas. Por ejemplo, si creemos que el jefe está enfadado, podríamos visualizarlo más alto y más imponente de lo que es. O podríamos imaginar que somos exageradamente desagradables para otra persona. Estas distorsiones son habituales en las imágenes asociadas a la ansiedad. Podemos usar registros de pensamientos (capítulos 6 a 9) para comprobarlas y ver en qué medida reflejan la experiencia real, y también las podemos examinar mediante experimentos. Por ejemplo, si imaginamos que tenemos la cara roja de vergüenza, podemos hacernos una selfie con el móvil y ver si es así.

Cuando esas imágenes son descripciones precisas de peligros reales, debemos hallar estrategias que nos ayuden a afrontarlos (capítulo 10). Como podemos ver, cambiar unos pensamientos de ansiedad supone comprobar el peligro previsto y mejorar la confianza en nuestra capacidad para afrontarlo. Las técnicas que se enseñan en este libro servirán igual, con independencia de que nuestros pensamientos estén formados por palabras o por imágenes.

Medicación

Los fármacos ansiolíticos pueden aliviar la ansiedad, pero también pueden imposibilitar que las mejoras sean duraderas. Según la investigación, la razón es que los ansiolíticos suelen limitar la oportunidad de aprender y practicar técnicas como las que se enseñan en este libro. Además, cuando alguien afronta sus temores mientras se medica, tiende a pensar que este afrontamiento se debe a los fármacos. Por ejemplo, imaginemos que podemos permanecer mucho tiempo en uno de los peldaños de nuestra escala de miedo. Si lo hacemos mientras nos estamos medicando, podríamos pensar que se debe al fármaco y no a nuestra capacidad de afrontamiento.

Un aspecto importante para superar la ansiedad es aprender a tolerarla. Si los ansiolíticos reducen la sensación de ansiedad, no tenemos la oportunidad de comprobar que podemos tolerarla y controlarla. Para aprender técnicas que nos permitan controlar la ansiedad primero debemos sentirla y luego aprender a reducirla y/o tolerarla. Si nos estamos medicando no podremos apreciar plenamente los efectos del *mindfulness* y la aceptación, de la respiración, de la relajación muscular progresiva, de la visualización, de cambiar los pensamientos de ansiedad y de superar la evitación. Una ventaja de sentir un nivel elevado de ansiedad inicial es que aumenta la motivación para aprender y practicar técnicas para afrontarla. Cuando sentimos una gran ansiedad, el deseo de aprender métodos nuevos para controlarla es muy intenso.

Además de medirse por sus efectos inmediatos, la eficacia de cualquier intervención, incluyendo la medicación, también se mide por su índice de recaída, es decir, por el número de personas que se han beneficiado de la intervención, pero vuelven a sufrir los mismos síntomas cuando el tratamiento finaliza. Las personas que solo han sido tratadas con ansiolíticos presentan un índice de recaídas elevado. Es decir, la mayoría de la gente que se beneficia de la medicación como único tratamiento para la ansiedad vuelve a sentir ansiedad antes de un año después de tomarla. Por otro lado, los estudios indican que la mayoría de los pacientes de ansiedad tratados con terapia cognitiva conductual no recaen un año después de finalizar el tratamiento. Las técnicas de la terapia cognitiva conductual para controlar la ansiedad dan lugar a una mejora duradera. En otras palabras, cuando progresamos con la terapia cognitiva conductual, es probable que la mejoría se mantenga. No se puede decir lo mismo de la medicación.

Otro aspecto de los ansiolíticos que hay que tener en cuenta es que pueden crear adicción. Las personas que los toman durante un tiempo prolongado pueden presentar tolerancia, es decir, necesitan consumir más cantidad para obtener el mismo efecto relajante, y también pueden sufrir síndrome de abstinencia si abandonan su uso de repente. Los síntomas de la abstinencia incluyen náuseas, sudoración, nerviosismo y ansia de la sustancia. El síndrome de abstinencia y la tolerancia son dos características básicas de la adicción, y esta es la razón de que estos fármacos se deban consumir bajo supervisión médica. También es la razón de que muchos médicos recomienden este libro u otros similares para que los pacientes aprendan otros métodos de afrontamiento.

Esto no quiere decir que no se deba recurrir a los fármacos para tratar la ansiedad, pero la mayoría de los estudios indican que su consumo se debería limitar en el tiempo (semanas en lugar de años). La investigación también indica que la medicación rara vez es suficiente para crear mejoras duraderas. Las técnicas de la terapia cognitiva conductual para controlar la ansiedad deberían formar parte de todo plan de tratamiento para maximizar la probabilidad de obtener resultados duraderos.

ORDEN DE LECTURA DE *EL CONTROL DE TU ESTADO DE ÁNIMO* RECOMENDADO PARA LA ANSIEDAD

Si ya hemos leído los capítulos 1 a 4 (paso A de la figura 14.6 de la página siguiente) y hemos realizado todos los ejercicios del capítulo 14 (paso B de la figura 14.6), podemos trabajar con otras técnicas de *El control de tu estado de ánimo*. Aunque todas las técnicas que se enseñan en el libro son útiles para tratar la ansiedad, es mejor aprenderlas en un orden determinado. Para reducir la ansiedad con la mayor rapidez, se aconseja leer los restantes capítulos del libro en el orden que se indica en la figura 14.6.

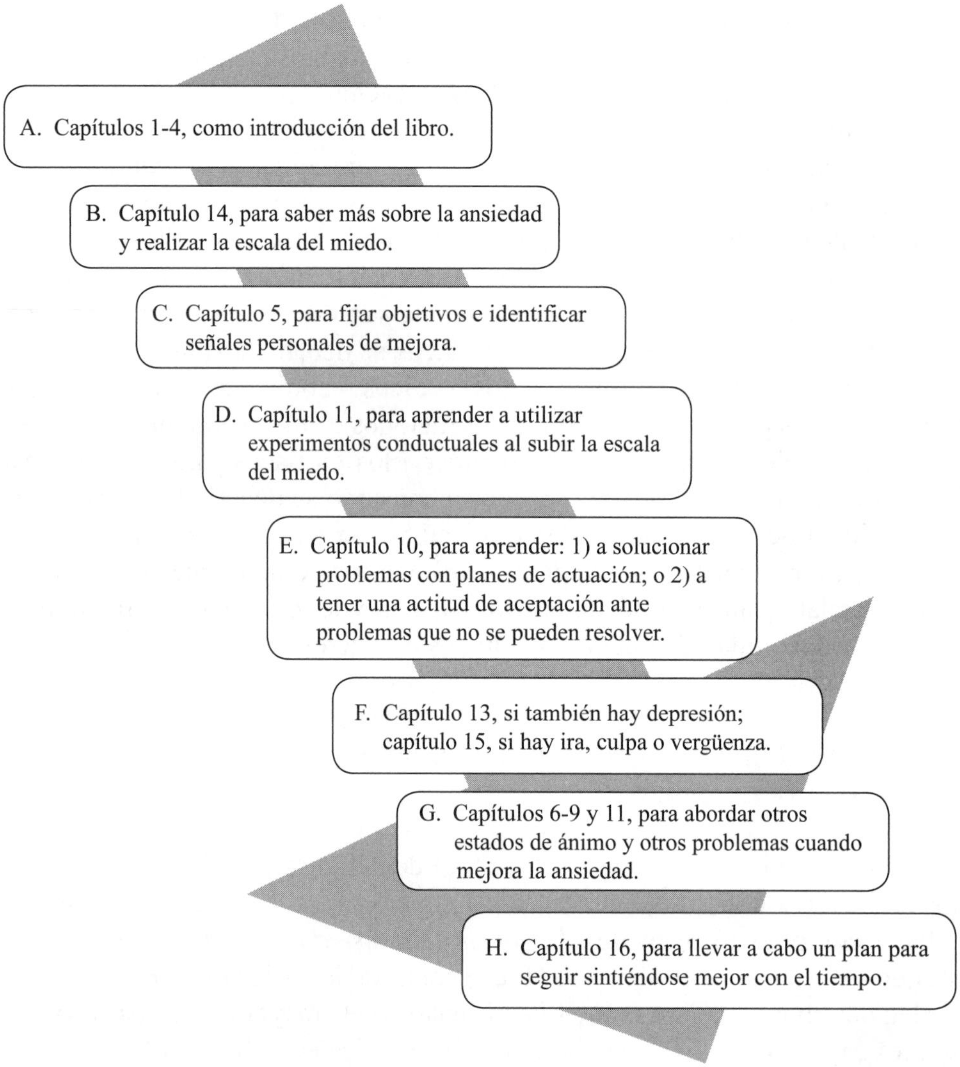

A. Capítulos 1-4, como introducción del libro.

B. Capítulo 14, para saber más sobre la ansiedad y realizar la escala del miedo.

C. Capítulo 5, para fijar objetivos e identificar señales personales de mejora.

D. Capítulo 11, para aprender a utilizar experimentos conductuales al subir la escala del miedo.

E. Capítulo 10, para aprender: 1) a solucionar problemas con planes de actuación; o 2) a tener una actitud de aceptación ante problemas que no se pueden resolver.

F. Capítulo 13, si también hay depresión; capítulo 15, si hay ira, culpa o vergüenza.

G. Capítulos 6-9 y 11, para abordar otros estados de ánimo y otros problemas cuando mejora la ansiedad.

H. Capítulo 16, para llevar a cabo un plan para seguir sintiéndose mejor con el tiempo.

FIGURA 14.6. Orden de lectura de los capítulos de *El control de tu estado de ánimo* recomendado para la ansiedad.

Resumen del capítulo 14

➤ Las clases de ansiedad más habituales son las fobias, la ansiedad social, los ataques de pánico (o crisis de angustia), el trastorno por estrés postraumático, la hipocondría y el trastorno de ansiedad generalizada.

➤ Los síntomas de la ansiedad incluyen reacciones físicas diversas, estados de ánimo que van del nerviosismo al pánico, evitación de situaciones o sensaciones y preocupación por posibles peligros, además de pensamientos sobre la incapacidad de afrontarlos.

➤ En la ansiedad son habituales las conductas de evitación y de seguridad. Estas conductas reducen la ansiedad a corto plazo pero la empeoran a la larga.

➤ Los pensamientos ansiosos incluyen sobrestimar el peligro e infravalorar la capacidad de afrontar las amenazas previstas.

➤ Los pensamientos de ansiedad suelen empezar con un *¿Y si...?* y contienen la idea «Va a pasar algo terrible y no lo podré afrontar».

➤ Los pensamientos de ansiedad suelen darse en forma de imágenes. Es importante identificar esas imágenes para responder a ellas de una manera eficaz.

➤ Las distintas clases de ansiedad se caracterizan por pensamientos diferentes que dependen de los peligros previstos.

➤ Una de las mejores maneras de superar la ansiedad es afrontar los miedos y temores mediante una exposición a sus causas. Se aconseja el uso de una escala de miedo para afrontar los temores de una manera gradual y a un ritmo que se pueda tolerar.

➤ Hay muchas técnicas que ayudan a controlar la ansiedad al afrontar nuestros miedos, como el *mindfulness* y la aceptación, la respiración, la relajación muscular progresiva, la visualización y el cambio de pensamientos ansiosos.

➤ A corto plazo, la medicación puede ser útil para algunas personas, pero en la mayoría de los casos no da lugar a mejoras duraderas.

➤ Cambiar nuestros pensamientos en un recurso importante para lograr la mejora de la ansiedad.

➤ El orden de lectura de los capítulos de *El control de tu estado de ánimo* puede variar en función de las técnicas que se deseen aprender. En la figura 14.6 se presenta el orden de lectura recomendado para la ansiedad.

CAPÍTULO 15

ENTENDER LA IRA, LA CULPA Y LA VERGÜENZA

Puede que el lector esté leyendo este capítulo porque él mismo o alguien cercano tiene problemas con la ira, la culpa o la vergüenza. Casi todos nos hemos visto afectados alguna vez por estos estados de ánimo, que constituyen un problema cuando nos afectan demasiado y nos hacen tomar decisiones que nos perjudican o perjudican a otras personas.

Dos de las personas que se describen con detalle a lo largo del libro eran presa de estos estados de ánimo. Vic era un vendedor que solía llevarse bien con colegas y amigos. Pero a veces estallaba de ira, sobre todo si sentía que alguien le faltaba al respeto o que sus más allegados no se preocupaban por él. Sus problemas para controlar la ira en casa ponían en peligro su matrimonio con Judy. Por otro lado, Marissa trabajaba y tenía dos hijos adolescentes. A pesar de haber superado muchas dificultades en su vida, sentía una vergüenza muy profunda por haber sido objeto de abusos sexuales cuando era niña. Su vergüenza afectaba a su autoestima y a sus relaciones.

Como ilustran las experiencias de Vic, la ira es un sentimiento que nos lleva a atacar y hacer daño a otras personas. Y como hacía Marissa, cuando sentimos culpa o vergüenza nos hacemos daño a nosotros mismos. En este capítulo se describen la ira, la culpa y la vergüenza, y se detallan estrategias para entenderlas y afrontarlas.

Si el lector está leyendo el libro para luchar contra la ira, la culpa o la vergüenza, se aconseja el uso de las escalas del formulario 15.1 para evaluar periódicamente estos estados de ánimo. Los cambios positivos se traducen en sentir estos estados de ánimo con menos frecuencia y/o intensidad, y durante menos tiempo. Por ejemplo, en el caso de la ira veremos que al avanzar en la lectura del libro nos enfadaremos menos veces, durante menos tiempo y con menos intensidad. Los cambios en cualquiera de estas áreas pueden ser señal de mejora, y es importante medirlos y seguir su evolución.

> EJERCICIO. **Puntuar y seguir mis estados de ánimo**
>
> El formulario 15.1 permite hacer el seguimiento de una variedad de estados de ánimo como la ira, la culpa y la vergüenza, además de estados de ánimo positivos como la felicidad.

FORMULARIO 15.1. **Puntuar y seguir mis estados de ánimo**

Rellene este formulario para puntuar y seguir la frecuencia, la intensidad y la duración de cualquier estado de ánimo que desee mejorar. Este formulario también se puede utilizar para puntuar y seguir emociones positivas, como la felicidad.

Estado de ánimo: _____

FRECUENCIA

Marque el número de la escala que describa mejor con qué frecuencia ha sentido este estado de ánimo durante la última semana:

```
0      10     20     30     40     50     60     70     80     90     100
|_____|_____|_____|_____|_____|_____|_____|_____|_____|_____|
Nunca            A veces           A diario        Varias veces al día   Siempre
```

FORTALEZA

Marque la intensidad del estado de ánimo durante la última semana. Puntúe el momento de mayor intensidad, aunque la mayor parte del tiempo no haya sido tan elevada. Una puntuación de 0 significa que no ha sentido el estado de ánimo en toda la semana. Una puntuación de 100 significa que nunca lo había sentido con tanta intensidad. Los estados de ánimo muy intensos tendrán una puntuación superior a 70. Si cree que la intensidad ha sido media, valórela entre 30 y 70. Si la intensidad ha sido baja, entre 1 y 30.

```
0      10     20     30     40     50     60     70     80     90     100
|_____|_____|_____|_____|_____|_____|_____|_____|_____|_____|
Nula             Poca              Media            Fuerte            Máxima
```

DURACIÓN

Marque el número de la escala que indique el tiempo total que ha sentido el estado de ánimo con más intensidad (basándose en la puntuación que ha dado en la escala de intensidad). Si no lo ha sentido en toda la semana, puntúe la duración con 0.

```
0      10      20      30      40      50      60      70      80      90      100
|_____|_____|_____|_____|_____|_____|_____|_____|_____|_____|
Nada   1 h o   1-2     2-4     4-8     8-12    12-24   1-2     2-4     4-7 días  7
       menos   horas   horas   horas   horas   horas   días    días    días    días
```

De *Mind Over Mood, Second Edition*, © 2016, Dennis Greenberger y Christine A. Padesky.

EJERCICIO. **Puntuaciones de los estados de ánimo**

Rellene el formulario 15.2 para anotar las puntuaciones de la frecuencia, la intensidad y la duración del estado de ánimo del formulario 15.1. Puede representar la frecuencia con *F*, la intensidad con *I* y la duración con *D*, o usar un color diferente para cada una. Hacer el seguimiento de las tres puntuaciones en el mismo gráfico permite ver los avances realizados al aprender las técnicas de *El control de tu estado de ánimo*. Rellene una copia del formulario 15.2 para cada estado de ánimo que quiera seguir. Por ejemplo, si estuviera puntuando la vergüenza y la felicidad, habría que hacer el seguimiento de cada una en un formulario 15.2 diferente. En el Apéndice se ofrecen más copias de los dos formularios, que también se pueden obtener en <www.guilford.com/MOM2-materials>.

FORMULARIO 15.2. **Puntuaciones de los estados de ánimo**

Estado de ánimo:

100															
90															
80															
70															
60															
50															
40															
30															
20															
10															
0															
Fecha															

Cuando haya puntuado la frecuencia, la intensidad y la duración del estado de ánimo, y haya anotado esas puntuaciones en el formulario 15.2 con fecha de hoy, ya estará preparado para leer más sobre la ira, la culpa y la vergüenza y sobre lo que puede hacer para superarlas.

IRA

Rick pidió a John que pusiera su camiseta nueva en la lavadora mientras él iba al súper a comprar algo. John lo hizo así y después puso la camiseta en la secadora. Cuando Rick volvió a casa y preguntó por ella, John se dio cuenta de que la había dejado en la secadora y cuando fue a buscarla vio que había encogido. Rick se puso furioso, dijo que John tendría que haber leído la etiqueta para ver si se podía secar así y acabó gritándole: «¡Mis cosas te importan un pito! ¿Cómo puedes ser tan descuidado?». John se quedó muy dolido. Aunque sentía lo de la camiseta de Rick, creía que su ira había sido desproporcionada y también gritó a John diciéndole: «¡Ha sido por tu culpa! ¡Si la camiseta era tan especial, podías haberlo dicho! ¡Se acabaron los favores!».

Aunque quizá sin tanta intensidad como Rick y John, es probable que todos hayamos sentido una ira similar al creer que alguien nos ha tratado mal o se ha aprovechado de nosotros. Como todos los estados de ánimo, la ira va acompañada de reacciones físicas y de cambios en el pensamiento y en la conducta, como se ilustra en la figura 15.1. Cuando sentimos ira, el cuerpo se prepara para el ataque o para la defensa. Los pensamientos se centran en desquitarnos, en «pagar con la misma moneda» o en lo «injusto» del trato recibido.

Obsérvese que la ira puede ir de la irritación a la furia. Lo airados que nos sintamos en una situación dependerá de la interpretación que hagamos de ella. Tras la discusión sobre la camiseta, John se quedó callado el resto del día. Si Rick interpretara que esta

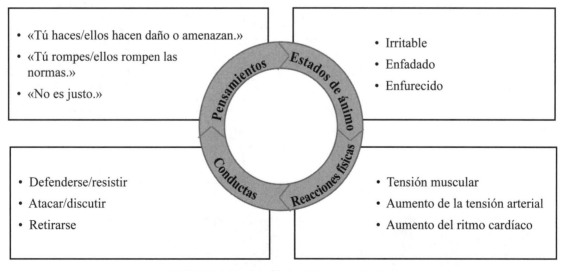

FIGURA 15.1. Perfil de síntomas de la ira.

reacción indicaba que John estaba dolido, podría sentirse un poco irritado o incluso preocupado por los sentimientos de John. Pero si Rick pensara que aquel silencio quería decir que John «pasaba» de lo que sintiera, seguramente se sentiría más enfadado.

Los sucesos que provocan ira dependen mucho de cada persona. Alguien se puede enfadar cuando hace cola y sin embargo escuchar impávido a quien critique su trabajo. Otra persona puede hacer cola sin ningún problema y atacar enseguida a quien le señale algún fallo o error en lo que ha hecho. Los sucesos que provocan nuestra ira suelen estar relacionados con nuestro pasado y con nuestras reglas y creencias.

Por ejemplo, una persona que haya sufrido maltratos frecuentes o graves, seguramente tenderá a «estar en guardia» contra maltratos futuros. Personas con un largo historial de maltratos o críticas sienten una ira crónica que a veces parece desproporcionada en relación con los hechos que la provocan.

Esta pauta de sentir ira con rapidez y frecuencia está asociada a la creencia de que nos podemos proteger haciendo frente al maltrato. Pero ¿y las personas que han sido maltratadas con frecuencia, pero se sienten incapaces de protegerse? Estas personas no suelen reaccionar al maltrato con ira, sino con resignación o depresión. Si nos sentimos desamparados frente al maltrato, el verdadero reto puede ser aprender a sentir ira en lugar de controlarla. La ira puede ser un problema si es demasiado frecuente, si es desproporcionada o si se expresa de una manera destructiva, pero también puede serlo su ausencia. Es normal sentirse furioso alguna vez y la ira puede ser una respuesta saludable y adaptativa.

EJERCICIO. **Entender la ira**

Para entender qué sucede cuando está enfadado, recuerde alguna ocasión reciente en la que se haya sentido enfadado o irritado. Describa la situación en la columna 1 del registro parcial de pensamientos del formulario 15.3. Escriba una palabra para describir su estado de ánimo en esa situación (por ejemplo, ira o irritación). Puntúe ese estado de ánimo en una escala de 0 a 100, siendo 100 la ira más intensa que haya sentido jamás, 50 un nivel medio de enfado y 10 una leve irritación.

Cuando sentía más ira, ¿qué le pasaba por la cabeza? Escriba esos pensamientos (palabras, imágenes, recuerdos) en la columna 3. Si no está seguro de cuáles eran, en el capítulo 7 se explica cómo identificarlos.

Si desea entender mejor la ira, repita este ejercicio con otras dos situaciones recientes en que la haya sentido. Describa las situaciones, puntúe la intensidad de su ira y luego anote los pensamientos, las imágenes o los recuerdos asociados. Cuando haya rellenado el formulario 15.3 con varias situaciones, pase a los dos apartados siguientes de este capítulo, donde se aborda la ira más a fondo y se presentan métodos para controlarla y/o expresarla de una manera más constructiva.

FORMULARIO 15.3. **Entender la ira, la culpa y la vergüenza**

1. Situación	2. Estados de ánimo	3. Pensamientos (imágenes) automáticos
¿Quién? ¿Qué? ¿Cuándo? ¿Dónde?	a. ¿Qué sintió? b. Puntúe cada estado de ánimo (0-100 %).	a. ¿Qué le pasaba por la cabeza justo antes de que empezara a sentirse así? ¿Otros pensamientos? ¿Imágenes? b. Marque con un círculo el pensamiento activo.

De *Mind Over Mood, Second Edition*, © 2016, Dennis Greenberger y Christine A. Padesky.

Pensamientos de ira

La ira está asociada a la percepción de amenaza o daño y a la creencia de que se ha violado alguna regla importante. También nos podemos enfadar si creemos que nos han tratado de una manera injusta o que nos han impedido lograr algo que esperábamos conseguir. En la discusión sobre la camiseta, Rick se había enfadado porque esperaba que John la lavara sin echarla a perder, y el enfado de John se debía a que el ataque personal de Rick («¿Cómo puedes ser tan descuidado?») le había parecido injusto al no haber tenido en cuenta lo mucho que John apreciaba a Rick y su buena intención al lavar la camiseta. Observemos el acento en lo justo, lo razonable y lo esperado. Lo que provoca enfado no es solo un daño o perjuicio, sino también la violación de reglas y expectativas.

Imaginemos que un hombre pierde su empleo. ¿Se sentirá furioso? Depende. Si considera que lo ha perdido por una decisión justa (la empresa ha tenido que cerrar y ha despedido a todos los empleados), no es probable que se sienta furioso. Pero si cree que lo ha perdido de una manera injusta (solo han despedido a personas de una raza o una edad determinada), es muy probable que se sienta iracundo.

Del mismo modo, si un niño nos da un pisotón en el autobús sentiremos dolor. Que nos enfademos o no dependerá de la interpretación que hagamos de la intencionalidad del niño y de las circunstancias. Es probable que nos enfademos si pensamos que el pisotón ha sido intencionado. Pero si pensamos que el niño ha perdido el equilibrio porque el autobús ha frenado con brusquedad, seguramente haremos una mueca de dolor, pero no nos enfadaremos. En casos como estos, la probabilidad de que respondamos con ira está relacionada con nuestro juicio de la intencionalidad y las circunstancias. Por ejemplo, será más fácil que pasemos por alto un pisotón en un autobús lleno que en uno casi vacío.

Estas reglas sobre la ira pueden parecen muy sencillas, pero lo que la gente considera justo y razonable varía mucho de una persona a otra. Rick esperaba que John fuera considerado y lo apoyara, aunque Rick se portara de una manera que John consideraba injusta. John esperaba que Rick le hablara con tranquilidad aunque estuviera enfadado. Tanto Rick como John creían que sus propias expectativas eran razonables y que las expectativas del otro no lo eran.

Como en el caso de Rick y John, la ira suele darse con más intensidad en relaciones muy estrechas. La relación entre la ira y la intimidad se entiende mejor si reconocemos que todos albergamos expectativas en nuestras relaciones de pareja, de amistad, con compañeros de trabajo, etc., algo que no sucede con personas que no conocemos. Cuanto más estrecha es nuestra relación con una persona, más probable será que tengamos expectativas respecto a ella. Para complicar las cosas, puede que no les hablemos de esas expectativas o que ni siquiera seamos conscientes de ellas hasta que se han roto. Entonces nos sentimos heridos, decepcionados y, con frecuencia, enfadados.

Estrategias para controlar la ira

• *Comprobar los pensamientos de ira*

La manera de responder a los pensamientos de ira dependerá del papel que desempeñen en nuestra vida. Si sentimos ira muy rara vez y esos pensamientos nacen de una injusticia muy clara, nuestra respuesta será descubrir cómo hacer uso de la ira para reaccionar a la situación de una manera constructiva. Si nos enfadamos con frecuencia, sobre todo si la ira nos crea problemas y perjudica nuestras relaciones, lo mejor será que examinemos nuestros pensamientos de ira para ver si hay otras maneras de contemplar las cosas. Los registros de pensamientos (véanse los capítulos 6 a 9) son un buen instrumento para aprender a pensar de otra manera.

Cuando sentimos ira tendemos a interpretar o malinterpretar las intenciones ajenas de una manera personal y negativa. Podemos pensar que alguien nos maltrata o se aprovecha de nosotros adrede, aunque no sea así. Por ejemplo, supongamos que estamos de pie cerca del mostrador de una tienda esperando a que el dependiente acabe con otro cliente porque necesitamos ayuda. Cuando el dependiente queda libre se acerca al mostrador otra persona y empieza a hablar con él. Si pensamos que esa persona nos había visto y se ha colado, podríamos enfadarnos. En cambio, si pensamos que no nos ha visto es menos probable que nos enfademos. La diferencia entre las dos reacciones es si personalizamos o no el acto de esa persona, es decir, si pensamos que «nos ha hecho» eso o pensamos que simplemente no nos ha visto.

Cuando nos enfadamos tendemos a personalizar los actos de los demás. Una de las ventajas de los registros de pensamientos es que nos ayudan a examinar con detenimiento estas situaciones planteándonos preguntas sobre las intenciones de los demás. También nos hacen considerar otras explicaciones de la conducta ajena. Seguramente nos hemos colado alguna vez delante de alguien porque no le hemos visto: es un simple error que todo el mundo comete de vez en cuando. Aprender a interpretar los actos ajenos de una manera menos personal, a considerar las intenciones ajenas con más indulgencia y a contemplar situaciones desde perspectivas diferentes, son maneras útiles de responder a la ira.

Los pensamientos de ira suelen encasillar a la gente. En el ejemplo de Rick y John, Rick se enfadó mucho con John porque hizo que la camiseta se encogiera. Rick dijo que John era «desconsiderado» y «descuidado». Cuando estamos enfadados solemos etiquetar a los demás como hizo Rick. Si usamos estas etiquetas lo suficiente, se acaban convirtiendo en casillas que nos impiden ver con flexibilidad las intenciones ajenas. Si Rick siguiera pensando que John era «desconsiderado», podría malinterpretar muchas conductas y reforzar esa etiqueta. Por ejemplo, si John entrara en la cocina y se preparara una taza de café, Rick podría pensar: «Vaya, qué desconsiderado. Ni ha pensado en ofrecerme una taza». Rick no habría tenido en cuenta que John sabía que Rick nunca tomaba más de un café al día y que ya había tomado uno por la mañana. Esto demostraría que, en lugar de ser desconsiderado, John conocía bien los hábitos de Rick. De hecho, John se consideraba una persona atenta y considerada, y su conducta solía confirmarlo. Etiquetar a las personas suele dar lugar a muchos malentendidos y enfados innecesarios.

Si vemos que asignamos constantemente la misma etiqueta a una persona, es señal de que la hemos encasillado. Si somos conscientes de ello, podemos hacer varias cosas para reducir nuestra ira y dejar de encasillarla. En primer lugar, podemos tomar conciencia de las cosas que nos hacen «saltar». Rick se dio cuenta de que era muy sensible a las señales de que sus sentimientos y sus necesidades no se tenían en cuenta. En estos casos, lo mejor es observar las cosas sin juzgarlas y obtener más información para comprobar nuestros supuestos sobre las intenciones ajenas.

Rick quería mejorar su relación con John y, en lugar de enfadarse en silencio porque no le había ofrecido un café, le preguntó por qué no lo había hecho. Esto ofreció a Rick la oportunidad de examinar el supuesto de que John estaba siendo desconsiderado con él. John le contestó: «He visto que esta mañana te has tomado una taza y sé que nunca bebes más de una. Pero si quieres te hago otra enseguida». La información que esta respuesta dio a Rick le hizo ver que John no había sido «desconsiderado». La ventaja de obtener más información cuando empezamos a pensar mal de otras personas es que nos ayuda a interpretar sus actos de otra manera.

Otros métodos que nos pueden ayudar a controlar la ira son prever sucesos que nos pongan en riesgo de sentirla, reconocer las primeras señales de su presencia, hacer pausas, practicar la asertividad y realizar terapia familiar o de pareja.

Usar la visualización para prever situaciones que nos pueden provocar ira

Es útil prever situaciones en las que podemos sentir ira y prepararnos para afrontarlas. Lo mejor es calmarnos antes de enfrentarlas usando los métodos para reducir la ansiedad basados en la visualización (capítulo 14, p. 276). Además de usar imágenes para calmarnos, también podemos usarlas para planificar y preparar las respuestas que queremos dar.

Puede ser útil imaginarnos diciendo lo que queremos decir, de la manera que queremos decirlo y obteniendo la respuesta que esperamos obtener. Por si las cosas no salen tan bien como esperamos, también puede ser útil imaginar cómo afrontar los problemas que puedan surgir. Practicar mentalmente las respuestas a estas situaciones nos ayuda a adquirir confianza y a sentirnos menos amenazados si las cosas no salen bien. A su vez, esta confianza nos ayudará a responder de una manera eficaz y adaptativa en lugar de limitarnos a estallar de ira si las cosas salen mal. En parte, la imaginación funciona porque nos ayuda a considerar áreas problemáticas y a planificar de antemano nuestras respuestas. Además, suele ser útil imaginarnos relajados en una situación estresante y de mucho riesgo. Por último, es útil crear una imagen ideal de cómo queremos responder para que guíe nuestras respuestas en la situación real.

Cuando identificamos una situación estresante en la que haya un riesgo elevado de que sintamos ira, tenemos la oportunidad de planificar, escribir y ensayar qué queremos decir y cómo queremos decirlo. Así podremos definir una estrategia dirigida a lo que queremos lograr para afrontar la situación con más confianza.

- *Reconocer las primeras señales de la ira*

Además de prever situaciones en las que es probable que nos enfademos, también debemos reconocer las señales de que nos estamos enfureciendo o de que la ira se está descontrolando. Para muchas personas, estas señales incluyen temblor, tensión muscular, apretar las mandíbulas, opresión en el pecho, gritar, tener los puños cerrados y decir cosas que no son ciertas. Un poco de ira está bien, pero cuando nos damos cuenta de que estamos entrando en su zona destructiva debemos parar un momento y considerar las opciones: como se dice más adelante, podemos optar por enfadarnos o podemos optar por calmarnos haciendo una pausa o siendo asertivos.

- *Hacer pausas*

Hacer una pausa es una manera eficaz de controlar la ira, y supone retirarnos de una situación cuando observamos las primeras señales de que la ira está a punto de descontrolarse. Hacer una pausa nos ayuda a recuperar el control de nosotros mismos y de la situación para recordar qué es importante para nosotros y qué intentamos conseguir.

El uso eficaz de las pausas supone reconocer las señales iniciales de que la ira se está haciendo destructiva o interfiere en cómo queremos abordar la situación. Podemos usarlas como los deportistas: para recobrar la compostura, definir estrategias, relajarnos o simplemente descansar. Una pausa puede ser muy breve y durar cinco minutos, o puede durar veinticuatro horas. Las pausas no se usan para evitar una situación, sino para abordarla desde otro punto de vista y empezar de cero. A veces, el simple hecho de retirarnos de una situación nos ayuda a verla de otra manera. Durante una pausa también es útil practicar alguna de las técnicas de relajación descritas en el capítulo 14 (p. 275). También podemos aprovechar una pausa para comprobar nuestros pensamientos de ira (como se ha descrito antes y como se describe en los capítulos 6 a 9). Algunas personas tratan de volver a una situación con otra estrategia para minimizar la posibilidad de estallar de ira. Como se ha dicho antes, podemos recurrir a la visualización para practicar lo que pensamos decir o hacer antes de volver a una situación.

• *Asertividad*

Aprender a ser asertivos puede reducir los problemas relacionados con la ira. La asertividad se suele describir como la vía intermedia entre ser agresivos, por un lado, y dejar pasivamente que se aprovechen de nosotros, por otro. Cuando somos agresivos atacamos a otras personas. Cuando somos demasiado pasivos dejamos que nos ataquen. La asertividad define una postura intermedia en la que nos defendemos sin atacar. A modo de ejemplo, veamos tres respuestas posibles a alguien que nos ha calificado de estúpidos.

Agresiva *(gritando):* «¡Si crees que soy estúpido, tú eres idiota!».
Asertiva *(con calma y firmeza):* «Piensa que soy estúpido si quieres, pero volvamos a lo que nos ocupa, que es...».
Pasiva *(baja la cabeza y no dice nada).*

La asertividad también significa expresar nuestras necesidades con franqueza. Por ejemplo, supongamos que llegamos a casa del trabajo y que nuestros hijos empiezan a exigir nuestra atención. Si estamos cansados e intentamos satisfacerlos a todos (respuesta pasiva), podemos acabar sintiéndonos tan abrumados que estallaremos de ira (respuesta agresiva). Lo mejor sería responder de una manera asertiva y decir algo parecido a «Estoy muy cansado y necesito reposar unos minutos antes de estar con vosotros». Esto nos daría tiempo para recobrar la compostura, recordarnos lo mucho que queremos a nuestros hijos y prepararnos para dedicarles tiempo o fijarles límites si es necesario. De este modo, la asertividad puede reducir la frecuencia de recibir un trato injusto o de que alguien se aproveche de nosotros y, en consecuencia, puede prevenir situaciones que den lugar a la ira. También nos ofrece una mayor sensación de control.

• *Cuatro estrategias para planificar y practicar respuestas asertivas*

1. Usemos expresiones en primera persona del singular. Las expresiones airadas suelen empezar con la segunda persona del singular o del plural, y atribuyen a alguien alguna culpa (por ejemplo, «siempre piensas en ti primero»). Iniciar así una conversación suele poner al interlocutor a la defensiva y es menos probable que escuche lo que tenemos que decir. Las respuestas asertivas suelen empezar en primera persona y expresan nuestras reacciones, necesidades y deseos (por ejemplo, «me gustaría que escucharas lo que pienso»). Expresar una necesidad o una petición hace que el interlocutor tienda a escuchar nuestro mensaje y es más probable que dé lugar a una conversación productiva.

2. Reconozcamos la verdad de las quejas sobre nosotros, pero hagamos valer al mismo tiempo nuestros derechos. Por ejemplo, imaginemos que alguien nos pide que hagamos algo, le decimos que no y esa persona dice: «Pero necesito que lo hagas y me parece egoísta que no me ayudes». En una situación como esta podríamos contestar: «Entiendo que estés decepcionado, pero tengo que decirte que no porque ahora estoy muy cansado. Y no es por egoísmo: es porque debo cuidarme».

3. Expresemos nuestras necesidades con claridad y concisión en lugar de esperar que los demás las adivinen. Lo asertivo es pedir ayuda directamente, decir qué necesitamos y expresar nuestras expectativas con claridad. Podríamos decir a nuestra pareja: «Me duelen los pies. ¿Me harías el favor de darme un masaje?». O una madre podría decir a sus hijos: «Haced el favor de recoger los juguetes y guardarlos. Espero que la habitación esté ordenada cuando vuelva». O el jefe nos podría decir: «Necesito que este proyecto esté a las tres. Si hay algo que te impida tenerlo a esa hora, dímelo».

4. Fijémonos más en la asertividad que en sus resultados. Ser asertivos no quiere decir que siempre obtengamos lo que pedimos. El objetivo de la asertividad es una comunicación clara. Aunque no hay garantías de que cada expresión asertiva dé lugar a un resultado deseado, es probable que la constancia en la comunicación asertiva produzca, con el tiempo, más relaciones positivas.

- *Pensamientos y supuestos que interfieren con la asertividad*

  «Si me quieres de verdad, sabrás qué necesito.»
  «No les gustaré a los demás si digo que no.»
  «¿Para qué me voy a molestar? De todos modos no conseguiré lo que quiero.»
  «Esto no compensa la discusión que va a provocar.»
  «Puedo vivir con ello tal como es.»
  «Si alguien no me habla con cortesía, no tengo por qué ser cortés al responder.»

Estos supuestos pueden ser perjudiciales para las relaciones. Las personas que nos quieren de verdad no siempre saben qué queremos o necesitamos. El supuesto de que *deberían saberlo* sin que les digamos nada suele dar lugar a ira y dolor. Expresar de una manera clara y sucinta lo que queremos o necesitamos es bueno para las relaciones y reduce el dolor y la irritación que suele dar lugar a la ira.

Si tenemos pensamientos como estos que interfieren con nuestra asertividad, podemos comprobarlos con las técnicas de los capítulos 6 a 9. También los podemos comprobar, y comprobar la utilidad de la asertividad, mediante experimentos conductuales (capítulo 11).

• *Perdonar*

Cuando alguien nos hiere profundamente o de manera reiterada, la ira puede ser muy duradera. La ira corroe nuestro espíritu y nos impide sentir felicidad y alegría. En estos casos puede que valga la pena encontrar alguna manera de librarnos de ella. Perdonar a alguien que nos ha hecho daño nos ayuda a liberarnos de la ira y del dolor. Si esa persona se arrepiente y se disculpa, perdonarla cuesta un poco menos. Pero si no lamenta lo que ha hecho o dicho, perdonarla cuesta más. Debemos tener presente que perdonar es liberarnos de la carga de la ira. No significa pasar por alto los actos de nadie, sino contemplar esos actos de otra manera. Por ejemplo, podríamos aceptar que quien nos ha herido tiene problemas que debe resolver.

A veces decidimos no perdonar a alguien porque nos sigue maltratando a nosotros o a alguien a quien queremos. En este caso, la única manera de librarse de la ira puede ser aceptar que esa persona es así, tener muy claro que no tenemos la culpa y encontrar maneras de protegernos. Los planes de actuación, que se describen en el capítulo 10, nos pueden ayudar a definir una serie de medidas para protegernos del maltrato. A veces esto significa poner distancia entre nosotros y esa persona.

Si decidimos perdonar a alguien, hay dos maneras de hacerlo. Recordemos que perdonamos por nuestro bien, no por el bien de la otra persona. En realidad, ni siquiera hace falta que le demos a conocer nuestro perdón. La segunda opción (escribir una carta de perdón) es para cuando ya no estamos en contacto con quien nos ha herido.

1. Hacer saber a la otra persona el daño que nos ha hecho para que entienda nuestra ira. Si hablamos en primera persona como se ha dicho en la sección sobre la asertividad, la otra persona tendrá la posibilidad de considerar nuestro punto de vista y responder. Por ejemplo, podríamos decir a nuestro cónyuge o a un buen amigo: «Me siento un extraño si no me presentas a tus amigos. Ya hemos hablado de esto muchas veces, pero si lo sigues haciendo entenderé que mis sentimientos no te importan». Si la otra persona se disculpa, podremos decidir si la perdonamos o si deberá cambiar para que la perdonemos. Por ejemplo, podríamos decirle: «Quiero creerte y perdonarte. Si me presentas a algunos amigos el mes que viene empezaré a creer que te preocupas por mí y me será más fácil dejar de sentirme dolido y enfadado».

2. Escribir una carta de perdón describiendo el daño que se nos ha hecho. Se trata de una carta que no vamos a enviar. Es importante que no censuremos nuestros pensamientos al escribirla. Tampoco pensemos en la reacción que podría tener la otra persona si la leyera. La carta de perdón es para nosotros, no para la persona a la que perdonamos. Por lo tanto, podemos escribir la carta con toda libertad porque esa persona nunca la va a leer.

EJERCICIO. **Escribir una carta de perdón**

Utilice el formulario 15.4 como guía para escribir su carta de perdón. No es fácil perdonar a quienes nos han maltratado, pero puede ser determinante para curar heridas profundas y dejar atrás la ira. Si en este momento no está preparado para escribir la carta, no hay problema. Sáltese este ejercicio y, si lo cree oportuno, vuelva a estas páginas en otro momento.

FORMULARIO 15.4. **Escribir una carta de perdón**

1. Esto es lo que me has hecho:

2. Este es el impacto que ha tenido en mi vida:

3. Así es como me sigue afectando:

4. Así imagino que mejorará mi vida si soy capaz de perdonarte:

5. (El perdón suele empezar entendiendo a las personas que nos han herido de una manera compasiva. Escriba cualquier vivencia de la otra persona que pueda haber contribuido a sus maltratos.) Por esto puedo entender lo que has hecho:

6. (Todo el mundo hiere a alguien alguna vez. Si hemos herido a una persona, ¿qué querríamos que pensara de nosotros?) Si hiriera a alguien, así es como querría que me viera:

7. (Perdonar no significa aprobar, olvidar o negar lo que se ha hecho y el dolor sufrido. Significa hallar una manera de dejar la ira atrás y entender lo sucedido desde otra perspectiva.) Así puedo perdonar lo que me has hecho:

8. Estas son las cualidades que me permitirán seguir adelante:

• *Terapia familiar o de pareja*

En algunos casos, la ira surge principalmente en las relaciones familiares. Si las estrategias ya descritas no nos ayudan a controlarla en nuestras relaciones más cercanas, la terapia familiar o de pareja nos puede ayudar. Las percepciones, las actitudes, las creencias y los pensamientos relacionados con nuestra pareja, nuestros hijos y otros miembros de la familia pueden alimentar nuestra ira, y esta terapia puede enseñarnos a comunicarnos mejor, a aumentar las interacciones positivas en nuestras relaciones y a aprender técnicas de negociación. También puede ser útil aprender estrategias para identificar y modificar expectativas y reglas. Estas estrategias pueden reducir la ira y mejorar la calidad de nuestras relaciones.

EJERCICIO. **Puntuar estrategias para controlar la ira**

Hasta ahora hemos visto que para controlar la ira podemos comprobar los pensamientos asociados a ella, prepararnos para ciertas situaciones mediante la visualización, reconocer las primeras señales, hacer pausas, y emplear la asertividad y el perdón. Pruebe algunos de estos métodos para ver cuáles le van mejor. Para averiguarlo rellene el formulario 15.5 y puntúe su nivel de ira en una escala de 0 a 100 antes y después de aplicarlos. Cuando haya identificado uno o dos métodos, empiece a usarlos de una manera sistemática. Cuanto más los practique, mayor será su eficacia cuando los necesite.

FORMULARIO 15.5. **Puntuar mis estrategias para controlar la ira**

En la columna «Método para controlar la ira» escriba «comprobar pensamientos», «preparación con visualización», «reconocer señales iniciales», «hacer pausas», «asertividad» o «perdón». Para cada sesión práctica, puntúe su ira en una escala de 0 a 100 antes y después del ejercicio, donde 0 es sin ira y 100 es ira máxima. Haga varias sesiones de práctica con cada método que quiera probar. Al final del formulario escriba comentarios sobre lo que haya aprendido. Mire si estos métodos mejoran con la práctica y compárelos para saber cuáles son mejores para usted.

Método para controlar la ira	Puntuación de la ira al principio (0-100%)	Puntuación de la ira al final (0-100%)

Qué he aprendido (¿mi control de la ira ha mejorado con la práctica?, ¿qué métodos me han ido mejor?):

_____

_____

_____

CULPA Y VERGÜENZA

La culpa y la vergüenza son emociones muy relacionadas entre sí. Tendemos a sentir culpa si hemos violado reglas que consideramos importantes o si no hemos estado a la altura de lo que nos exigimos. Sentimos culpa cuando juzgamos que hemos hecho algo mal. Si pensamos que «deberíamos» haber actuado de otra manera, es probable que nos sintamos culpables.

La vergüenza también se caracteriza por la sensación de que hemos hecho algo mal. Pero cuando nos sentimos avergonzados damos por sentado que hemos hecho algo mal porque «somos inútiles», «somos incompetentes», «somos un desastre» o «somos malos». La vergüenza suele estar relacionada con una imagen muy negativa de nosotros mismos y está rodeada de secretismo. Podríamos pensar: «Si los demás conocieran este secreto se disgustarían conmigo o pensarían mal de mí». Por esta razón, la causa de la vergüenza rara vez se revela y el hecho de ocultarla hace que sea destructiva. La vergüenza suele acompañar a un secreto relacionado con otros miembros de la familia, como alcoholismo, abuso sexual, aborto, bancarrota u otra conducta considerada deshonrosa por la comunidad.

Marissa estaba avergonzada por haber sido objeto de abusos sexuales. Aunque empezaron cuando tenía seis años, Marissa nunca llegó a revelar del todo el alcance de esos abusos hasta que tuvo veintiséis. Había intentado contárselo a su madre cuando era pequeña, pero su madre la regañó y la acusó de mentir. Siempre que Marissa recordaba los abusos se sentía abrumada por la vergüenza. Mientras seguía la terapia, rellenó el formulario 15.3 de la página 290, que revelaba la conexión entre sus pensamientos y su vergüenza (figura 15.2, p. 301). Este ejemplo demuestra el secretismo que caracteriza la vergüenza («Nunca podría contarle a Julie lo que sucedió...») y la conexión entre la vergüenza de Marissa y la imagen que tenía de sí misma como alguien «repugnante» y «despreciable».

Superar la culpa y la vergüenza

Superar la culpa y la vergüenza no significa necesariamente librarnos de algo incorrecto que creamos haber hecho. Significa admitir una medida adecuada de responsabilidad por ello y aceptar que nos haga sentir así.

1. Situación	2. Estados de ánimo	3. Pensamientos (imágenes) automáticos
¿Quién? ¿Qué? ¿Cuándo? ¿Dónde?	a. ¿Qué sintió? b. Puntúe cada estado de ánimo (0-100 %).	a. ¿Qué le pasaba por la cabeza justo antes de que empezara a sentirse así? ¿Otros pensamientos? ¿Imágenes? b. Marque con un círculo el pensamiento activo.
Conduzco a casa tras haber cenado con Julie en un restaurante. Me ha hablado de la visita que le ha hecho su padre hace poco.	(Vergüenza, 100 %.)	Imagen/recuerdo de mi padre metiéndose en la cama conmigo. Yo trataba de hacerme la dormida, pero eso no lo detenía. Recuerdos visuales y físicos de los abusos sexuales. Debo de ser una persona horrible para que me haya pasado eso. Soy una persona despreciable. (Nunca podría contarle a Julie lo que sucedió. Si lo supiera vería lo repugnante que soy y no querría volver a verme.)

FIGURA 15.2. Respuestas de Marissa en el formulario 15.3 para entender su vergüenza.

Superar la culpa y la vergüenza tiene cinco aspectos: evaluar la gravedad de nuestros actos, considerar nuestra responsabilidad personal, reparar cualquier daño causado, romper el silencio que envuelve la vergüenza y perdonarnos. Para superar la vergüenza puede ser necesario trabajar estos cinco aspectos.

• *Evaluar la gravedad de nuestros actos*

Podemos sentirnos culpables o avergonzados por actos de mayor o menor importancia. ¿Qué gravedad creemos que tienen estas tres acciones de Toby?

1. Toby estaba cansada tras acabar la jornada. El teléfono sonó y decidió no contestar porque no tenía ganas de hablar con nadie. Oyó a su madre en el contestador diciendo: «Toby, ¿estás ahí? Quiero hablarte de mis vacaciones». Toby no contestó.
2. Después de que la madre de Toby le dejó el mensaje, el teléfono volvió a sonar. Cuando Toby oyó la voz de su mejor amiga en el contestador, descolgó el teléfono y charló con ella diez minutos.
3. Al día siguiente, Toby le dijo a su madre que no estaba en casa cuando la llamó.

Estas tres experiencias de Toby describen sucesos de poca importancia. Pero muchas personas juzgarían su gravedad de una manera diferente. ¿Cuál de estos sucesos haría que nos sintiéramos culpables? ¿Por qué?

La evaluación de la gravedad de una acción o de un pensamiento depende de nuestras reglas y valores. Muchas personas dicen que se sentirían más culpables por mentir a su madre (ejemplo 3) que por no contestar al teléfono (ejemplo 1). Otras pueden sentir la misma culpa en los tres ejemplos.

Cuando alguien siente culpa y vergüenza con frecuencia, significa que vive de una manera que viola sus principios (por ejemplo, tener una aventura amorosa si cree en el matrimonio monógamo) o que juzga como graves muchos actos de poca importancia. Para evaluar la gravedad de los actos que nos hacen sentir culpa y vergüenza, podemos responder a las preguntas de los consejos que aparecen a continuación. Estas preguntas nos animan a contemplar la situación desde perspectivas diferentes y nos serán muy útiles si tendemos a sentir culpa o vergüenza en muchas situaciones que otras personas con valores parecidos no verían así. Preguntémonos, por ejemplo, qué importancia tendrá eso dentro de cinco años. Es casi seguro que dentro de cinco años haber tenido una relación extramarital seguirá pareciendo una violación grave. Llegar a casa tarde para cenar tres noches seguidas no parecerá importante dentro de cinco años, aunque ahora pueda ser motivo de disgusto. Dicho de otro modo, tendría más sentido una culpa duradera por haber tenido una aventura que por llegar tarde a cenar.

 CONSEJOS ÚTILES

Preguntas para evaluar la gravedad de mis actos

- ¿Creen otras personas que este acto es tan grave como creo yo? ¿Por qué?
- ¿Creen otras personas que no lo es? ¿Por qué?
- ¿Qué gravedad daría a este acto si lo hubiera hecho mi mejor amigo?
- ¿Qué importancia tendrá este acto al cabo de un mes? ¿De un año? ¿De cinco años?
- ¿Qué gravedad le atribuiría a este acto si me lo hubieran hecho a mí?
- ¿Conocía de antemano el significado o las consecuencias de mis actos (o pensamientos)? Basándome en lo que sabía entonces, ¿es válida mi evaluación?
- ¿Hubo algún daño? De ser así, ¿se puede subsanar?, ¿cuánto tiempo haría falta?
- ¿Pensé en otro acto más grave que al final evité hacer (por ejemplo, descolgar el teléfono y mentir en lugar de no contestar)?

ENTENDER LA IRA, LA CULPA Y LA VERGÜENZA

EJERCICIO. **Puntuar la gravedad de mis actos**

Usando como guía las preguntas de los consejos útiles de la página anterior, puntúe en las escalas del formulario 15.6 la gravedad que cree que tienen sus actos. Puesto que todos tenemos valores y creencias diferentes sobre lo que está bien y lo que está mal, lo primero es que etiquete usted mismo los extremos de las escalas. En el punto 100 de la escala que se halla sobre el formulario, escriba la acción más grave que, en su opinión, puede hacer una persona (como torturar o asesinar a alguien). Por otro lado, 0 representaría ninguna gravedad y 10 podría ser un acto como no devolver lo que proceda si nos dan cambio de más en una tienda.

Etiquete algunas marcas de la escala que hay sobre el formulario 15.6 para ver las diferencias entre los actos menores, medios y graves por los que usted sentiría culpa o vergüenza. Luego piense en lo peor que ha hecho en su vida. Suponiendo que sea menos grave que torturar y asesinar, sitúe ese acto en el punto de la escala al que cree que corresponde.

Cuando haya creado su escala personal, úsela para puntuar la gravedad de los actos que le hacen sentir culpa o vergüenza.

FORMULARIO 15.6. **Puntuar la gravedad de mis actos**

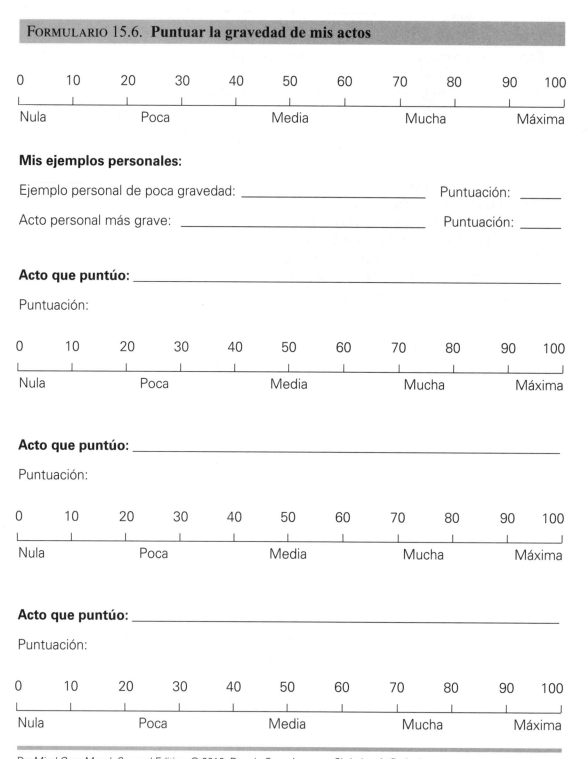

0	10	20	30	40	50	60	70	80	90	100

Nula   Poca   Media   Mucha   Máxima

Mis ejemplos personales:

Ejemplo personal de poca gravedad: _____ Puntuación: _____

Acto personal más grave: _____ Puntuación: _____

Acto que puntúo: _____

Puntuación:

0	10	20	30	40	50	60	70	80	90	100

Nula   Poca   Media   Mucha   Máxima

Acto que puntúo: _____

Puntuación:

0	10	20	30	40	50	60	70	80	90	100

Nula   Poca   Media   Mucha   Máxima

Acto que puntúo: _____

Puntuación:

0	10	20	30	40	50	60	70	80	90	100

Nula   Poca   Media   Mucha   Máxima

• *Evaluar nuestra responsabilidad*

Una vez evaluada la gravedad de nuestros actos, es útil determinar hasta qué punto somos responsables de lo que creemos haber hecho mal. Marissa se sentía avergonzada por los abusos que había sufrido de niña. Es indudable que fueron unos sucesos muy graves, pero ¿tuvo ella alguna responsabilidad? Vic se sentía culpable por haber estallado de ira una noche en que su esposa, Judy, se quejó de que no hubiera pagado unas facturas. ¿Era Vic responsable de su reacción airada?

Una buena manera de evaluar la responsabilidad personal es realizar un gráfico circular o «tarta de responsabilidad». Para ello haremos una lista de las personas y los aspectos de una situación que han contribuido a un suceso por el que sentimos culpa o vergüenza. Incluyámonos en la lista, tracemos el círculo y asignemos segmentos a las responsabilidades relativas del suceso. Delimitemos el segmento que nos corresponde en último lugar para no asignarnos demasiada responsabilidad de una manera prematura.

En la figura 15.3 se reproduce la primera «tarta de responsabilidad» de Marissa con las personas y circunstancias que consideraba parcialmente responsables de los abusos. Aunque siempre se había sentido responsable de lo que había sucedido, se atribuyó una parte muy pequeña de la tarta porque solo se sentía responsable de no haber dicho que no a su padre. La mayor parte de la responsabilidad de lo que había sucedido era de su padre, e incluso los segmentos correspondientes a su madre, a su abuelo y al alcohol eran más grandes que el suyo.

Cuando Marissa enseñó la tarta al terapeuta, hablaron más a fondo de su «responsabilidad» en los abusos. Después de varias sesiones, Marissa acabó entendiendo —y creyendo— que no había tenido ninguna. Entendió que todos los abusos son responsabilidad exclusiva de los adultos. Como la mayoría de los niños, no tenía ni los conocimientos ni la seguridad para decir «no» a los seis años, ni siquiera a los trece. Cuando finalmente

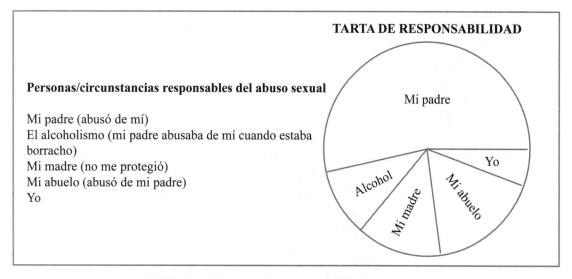

FIGURA 15.3. Tarta de responsabilidad de Marissa.

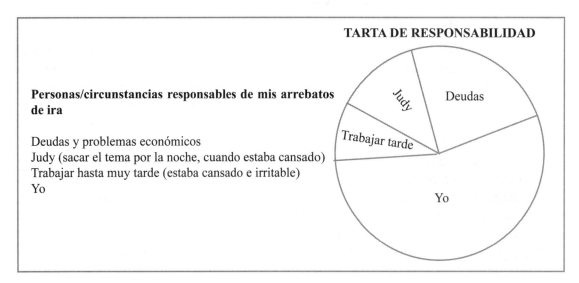

TARTA DE RESPONSABILIDAD

Personas/circunstancias responsables de mis arrebatos de ira

Deudas y problemas económicos
Judy (sacar el tema por la noche, cuando estaba cansado)
Trabajar hasta muy tarde (estaba cansado e irritable)
Yo

FIGURA 15.4. Tarta de responsabilidad de Vic.

dijo «no» a los catorce años de edad, los abusos cesaron. Pero el hecho de que pudiera frenar a su padre a esa edad no quería decir que hubiera tenido la capacidad de hacerlo antes. Puede que su padre no quisiera arriesgarse a enfrentarse a ella al ser mayor, pero no había tenido ningún problema en maltratarla cuando era más pequeña. Y aunque Marissa le hubiera dicho que no cuando era más pequeña, seguramente no habría servido de nada. La tarta de responsabilidad ayudó a Marissa a superar su sentimiento de culpa.

Vic también hizo una tarta de responsabilidad (figura 15.4) cuando se sintió culpable de gritar a Judy porque le había recriminado que no abonara el importe de unas facturas. Vic incumplió la promesa de que no volvería a enfadarse así con ella, y aunque no la empujó ni la golpeó, la intimidó físicamente acercándose mucho y gritándole a la cara.

Como vemos, Vic decidió que era el principal responsable de sus arrebatos de ira. Aunque Judy, las deudas y el hecho de tener que trabajar hasta muy tarde habían contribuido a ello, sentía que habría podido afrontar la situación de una manera menos intimidatoria. También decidió que debía compensar a Judy por lo que había hecho. Este incidente confirmó a Vic que debía modificar sus respuestas airadas.

Como ilustran los ejemplos de Marissa y Vic, las tartas de responsabilidad pueden ayudar a evaluar el nivel de responsabilidad de cada persona o cosa que contribuye a una situación. El objetivo de estas tartas no siempre es reducir la culpa. A veces es conveniente que nos sintamos culpables por algo que hemos hecho. En estos casos, podemos tomar medidas para enmendar el perjuicio causado o idear un plan para responder de una manera más acorde con nuestros valores. Las personas que se sienten culpables con frecuencia por cosas de poca importancia descubren que las tartas de responsabilidad los ayudan a reconocer que no son responsables al cien por cien de lo que sucede. Y las que sienten culpa o vergüenza por haber hecho daño a alguien pueden usarlas para evaluar su papel antes de enmendarlo.

EJERCICIO. **Usar una tarta de responsabilidad para la culpa o la vergüenza**

1. Piense en un suceso negativo de su vida que le haga sentir culpa o vergüenza y escríbalo en el ítem 1 del formulario 15.7.
2. En el ítem 2, anote las personas y circunstancias que hayan contribuido al resultado. Escriba su nombre al final de la lista para evaluar en último lugar su parte de responsabilidad.
3. Divida la tarta del ítem 3 en segmentos (porciones) y etiquételos con los nombres de las personas o circunstancias de la lista. Asigne los segmentos más grandes a las personas o circunstancias que, en su opinión, tengan más responsabilidad.
4. Cuando haya acabado, responda a las preguntas del ítem 4 para determinar su responsabilidad personal.

FORMULARIO 15.7. **Usar una tarta de responsabilidad para la culpa o la vergüenza**

1. Suceso negativo que ha dado lugar a culpa o vergüenza: _____

2. Personas o circunstancias que han contribuido a este resultado:

   _____   _____

   _____   _____

   _____   _____

   _____   _____

   _____   _____

3.

4. ¿Es usted responsable al cien por cien? ¿Cómo influye esta tarta de responsabilidades en sus sentimientos de culpa o de vergüenza? ¿Hay algo que pueda hacer para reparar la parte de la que es responsable?

   _____

   _____

   _____

• *Reparar el daño causado*

Si hemos hecho daño a otra persona es importante que lo reparemos por el bien de la relación y de nosotros mismos. Esto supone reconocer lo que hemos hecho, tener el coraje suficiente para dar la cara, pedir perdón y determinar qué podemos hacer para reparar el daño.

EJERCICIO. **Reparar el daño hecho a otra persona**

El formulario 15.8 lo ayudará a elaborar un plan para reparar el daño que haya hecho a otra persona.

FORMULARIO 15.8. **Experimentos conductuales para reforzar creencias nucleares nuevas**

A quién he hecho daño:

Este es el daño que he hecho:

Razones de que esté mal (valores que he violado):

Esto es lo que puedo hacer para repararlo:

Esto es lo que puedo decirle a la persona agraviada:

Soy consciente de que *[describa aquí el acto o la conducta]*_____

_____

te hizo daño. Estuvo mal hecho porque _____

_____

Siento mucho haberlo hecho. Quiero hacer _____

_____

para que sepas cuánto lo siento y para que, con el tiempo, me puedas perdonar.

Obsérvese que el formulario 15.8 se centra en reparar un daño, no en obtener el perdón de la persona agraviada. Podemos pedir a una persona que nos perdone «con el tiempo», pero esto no quiere decir que lo haga, sobre todo si las heridas han sido profundas o reiteradas. Con todo, esta actitud puede permitir que nos sintamos mejor si sentimos de verdad lo que hemos hecho, cambiamos nuestra conducta para intentar ser mejores personas y hacemos el esfuerzo de reparar el daño. Los intentos de ser mejores personas nos acercan a actuar de acuerdo con nuestros valores.

- *Romper el silencio que rodea a la vergüenza*

Cuando la vergüenza está envuelta en secretismo, es importante hablar de lo sucedido con una persona de confianza. La necesidad de guardar silencio suele basarse en la idea de que revelar un secreto acarreará repulsa, crítica o rechazo. No es raro que quienes han cargado con un secreto toda la vida se sorprendan al ver la aceptación que reciben cuando lo revelan. Esta aceptación contradice el rechazo temido y obliga a revaluar el significado del secreto.

Aunque puede que no confiemos plenamente en nadie, es importante revelar el secreto a quien nos inspire más confianza. Podemos expresarle la angustia que nos produce revelarlo y lo difícil que nos es hacerlo en un momento y un lugar donde tengamos tiempo para decir todo lo que necesitamos decir y para hablar de la reacción que recibamos.

Petra era auxiliar administrativa en una empresa importante y hacía muy bien su trabajo. Sin embargo, ocultaba que había tenido que dejar la universidad tras fallar en primer curso y que después se dedicó a salir de fiesta y a consumir drogas. Ahora que era una mujer adulta y respetada, decía a los demás que nunca había tenido la oportunidad de pagarse unos estudios universitarios. A Petra le avergonzaba su comportamiento en aquella época y aún la avergonzaba más haber fracasado en la universidad. Le preocupaba que la gente la juzgara mal si lo supiera. Esto la agobiaba, sobre todo cuando los demás hablaban del consumo de drogas o de los estudios universitarios de sus hijos.

Una noche, Petra salió a cenar con Monique, su mejor amiga, y se pusieron a hablar de los errores que habían cometido en su juventud. Monique contó la historia de un hombre con el que había salido y que cuando bebía daba verdadero miedo. Explicó a Petra que a veces le costaba entender que tuviera tan poco juicio al quedarse tanto tiempo con él. Petra tragó saliva y decidió arriesgarse. Empezó contando a su amiga que de joven había tomado algunas drogas. A Petra le sorprendió que Monique no pareciera juzgarla y dijera: «Lo hacía mucha gente de nuestra edad». Esta respuesta animó a Petra a contarle más detalles de aquella etapa tan alocada de su vida y al final le acabó confesando su vergüenza por haber fracasado en la universidad y tener que dejar los estudios. A Petra le sorprendió que Monique fuera tan comprensiva con sus experiencias y que, en lugar de criticarla, le expresara su reconocimiento por lo que había logrado en la vida tras unos inicios tan agitados. Después de aquella velada, Petra aún se sintió más unida a Monique y empezó a mirar con menos vergüenza los errores de su adolescencia.

- *Perdonarnos*

Ser buena persona no significa que nunca hagamos algo mal. Errar es humano. Si después de un examen a fondo llegamos a la conclusión de que hemos obrado mal, perdonarnos puede mitigar nuestra culpa o vergüenza.

Nadie es perfecto. En un momento u otro todos hemos incumplido alguno de nuestros principios. Sentimos culpa o vergüenza si creemos que somos malas personas por haberlo hecho. Pero esto no significa necesariamente que seamos malos. Como en el caso de Petra, nuestros actos pueden haber estado relacionados con una situación concreta o un momento dado de nuestra vida.

Perdonarnos puede modificar nuestra interpretación de la transgresión o el error que hemos cometido. De pensar «cometí aquel error porque soy mala persona», podemos pasar a pensar «cometí aquel error en una mala época de mi vida, cuando no me importaba actuar así».

Como en la carta de perdón que hemos escrito en el formulario 15.4, perdonarnos no significa que aprobemos, olvidemos o neguemos el dolor que hayamos podido causar. Perdonarnos supone reconocer nuestras imperfecciones y nuestros errores, y aceptar nuestros defectos. También nos puede ser útil ver que nuestra vida no ha sido una sucesión de errores o malos actos. Perdonarnos incluye reconocer nuestras buenas y malas cualidades, nuestros puntos fuertes y débiles.

EJERCICIO. **Perdonarme**

A algunas personas les cuesta mucho perdonarse porque su voz interior las critica con dureza. Si es usted capaz de perdonar a los demás pero le cuesta mucho perdonarse a sí mismo, puede practicar lo que podríamos llamar *autoperdón*, es decir, mirarse con la misma generosidad y compasión con la que mira a los demás. El formulario 15.9 de la siguiente página le puede guiar en este proceso.

FORMULARIO 15.9. **Perdonarme**

1. Debo perdonarme por esto:

2. Este es el impacto de lo que hice en mí y en otras personas:

3. Así me sigue afectando a mí y a otras personas:

4. Así imagino que mejorará mi vida si me perdono:

5. El perdón se basa en la comprensión. ¿Qué experiencias personales pueden haber contribuido a lo que hice?

6. ¿Qué pensaría de alguien que hiciera lo mismo?

7. ¿Qué aspectos positivos de mí y de mi vida tiendo a ignorar al sentir culpa o vergüenza?

8. Perdonar no significa olvidar o negar lo hecho ni el dolor sufrido. Perdonar es hallar la manera de librarme de la culpa y de la vergüenza y entender mis actos desde otra perspectiva. Desde un punto de vista generoso y compasivo, así me puedo perdonar por lo que he hecho:

9. Estas son las cualidades personales que me permitirán seguir adelante:

AL ACABAR ESTE CAPÍTULO

Cuando haya terminado este capítulo vuelva al capítulo 5 para fijar objetivos e identificar señales de mejora que tengan sentido para usted. En los capítulos 6 a 12 aprenderá más técnicas para afrontar la ira, la culpa y la vergüenza.

Resumen del capítulo 15

➤ Los formularios 15.1 y 15.2 nos ayudan a puntuar y seguir los cambios en la frecuencia, la intensidad y la duración de un estado de ánimo al practicar las técnicas del libro.

➤ La ira se caracteriza por tensión muscular, aumento del ritmo cardíaco y la tensión arterial, y actitud de defensa o de ataque.

➤ La ira centra nuestros pensamientos en la impresión de que otras personas nos hieren, nos amenazan, rompen reglas o son injustas.

➤ La ira puede ir de la irritación leve a la furia y responde a nuestra interpretación de los hechos, a nuestras expectativas sobre los demás y a si creemos que su conducta es intencionada o no.

➤ Los métodos más eficaces para controlar la ira son comprobar los pensamientos que la provocan, visualizar las situaciones de riesgo para prepararnos, reconocer las primeras señales de su presencia, hacer pausas, ser asertivos, perdonar y seguir una terapia familiar o de pareja.

➤ Sentimos culpa si creemos que hemos obrado mal o que no hemos estado a la altura de nuestras exigencias.

➤ La culpa suele ir acompañada de pensamientos que contienen la expresión *Debería...*

➤ La vergüenza surge de la idea de que debemos mantener en secreto algo que hemos hecho porque nos haría quedar muy mal.

➤ Para reducir o eliminar la culpa y la vergüenza podemos evaluar la gravedad de los actos cometidos, considerar nuestra responsabilidad personal, reparar los daños causados, romper el silencio que rodea a la vergüenza y perdonarnos.

CAPÍTULO 16

MANTENER LAS MEJORAS Y SER MÁS FELICES

Una mujer que llevaba días sin comer se acercó a un sabio que estaba pescando. Al ver la cesta de peces que el sabio había pescado, la mujer le suplicó que le diera alguno para calmar el hambre que sentía. Tras pensar unos instantes, el sabio respondió: «No te voy a dar ninguno, pero si te sientas a mi lado y coges una caña, te enseñaré a pescar. Así tendrás comida para hoy y para el resto de tu vida». La mujer siguió el consejo, aprendió a pescar y nunca más volvió a pasar hambre.

Igual que aprender técnicas de pesca ayudó a aquella mujer, las técnicas de *El control de tu estado de ánimo* que hemos aprendido y practicado nos pueden ayudar hoy y el resto de nuestra vida. El objetivo de este capítulo final es repasar esas técnicas y ver cómo podemos usarlas para seguir enriqueciendo nuestras vidas.

Si hemos trabajado con el libro hasta llegar aquí, es muy probable que nuestro estado de ánimo haya mejorado y que apliquemos con confianza muchas de las técnicas aprendidas. El aprendizaje de estas técnicas presenta tres etapas. En la primera, las aplicamos de una manera consciente y deliberada (rellenando registros de pensamientos y programas de actividades, planificando experimentos conductuales, etc.). La segunda etapa empieza cuando las hemos utilizado lo suficiente para prescindir de los formularios, aunque aún debemos aplicarlas de una manera deliberada y consciente. La etapa final empieza cuando las hemos practicado tanto que las aplicamos de una manera automática, sin pensar en ellas. Por ejemplo, podríamos tener el pensamiento automático «soy un inútil» y entonces pensar enseguida: «Un momento. Aunque he estropeado esto, no quiere decir que sea un inútil». Más adelante, en una situación parecida, simplemente podríamos pensar: «Vaya, he estropeado esto», sin pensar en nada más. Es en ese punto en el que las maneras nuevas de pensar y de actuar se han interiorizado y se han hecho automáticas.

CONSEJOS ÚTILES Cuando empezamos a sentirnos mejor, es frecuente que dejemos de usar las técnicas que nos han ayudado a mejorar. Es mejor seguir utilizándolas deliberadamente hasta que se hagan automáticas.

Aunque ya usemos las técnicas de *El control de tu estado de ánimo* de una manera automática, es muy posible que alguna vez volvamos a sentir el estado de ánimo que nos llevó a leer el libro. Experimentar una variedad de estados de ánimo con mayor o menor intensidad es algo normal, pero deberemos estar atentos a la posibilidad de que unas fluctuaciones normales se acaben convirtiendo en lo que técnicamente se llama una *recidiva*. Hablamos de *recidiva* o recaída cuando un estado de ánimo que se daba por superado vuelve a ser intenso, duradero y frecuente, y empieza a tener efectos negativos en nuestras relaciones y en nuestra vida.

La mayoría de los trastornos del estado de ánimo se pueden superar con ayuda. Si alguien hace los ejercicios del libro y recae con frecuencia o no mejora, que no pierda la esperanza, porque hay otras formas de ayuda que le pueden servir y siempre es aconsejable acudir a un profesional en busca de orientación. Lo mismo cabe decir para las personas que no puedan utilizar el libro por falta de concentración o porque no pueden recordar lo que han leído.

Si hemos mejorado con las técnicas de *El control de tu estado de ánimo* pero sufrimos una recidiva, debemos estar preparados para reconocerla lo antes posible. Es útil ver en estos contratiempos una oportunidad para reforzar nuestras técnicas, y cuanto antes las apliquemos cuando surge un problema, antes volveremos a sentirnos mejor. Si nuestro estado de ánimo empeora, es aconsejable volver a aplicar de una manera diligente y deliberada las técnicas que ya nos han ayudado a mejorar. Quizá nos sorprenda ver que al volver a aplicarlas a conciencia nos ayudan con más rapidez que la primera vez, porque no estamos aprendiendo algo nuevo, sino recordando algo que ya sabemos. Es como montar en bicicleta mucho tiempo después de haber aprendido: al principio nos sentimos un poco raros, pero enseguida recordamos lo que ya sabemos hacer.

> EJERCICIO. **Repasar y puntuar las técnicas de** *El control de tu estado de ánimo*
>
> El objetivo de este capítulo es enseñarle a ampliar y aprovechar las técnicas aprendidas en el libro con el fin de impedir o controlar las recidivas. El formulario 16.1 presenta una lista con todas las técnicas. Para cada una, use la escala de 0 a 3 del principio del formulario y puntúe en qué medida la ha utilizado, en qué medida le ha sido útil cuando la ha usado, en qué medida la sigue utilizando y en qué medida cree que la usará en el futuro. No se preocupe si no ha dominado todas las técnicas. Puede que no recuerde si ha practicado algunas o puede que se las haya saltado al leer el libro. E incluso puede que utilice algunas de una manera tan automática que ya las haya olvidado. Esta lista le recuerda que hay muchos instrumentos a su disposición para ayudarlo a afrontar y controlar su estado de ánimo.

FORMULARIO 16.1. Lista de técnicas de *El control de tu estado de ánimo*

Para cada técnica de la lista hay cuatro categorías: Uso = «¿Ha usado esta técnica?»; Utilidad = «¿Le ha sido útil?»; Uso actual = «¿Todavía la utiliza?»; Uso futuro = «¿Cree que la volverá a usar?».

Puntúe cada técnica en las cuatro categorías de acuerdo con la escala siguiente:

0 = No   1 = A veces   2 = Con frecuencia   3 = Mucho

Véase capítulo	Técnicas básicas	Uso	Utilidad	Uso actual	Uso futuro
2	Observar interacciones entre pensamientos, estados de ánimo, conductas, reacciones físicas y entorno				
4	Identificar los estados de ánimo				
4	Puntuar la intensidad de los estados de ánimo				
5	Fijar objetivos				
5	Considerar pros y contras del cambio				
6-7	Identificar pensamientos automáticos e imágenes				
6-7	Rellenar las primeras tres columnas de un registro de pensamientos				

Continúa en p. siguiente

Véase capítulo	Técnicas básicas	Uso	Utilidad	Uso actual	Uso futuro
7	Identificar pensamientos activos				
8	Buscar pruebas que apoyen o contradigan un pensamiento activo				
9	Generar pensamientos alternativos o equilibrados basados en las pruebas halladas				
6-9	Rellenar las siete columnas de un registro de pensamientos				
10	Hallar más pruebas para reforzar pensamientos nuevos				
10	Si las pruebas de un registro de pensamientos apoyan un pensamiento activo, rellenar un plan de actuación para solucionar el problema				
10	Usar planes de actuación para hacer cambios en nuestra vida o lograr objetivos				
10	Practicar la aceptación de situaciones, pensamientos y estados de ánimo				
11	Identificar supuestos subyacentes del tipo «Si..., entonces...»				
11	Comprobar un supuesto subyacente con experimentos conductuales				
11	Descubrir supuestos alternativos que encajen con nuestras experiencias				
12	Identificar creencias nucleares				
12	Identificar creencias nucleares nuevas				
12	Anotar pruebas que apoyen y refuercen las creencias nucleares nuevas				
12	Puntuar la confianza en las creencias nucleares nuevas				
12	Utilizar escalas para puntuar los cambios positivos				
12	Reforzar las creencias nucleares nuevas con experimentos conductuales				

Continúa en p. siguiente

Véase capítulo	Técnicas básicas	Uso	Utilidad	Uso actual	Uso futuro
12	Practicar el agradecimiento llevando un diario de gratitud				
12	Expresar gratitud a otras personas				
12	Actuar con amabilidad				
Véase capítulo	Técnicas para la depresión	Uso	Utilidad	Uso actual	Uso futuro
13	Puntuar los síntomas de depresión				
13	Usar un registro de actividades para observar las relaciones entre actividades y estado de ánimo				
13	Utilizar un programa de actividades para programar actividades agradables, que generen sensación de logro, que nos ayuden a acercarnos a lo que evitamos o que reflejen nuestros valores				
13	Realizar actividades aunque no estemos de humor				
13	Observar experiencias positivas y disfrutar de ellas aunque sean pequeñas				
6-13	Comprobar pensamientos e imágenes de depresión				
Véase capítulo	Técnicas para la ansiedad	Uso	Utilidad	Uso actual	Uso futuro
14	Puntuar los síntomas de ansiedad				
14	Reconocer cuándo evitamos algo a causa de la ansiedad				
14	Identificar nuestras conductas de seguridad				
14	Crear una escala de ansiedad				
14	Usar una escala de ansiedad para afrontar nuestros miedos y superar la evitación				
14	Usar el *mindfulness* y la aceptación para controlar la ansiedad				
14	Practicar la respiración para controlar la ansiedad				

Continúa en p. siguiente

Véase capítulo	Técnicas para la ansiedad	Uso	Utilidad	Uso actual	Uso futuro
14	Practicar la relajación muscular progresiva para controlar la ansiedad				
14	Usar la visualización para controlar la ansiedad				
6-9, 11, 14	Comprobar pensamientos e imágenes de ansiedad				

Véase capítulo	Técnicas para la ira	Uso	Utilidad	Uso actual	Uso futuro
15	Usar la visualización para prever situaciones de riesgo y prepararnos				
15	Reconocer las primeras señales de ira				
15	Hacer pausas				
15	Comunicarnos de manera asertiva				
15	Practicar el perdón				
6-11, 15	Comprobar pensamientos e imágenes de ira				

Véase capítulo	Técnicas para la culpa y la vergüenza	Uso	Utilidad	Uso actual	Uso futuro
15	Evaluar la gravedad de nuestros actos				
15	Usar una tarta de responsabilidad				
15	Reparar los daños causados				
15	Romper el silencio				
15	Perdonarnos				

Marquemos las técnicas del formulario 16.1 que ya sean automáticas, es decir, que utilicemos sin planificación previa. Puede que algunas que nos son muy útiles aún no sean automáticas. Sigamos practicándolas. Para que una técnica se haga automática pueden hacer falta varios meses.

CONSEJOS ÚTILES   Uno de los objetivos del formulario 16.1 es hacer hincapié en las técnicas de *El control de tu estado de ánimo*. Las mejoras que obtenga cada lector serán fruto de su empeño y de las técnicas que haya aprendido. Podrá seguir avanzando con la confianza de que nadie se las podrá quitar, y con el tiempo aprenderá a aplicarlas a muchas más situaciones. Así será menos probable que deba afrontar estados de ánimo negativos, y en su vida habrá más significado, propósito y felicidad.

REDUCIR EL RIESGO DE SUFRIR RECIDIVAS

A veces dejamos de usar las técnicas aprendidas porque nos sentimos mejor. Pero a pesar de nuestro empeño, las maneras de pensar y las conductas antiguas pueden volver, y los estados de ánimo resurgen con más frecuencia, más intensidad y mayor duración. Con todo, y a pesar de lo malo que parece, esto puede darnos la oportunidad de reforzar nuestras técnicas y hacerlas más automáticas. Como se decía antes, si notamos estas recidivas a tiempo y actuamos en consecuencia, es muy probable que nuestro estado de ánimo mejore con rapidez.

Los tres pasos siguientes reducirán la probabilidad de recidivas:

1. Identificar situaciones de alto riesgo. Si hemos realizado los ejercicios del libro, habremos observado que los estados de ánimo negativos tienden a surgir en determinadas situaciones. Linda tendía a sentir más ansiedad cuando estaba en un avión o el corazón le latía deprisa. Ben se sentía más deprimido cuando pensaba que sus hijos y sus nietos no lo necesitaban. La ira de Vic se desbocaba cuando creía que no recibía el apoyo que esperaba. Marissa se deprimía más cuando pensaba que la gente no se preocupaba por su situación o se aprovechaba de ella. Para prevenir casos como estos es aconsejable rellenar el formulario 16.2 (p. 321) y hacer una lista de situaciones en las que haya un riesgo elevado de que los estados de ánimo negativos puedan resurgir.

2. Identificar señales de aviso. Con independencia de que nos hallemos o no en una situación de riesgo, casi todos somos conscientes de señales que nos avisan del posible resurgimiento de un estado de ánimo negativo. Por ejemplo, cuando la depresión de Ben se disipaba volvía a estar muy activo con su familia y sus amigos. Pero observó que si llevaba unos días deprimido buscaba maneras de evitarlos o no contestaba al teléfono, y se dio cuenta de que eran señales que indicaban que su depresión podía volver.

Estas señales pueden ser conductas que hacemos u omitimos (por ejemplo, quedarnos en la cama más tiempo, dejar más cosas para más adelante, evitar situaciones o personas), pensamientos (negativos, de preocupación, autocríticos), estados de ánimo (un aumento de las puntuaciones del «Inventario de depresión» o del «Inventario de ansiedad», más irritabilidad) y/o cambios físicos (problemas de sueño, fatiga, tensión muscular, cambios del apetito). Pensemos en nuestras experiencias anteriores. ¿Cuáles podrían ser nuestras señales de aviso? Si no se nos ocurre ninguna, preguntemos a familiares o amigos. Tomemos nota de las señales que identifiquemos en el formulario 16.2.

En la mayoría de los casos, identificar estas señales incluirá medir con regularidad nuestro estado de ánimo incluso cuando ya nos sintamos mejor. Si antes hemos sufrido depresión o ansiedad, podemos rellenar el «Inventario de depresión» y/o el «Inventario de ansiedad» una vez al mes como parte de nuestro sistema de control de las señales de aviso. Para otros estados de ánimo, podemos puntuar periódicamente la frecuencia, la intensidad y la duración en una escala de 0 a 100, como hemos hecho en el formulario 15.1 del capítulo 15. Cuando las puntuaciones aumenten será el momento de poner en práctica nuestro plan para reducir el riesgo de recidivas.

3. Preparar un plan de actuación. Una de las ventajas de aprender técnicas para controlar nuestros estados de ánimo es que las podemos utilizar en épocas difíciles para entender, tolerar y reducir nuestra angustia. En el tercer punto del formulario 16.2 de la página 321, escribiremos las técnicas, los valores y las creencias personales que nos puedan ayudar en situaciones de alto riesgo y cuando empecemos a percibir señales de que un estado de ánimo puede resurgir. Pensemos en lo que hemos aprendido en el libro y que nos ha ayudado a mejorar. En el formulario 16.1 (pp. 315-318) hemos identificado las técnicas que han tenido más importancia para nosotros, y es conveniente repasarlas cuando establezcamos un plan para impedir recidivas o para recuperarnos de ellas.

Escribamos en el formulario 16.2 las técnicas que podemos aplicar y las medidas que podemos tomar ante situaciones de alto riesgo y cuando percibamos señales de que nuestro estado de ánimo vuelve a empeorar. Por ejemplo, cuando Ben notó que se apartaba de su familia y de sus amigos (su señal de aviso), repasó el formulario 16.1 y se dio cuenta de que el «Programa de actividades» (formulario 13.6) era lo que mejor le había servido. En consecuencia, escribió en su «Plan para reducir el riesgo de sufrir recidivas» que estaría más activo, saldría más de casa y haría planes para estar con otras personas. Al repasar el formulario 16.1 también se dio cuenta de que otra parte importante de su mejoría se debía a haber pensado de otra manera gracias a los registros de pensamientos y al diario de gratitud.

Puesto que Ben había rellenado registros de pensamientos durante varios meses, ya podía responder automáticamente a unos pensamientos negativos con otros pensamientos más equilibrados sin pensar en ello ni tener que escribir nada. No obstante, pensó que quizá no lo podría hacer si volviera a caer en la depresión y resolvió que si sus puntuaciones en el «Inventario de depresión» fueran superiores a 15, volvería a rellenar registros de pensamientos hasta que las puntuaciones fueran inferiores a 10.

Cuando llevaba su diario de gratitud, Ben se dio cuenta de la importancia de su familia y sus amigos. Al pensar en lo afortunado que era por tener tantas personas buenas en su vida, se sentía más feliz y sus actividades adquirían más significado. Así pues, como parte de su plan para controlar posibles recidivas, Ben decidió repasar y ampliar cada semana su diario de gratitud. También se propuso expresar su agradecimiento al menos a una persona cada semana.

EJERCICIO. **Reducir el riesgo de sufrir recidivas**

El formulario 16.2 ayuda a reducir el riesgo de recidivas:
1. Identificando situaciones de alto riesgo.
2. Identificando las señales que advierten de un posible resurgimiento de la depresión, la ansiedad, la ira, la culpa o la vergüenza.
3. Preparando un plan de actuación para afrontar esos momentos difíciles.

FORMULARIO 16.2. **Mi plan para reducir el riesgo de sufrir recidivas**

1. Mis situaciones de alto riesgo:

_____

_____

_____

2. Mis señales de aviso:

_____

_____

_____

Puntuar mi estado de ánimo periódicamente (por ejemplo, una vez al mes). Mi puntuación de aviso es _____

3. Mi plan de actuación (buscar ideas en el formulario 16.1):

_____

_____

_____

_____

_____

EJERCICIO. **Visualizar el afrontamiento**

Es conveniente que practique su plan del formulario 16.2 antes de que lo necesite. Una manera de hacerlo es imaginar que se halla en una situación de alto riesgo. Visualice la situación con el mayor detalle. ¿Qué sucede? ¿Qué ve y qué oye? Luego imagine que percibe algunas señales de aviso o todas ellas. ¿Qué siente? ¿Qué piensa? ¿Qué hace? Ahora imagine que aplica su plan de actuación. Dedique varios minutos a visualizar con detalle cada paso, prestando atención a lo que haga, piense y sienta al realizarlo. ¿Cómo influye en su estado de ánimo? ¿En sus pensamientos? ¿En su conducta? ¿En su experiencia física?

Basándose en este ejercicio de visualización, ¿hasta qué punto confía (poco, bastante, mucho) en que el plan de actuación que ha descrito en el punto 3 del formulario 16.2 será suficiente para ayudarlo a sentirse mejor si empieza a recaer? Si tiene mucha confianza, es probable que el plan sea bueno. Si tiene poca, será mejor que piense qué más puede añadir al plan para afrontar futuros problemas. Si cree que el plan es bueno, pero le falta confianza en las técnicas para aplicarlo, lo mejor es seguir practicándolas aunque se sienta bien. Lo ideal sería que, cuando se sienta bien, prácticamente todas las técnicas que use para reducir la posibilidad de recidivas sean automáticas y pueda confiar en que le servirán si empieza a sentirse peor.

TENER A MANO *EL CONTROL DE TU ESTADO DE ÁNIMO*

Es probable que el lector haya utilizado el libro y practicado sus técnicas con asiduidad. Si ahora se siente mejor puede que lo guarde, sobre todo si lo ha leído todo o prácticamente todo, pero es mejor que lo siga consultando aunque ya no lo use con la misma frecuencia. Por ejemplo, si lo hemos estado usando a diario, es útil mantenerlo a la vista para repasar periódicamente lo que hemos aprendido (una vez a la semana durante unos meses). Si hemos estado utilizándolo una vez a la semana, podríamos consultarlo cada dos o tres semanas o una vez al mes durante varios meses. La investigación revela que las personas que repasan el libro y siguen practicando lo que han aprendido tienen menos recidivas que las que dejan de practicar.

UTILIZAR *EL CONTROL DE TU ESTADO DE ÁNIMO* PARA MEJORAR NUESTRA VIDA Y SENTIR MÁS FELICIDAD

Al principio, la mayoría de las personas usan las técnicas de *El control de tu estado de ánimo* para aplicarlas a estados de ánimo que las afectan, como la depresión, la ansiedad, la ira, la culpa o la vergüenza. Pero estas mismas técnicas nos pueden ayudar a sentir más felicidad porque actúan como un ascensor: nos pueden sacar del sótano y subirnos a la planta más alta, pero no solo a la planta baja.

Por ejemplo, en el capítulo 12 hemos aprendido a llevar un diario de gratitud, a expresar gratitud a otras personas y a actuar con amabilidad. Estas prácticas fomentan la felicidad. En el capítulo 14 se describe el empleo de la visualización positiva para controlar la ansiedad, pero también se puede usar para imaginar cómo nos gustaría llegar a ser. Cuando imaginamos activamente conductas nuevas, es más probable que las llevemos a la práctica. La visualización positiva nos permite hacer cambios positivos en nuestra vida.

Podemos hacer estos cambios utilizando planes de actuación (capítulo 10) o experimentos conductuales (capítulo 11) para probar maneras nuevas de actuar y ver cuáles funcionan mejor. La aceptación (capítulo 10) y el *mindfulness* (capítulo 14) pueden ayudarnos a sentir más bienestar. Una de las actividades más recomendables para reducir la depresión es fijarnos en las experiencias positivas pequeñas y disfrutar de ellas (capítulo 13). Saborear las experiencias positivas cuando no nos sentimos deprimidos hace que nuestra vida sea más satisfactoria. También hemos visto la importancia de realizar actividades cuando estamos deprimidos (actividades agradables, que nos brinden una sensación de logro, que nos ayuden a superar la evitación y que encajen con nuestros valores). Cuando nos sentimos mejor, estas mismas actividades pueden llenar nuestra vida de satisfacción y bienestar. Aunque ahora estemos bien y ya no nos sintamos deprimidos, ansiosos o airados, haremos bien en seguir usando las técnicas de *El control de tu estado de ánimo* para llevar el ascensor a las plantas más altas.

Las personas interesadas en el enfoque de *El control de tu estado de ánimo* que deseen encontrar un profesional especializado en la terapia cognitiva conductual pueden dirigirse a:

<www.mindovermood.com> (Estados Unidos)
<www.anxietyanddepressioncenter.com> (Estados Unidos)
<www.academyofct.org> (Estados Unidos)
<www.asiancbt.weebly.com> (Asia)
<www.aacbt.org> (Australia)
<www.abct.org> (Canadá y Estados Unidos)
<www.cacbt.ca> (Canadá)
<www.eabct.eu> (Europa)
<www.alamoc-web.org> (Latinoamérica)
<www.cbt.org.nz> (Nueva Zelanda)
<www.babcp.com> (Reino Unido)

Si el lector no encuentra un terapeuta especializado cerca de donde reside, un profesional de la salud o una persona de confianza podrá recomendarle otro terapeuta. Si *El control de tu estado de ánimo* le ha sido útil, muchos terapeutas le recomendarán que lo siga utilizando durante la terapia. Si el lector usa el libro mientras trabaja con un terapeuta y no observa una mejoría, lo mejor será que hable con él para introducir cambios en la terapia que la hagan más eficaz. Seguramente habrá una solución: no abandone hasta que se sienta mejor.

Resumen del capítulo 16

➤ El aprendizaje de las técnicas de *El control de tu estado de ánimo* se da en tres etapas: practicarlas de una manera consciente y deliberada, aplicarlas mentalmente sin esfuerzo consciente y, por último, aplicarlas de una manera automática, sin pensar en ellas.

➤ Aunque muchas personas dejan de practicar las técnicas cuando su estado de ánimo mejora, es mejor seguir practicándolas hasta que su aplicación sea automática.

➤ Aunque es normal que se den fluctuaciones en el estado de ánimo, es importante reconocer si se está produciendo una recidiva, es decir, si el estado de ánimo vuelve a agravarse, a prolongarse demasiado, a darse con demasiada frecuencia o a tener efectos negativos en sus relaciones o en su vida en general.

➤ En la «Lista de técnicas de *El control de tu estado de ánimo*» (formulario 16.1) anotamos las técnicas que hemos usado, hasta qué punto nos han ayudado, si todavía las utilizamos y si pensamos seguir usándolas.

➤ Esta lista también nos ayuda a entender que las mejoras se deben a nuestro empeño y a las técnicas que hemos adquirido y reforzado.

➤ Para reducir el riesgo de recidivas, es útil identificar las situaciones de riesgo, identificar las señales de aviso y diseñar un plan de actuación basado en las técnicas adquiridas.

➤ Cuando nos sintamos bien, será conveniente practicar mentalmente un plan para reducir el riesgo de recidivas y reforzar nuestra confianza en que nos será útil cuando lo necesitemos.

➤ Una vez que hayamos leído *El control de tu estado de ánimo*, procuremos tenerlo a mano para recordar lo que hemos aprendido y seguir practicando las técnicas que nos han ayudado a mejorar.

➤ Las mismas técnicas y actividades que nos han ayudado a superar la depresión, la ansiedad, la ira, la culpa o la vergüenza, también nos ayudarán a reforzar estados de ánimo positivos cuando nos sintamos mejor.

EPÍLOGO

Aunque en este libro hemos leído sobre muchas personas distintas, hemos seguido con detalle los avances de Ben, Linda, Marissa y Vic. Para quienes sientan curiosidad, este epílogo relata cómo les fueron las cosas desde que finalizaron la terapia.

BEN: *«Más viejo y mejor».*

Ben superó la depresión comprobando sus pensamientos con el uso de registros y haciendo experimentos para aprender maneras nuevas de interactuar con sus hijos y nietos. También consideró muy útil rellenar programas de actividades y llevar un diario de gratitud. Al final de la terapia se sentía mucho más feliz. Volvió a ver a sus amigos, a disfrutar con nuevos proyectos y a realizar actividades con su mujer, Sylvie. Ben y Sylvie también hablaron de cómo afrontarían el hecho de que uno de los dos falleciera primero. Aunque Ben esperaba que Sylvie viviera tanto como él, tenía más seguridad en que podría disfrutar de la vida si ella falleciera antes.

La mejora espectacular de su estado de ánimo dejó a Ben muy contento y sorprendido. Al final de la última sesión de terapia se levantó del asiento de un salto y estrechó con firmeza la mano del terapeuta: «Gracias, doctor. Su ayuda ha sido fantástica y sepa que no creía que la terapia me pudiera servir». El terapeuta sonrió a Ben y le dijo: «Todo el mérito es suyo. Se ha esforzado mucho por mejorar».

Ben había puesto *todo* su empeño en la terapia. Casi cada día había hecho algo para sentirse mejor. Unos días identificaba sus estados de ánimo y sus pensamientos; otros hacía más actividades o experimentaba con conductas nuevas. Como se dice en el capítulo 13, Ben aumentó especialmente las actividades que le daban una sensación de placer o de logro y las que le hacían afrontar los retos de su vida en lugar de evitarlos. También procuró que sus actividades lo mantuvieran en contacto con las personas que más apreciaba (su familia y sus amigos). Con todo, y a pesar de este esfuerzo tan constante, la mejora de Ben variaba de una semana a otra. En la figura E.1 se muestra el gráfico de sus puntuaciones en el «Inventario de depresión» (formulario 13.1) mientras estaba en terapia.

Normalmente, las puntuaciones de depresión de las personas afectadas no mejoran cada semana. Obsérvese que, en la tercera semana, Ben podría haber pensado que no había mejorado porque la puntuación subió varios puntos. Pero con el tiempo la puntuación disminuyó, sobre todo cuando aprendió a rellenar registros de pensamientos en la semana 6. Aunque las puntuaciones de Ben a veces aumentaban o permanecían igual, con el tiempo se sintió mejor.

MARISSA: *«Por fin parece que mi vida vale la pena».*

Como podemos ver en el gráfico de puntuaciones de la depresión de Marissa (figura E.2, p. 327), su pauta de mejora fue muy diferente a la de Ben. Las puntuaciones subieron y bajaron mucho mientras estuvo en terapia. En momentos especialmente difíciles (por ejemplo, cuando recibió alguna crítica en el trabajo, cuando habló con el terapeuta de los abusos y maltratos recibidos, cuando se desanimó y dejó de rellenar registros de pensa-

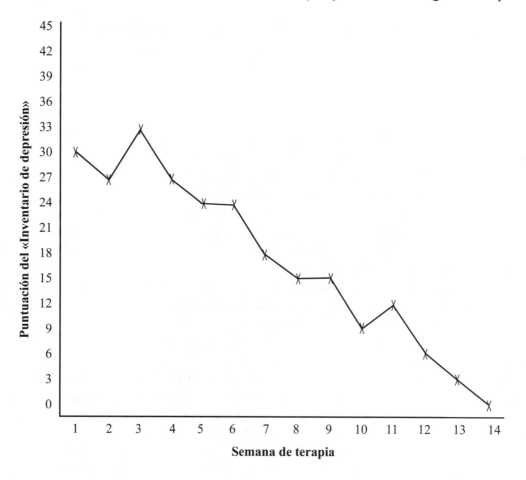

FIGURA E.1. Puntuaciones semanales de la depresión de Ben.

mientos), las puntuaciones fueron más altas (estaba más deprimida). Cuando mejoró su capacidad para solucionar problemas, usar registros de pensamientos y hacer experimentos, sus puntuaciones bajaron (estaba menos deprimida).

A veces, las puntuaciones de Marissa eran tan altas como cuando inició la terapia, pero vemos que en las últimas semanas la mayoría de las valoraciones fueron bajas. En las primeras diez semanas, las puntuaciones estuvieron por encima de 30 en siete. En las diez semanas siguientes, las puntuaciones solo fueron superiores a 30 en cuatro semanas. Y en las diez semanas siguientes, solo hubo una semana con una puntuación superior a 30. Así pues, aunque Marissa siguió luchando contra la depresión durante meses, el gráfico la ayudó a ver que estaba menos deprimida si rellenaba registros de pensamientos y practicaba otras técnicas que había aprendido. Como suele ocurrir con quienes aprenden a usar las técnicas de *El control de tu estado de ánimo*, Marissa se dio cuenta de que se sentía deprimida menos veces y de que las depresiones que sufría no eran tan profundas ni duraban tanto.

En el seguimiento más reciente, Marissa llevaba más de tres años aplicando las estrategias del libro por su cuenta, pero volvió a ver al terapeuta para que la ayudara a salir adelante cuando se sentía atascada. En los tres años anteriores no había tenido ningún intento de suicidio. Ya no sentía culpa ni vergüenza por su historial de abusos y maltratos. Rendía bien en el trabajo y había recibido evaluaciones positivas de su jefe. Su segundo

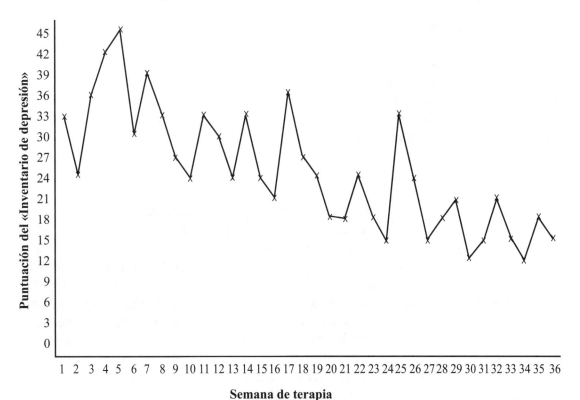

FIGURA E.2. Puntuaciones semanales de la depresión de Marissa.

hijo se había matriculado en la universidad, y como los dos hijos vivían fuera de casa, Marissa se mudó a un piso más pequeño de un bloque de apartamentos y estaba viviendo sola por primera vez. Había hecho algunas amistades y contemplaba el futuro con más esperanza.

LINDA: «*Volar con frecuencia*».

Como vimos en el capítulo 11, Linda acabó superando sus ataques de pánico y el miedo a volar. Hubo tres pasos fundamentales para su éxito.

1. Identificó las sensaciones físicas que la asustaban (por ejemplo, las palpitaciones) y los miedos relacionados con esas sensaciones («Estoy sufriendo un ataque al corazón»).
2. Con la ayuda del terapeuta, encontró otras explicaciones para las sensaciones que experimentaba (por ejemplo, la ansiedad, la excitación o el café pueden provocar un aumento del ritmo cardíaco).
3. Llevó a cabo varios experimentos para obtener información y comprobar si esas otras explicaciones encajaban mejor con sus experiencias. Primero hizo estos experimentos en la consulta del terapeuta, luego con visualizaciones, después en su casa y, por último, en aviones.

Con el tiempo, Linda llegó a tener la seguridad de que sus sensaciones físicas se debían a la ansiedad, no a un peligro físico. Aprendió y practicó varias estrategias para reducirla y pocos meses después de empezar la terapia ya volaba sin problemas.

También conservó el ascenso que le habían dado en el trabajo y pasó a ser directora regional de su empresa. Las técnicas que aprendió en *El control de tu estado de ánimo* para identificar y modificar sus pensamientos y sus sensaciones también la ayudaron a afrontar las presiones de su nuevo trabajo.

VIC: «*La solución perfecta, ser imperfecto*».

Al principio, Vic solicitó tratamiento porque quería tener más confianza, sentirse mejor consigo mismo, controlar su ira y obtener ayuda para mantenerse sin beber. Con el tiempo, algunos objetivos de su terapia cambiaron. Se mantuvo firme en su compromiso de dejar de beber, pero se dio cuenta de que sus problemas con la ira, la depresión y la ansiedad amenazaban su matrimonio.

Vic abordó estas cuestiones una por una. Sus avances se caracterizaron por el esfuerzo y la constancia en el trabajo, y su mejora solo se vio interrumpida por dos episodios de embriaguez que le trajeron problemas. Después de rellenar cerca de 35 registros de pensamientos, adquirió práctica para identificar y poner a prueba los pensamientos que alimentaban sus estados de ánimo, su baja autoestima y los impulsos de beber. La previsión de momentos difíciles y el uso de la visualización para prepararse y poder afrontarlos, lo ayudaron a controlar los impulsos de beber y minimizaron la frecuencia de sus estallidos de ira.

Vic también utilizó el «Registro de creencias nucleares» (formulario 12.6) para encontrar pruebas que apoyaran su nueva sensación de competencia (figura E.3, abajo).

Después del segundo episodio de embriaguez, Vic consiguió controlar sus impulsos y mantenerse sin beber, y lo atribuyó a haber aprendido varias estrategias para afrontar sus estados de ánimo de una manera más sana. Una de esas estrategias fue aprender a reconocer y cambiar los pensamientos y las creencias que intensificaban los estados de ánimo negativos y los impulsos de beber.

Además, Vic y Judy decidieron que la terapia de pareja podría ayudarlos y aprendieron a mejorar su comunicación, a expresar sus sentimientos con claridad y a comprobar la veracidad de lo que pensaban uno de otro. La terapia también los ayudó a recobrar su confianza mutua, que se había debilitado tras años de ira y alcoholismo.

Creencia nuclear nueva: *soy competente.*

Pruebas o experiencias que apoyan mi creencia nueva:

1. Mi hija y yo hemos visitado una universidad a la que pensaba ir. La he ayudado a conocer a gente y a hacer preguntas. Me ha dicho que estaba muy agradecida por mi ayuda.

2. He ayudado a mi hijo en un proyecto de ciencias, pero en lugar de hacerlo yo por él, le he hecho pensar en los pasos que debía dar para hacerlo él mismo.

3. Judy me ha expresado su admiración por mi constancia en no beber.

4. Este mes he vendido productos a cuatro clientes nuevos.

5. El párroco me ha pedido que ayude a organizar una reunión de bienvenida para unos vecinos recién llegados.

6. El martes por la noche me entraron ganas de beber y asistí a una reunión de Alcohólicos Anónimos.

7. He entregado los informes mensuales a tiempo.

8. He mantenido la calma cuando Judy y yo hemos discutido sobre las facturas.

FIGURA E.3. El nuevo registro de creencias nucleares de Vic.

Cuando se acercaba el final de la terapia, Vic se dio cuenta de que seguiría afrontando retos cada día. Como parte de su plan para reducir el riesgo de recidivas, decidió escribir registros de pensamientos cuando fuera incapaz de comprobar los pensamientos que le vinieran a la cabeza. En lugar de tratar de ser perfecto, procuró aceptar sus imperfecciones y no dejó de revisar su nuevo registro de creencias nucleares para tener presentes las cosas en las que era competente. Vic atribuyó a estos métodos y estrategias que dejara de beber, que su matrimonio mejorara y que sintiera más felicidad.

CAMBIA LO QUE SIENTES, CAMBIANDO CÓMO PIENSAS

En el capítulo 1 de *El control de tu estado de ánimo* veíamos que una ostra transforma un grano que la irrita en una valiosa perla. Es nuestra esperanza que este libro haya ayudado al lector a aprender técnicas nuevas para transformar lo que le irrita y los problemas de su vida en virtudes y estrategias de afrontamiento. Ahora, el lector estará más preparado para evaluar sus pensamientos, controlar sus estados de ánimo y cambiar su vida. Esperamos que haya superado los problemas que lo llevaron a abrir el libro y que se haya enriquecido con ideas, conocimientos, técnicas y métodos para transformar en perlas lo que pueda irritarle en el futuro.

APÉNDICE

COPIAS DE LOS PRINCIPALES FORMULARIOS

REGISTRO DE PENSAMIENTOS

1. Situación	2. Estados de ánimo	3. Pensamientos (imágenes) automáticos	4. Pruebas que apoyan el pensamiento activo	5. Pruebas que no apoyan el pensamiento activo	6. Pensamientos alternativos/equilibrados	7. Puntúe los estados de ánimo actuales
¿Con quién estaba? ¿Qué hacía? ¿Cuándo fue? ¿Dónde estaba?	Describa cada estado de ánimo con una palabra. Puntúe la intensidad del estado de ánimo (0-100 %). Marque con un círculo el estado de ánimo que quiere examinar.	Responda a las primeras dos preguntas generales y luego a algunas o a todas las preguntas específicas (p. 83) para los estados de ánimo que haya identificado. ¿Qué me pasaba por la cabeza justo antes de sentirme así? ¿Qué imágenes o recuerdos tengo en esta situación?	En la columna anterior, marque el pensamiento activo para el que busque pruebas. Escriba información objetiva que apoye su conclusión. (Procure escribir hechos, no interpretaciones de los mismos, como ha hecho en el formulario 8.1 de la página 103.)	Hágase las preguntas de los consejos útiles de la página 105 para descubrir pruebas que no apoyan su pensamiento activo.	Hágase las preguntas de los consejos útiles del capítulo 9 (p. 132) para generar pensamientos alternativos o equilibrados. Escriba un pensamiento alternativo o equilibrado. Puntúe su creencia en cada pensamiento alternativo o equilibrado (0-100 %).	Copie los estados de ánimo de la columna 2. Vuelva a puntuar la intensidad de cada estado de ánimo (0-100 %) y de cualquier estado de ánimo nuevo.

De *Mind Over Mood, Second Edition*, © 2016, Dennis Greenberger y Christine A. Padesky.

FORMULARIO 9.2. Registro de pensamientos

REGISTRO DE PENSAMIENTOS

1. Situación	2. Estados de ánimo	3. Pensamientos (imágenes) automáticos	4. Pruebas que apoyan el pensamiento activo	5. Pruebas que no apoyan el pensamiento activo	6. Pensamientos alternativos/equilibrados	7. Puntúe los estados de ánimo actuales
¿Con quién estaba? ¿Qué hacía? ¿Cuándo fue? ¿Dónde estaba?	Describa cada estado de ánimo con una palabra. Puntúe la intensidad del estado de ánimo (0-100 %). Marque con un círculo el estado de ánimo que quiere examinar.	Responda a las primeras dos preguntas generales y luego a algunas o a todas las preguntas específicas (p. 83) para los estados de ánimo que haya identificado. ¿Qué me pasaba por la cabeza justo antes de sentirme así? ¿Qué imágenes o recuerdos tengo en esta situación?	En la columna anterior, marque el pensamiento activo para el que busque pruebas. Escriba información objetiva que apoye su conclusión. (Procure escribir hechos, no interpretaciones de los mismos, como ha hecho en el formulario 8.1 de la página 103.)	Hágase las preguntas de los consejos útiles de la página 105 para descubrir pruebas que no apoyen su pensamiento activo.	Hágase las preguntas de los consejos útiles del capítulo 9 (p. 132) para generar pensamientos alternativos o equilibrados. Escriba un pensamiento alternativo o equilibrado. Puntúe su creencia en cada pensamiento alternativo o equilibrado (0-100 %).	Copie los estados de ánimo de la columna 2. Vuelva a puntuar la intensidad de cada estado de ánimo (0-100 %) y de cualquier estado de ánimo nuevo.

De *Mind Over Mood, Second Edition*, © 2016, Dennis Greenberger y Christine A. Padesky.

REGISTRO DE PENSAMIENTOS

1. Situación	2. Estados de ánimo	3. Pensamientos (imágenes) automáticos	4. Pruebas que apoyan el pensamiento activo	5. Pruebas que no apoyan el pensamiento activo	6. Pensamientos alternativos/equilibrados	7. Puntúe los estados de ánimo actuales
¿Con quién estaba? ¿Qué hacía? ¿Cuándo fue? ¿Dónde estaba?	Describa cada estado de ánimo con una palabra. Puntúe la intensidad del estado de ánimo (0-100 %). Marque con un círculo el estado de ánimo que quiere examinar.	Responda a las primeras dos preguntas generales y luego a algunas o a todas las preguntas específicas (p. 83) para los estados de ánimo que haya identificado. ¿Qué me pasaba por la cabeza justo antes de sentirme así? ¿Qué imágenes o recuerdos tengo en esta situación?	En la columna anterior, marque el pensamiento activo para el que busque pruebas. Escriba información objetiva que apoye su conclusión. (Procure escribir hechos, no interpretaciones de los mismos, como ha hecho en el formulario 8.1 de la página 103.)	Hágase las preguntas de los consejos útiles de la página 105 para descubrir pruebas que no apoyen su pensamiento activo.	Hágase las preguntas de los consejos útiles del capítulo 9 (p. 132) para generar pensamientos alternativos o equilibrados. Escriba un pensamiento alternativo o equilibrado. Puntúe su creencia en cada pensamiento alternativo o equilibrado (0-100 %).	Copie los estados de ánimo de la columna 2. Vuelva a puntuar la intensidad de cada estado de ánimo (0-100 %) y de cualquier estado de ánimo nuevo.

REGISTRO DE PENSAMIENTOS

1. Situación	2. Estados de ánimo	3. Pensamientos (imágenes) automáticos	4. Pruebas que apoyan el pensamiento activo	5. Pruebas que no apoyan el pensamiento activo	6. Pensamientos alternativos/equilibrados	7. Puntúe los estados de ánimo actuales
¿Con quién estaba? ¿Qué hacía? ¿Cuándo fue? ¿Dónde estaba?	Describa cada estado de ánimo con una palabra. Puntúe la intensidad del estado de ánimo (0-100 %). Marque con un círculo el estado de ánimo que quiere examinar.	Responda a las primeras dos preguntas generales y luego a algunas o a todas las preguntas específicas (p. 83) para los estados de ánimo que haya identificado. ¿Qué me pasaba por la cabeza justo antes de sentirme así? ¿Qué imágenes o recuerdos tengo en esta situación?	En la columna anterior, marque el pensamiento activo para el que busque pruebas. Escriba información objetiva que apoye su conclusión. (Procure escribir hechos, no interpretaciones de los mismos, como ha hecho en el formulario 8.1 de la página 103.)	Hágase las preguntas de los consejos útiles de la página 105 para descubrir pruebas que no apoyen su pensamiento activo.	Hágase las preguntas de los consejos útiles del capítulo 9 (p. 132) para generar pensamientos alternativos o equilibrados. Escriba un pensamiento alternativo o equilibrado. Puntúe su creencia en cada pensamiento alternativo o equilibrado (0-100 %).	Copie los estados de ánimo de la columna 2. Vuelva a puntuar la intensidad de cada estado de ánimo (0-100 %) y de cualquier estado de ánimo nuevo.

De *Mind Over Mood, Second Edition*, © 2016, Dennis Greenberger y Christine A. Padesky.

REGISTRO DE PENSAMIENTOS

1. Situación	2. Estados de ánimo	3. Pensamientos (imágenes) automáticos	4. Pruebas que apoyan el pensamiento activo	5. Pruebas que no apoyan el pensamiento activo	6. Pensamientos alternativos/equilibrados	7. Puntúe los estados de ánimo actuales
¿Con quién estaba? ¿Qué hacía? ¿Cuándo fue? ¿Dónde estaba?	Describa cada estado de ánimo con una palabra. Puntúe la intensidad del estado de ánimo (0-100 %). Marque con un círculo el estado de ánimo que quiere examinar.	Responda a las primeras dos preguntas generales y luego a algunas o a todas las preguntas específicas (p. 83) para los estados de ánimo que haya identificado. ¿Qué me pasaba por la cabeza justo antes de sentirme así? ¿Qué imágenes o recuerdos tengo en esta situación?	En la columna anterior, marque el pensamiento activo para el que busque pruebas. Escriba información objetiva que apoye su conclusión. (Procure escribir hechos, no interpretaciones de los mismos, como ha hecho en el formulario 8.1 de la página 103.)	Hágase las preguntas de los consejos útiles de la página 105 para descubrir pruebas que no apoyen su pensamiento activo.	Hágase las preguntas de los consejos útiles del capítulo 9 (p. 132) para generar pensamientos alternativos o equilibrados. Escriba un pensamiento alternativo o equilibrado. Puntúe su creencia en cada pensamiento alternativo o equilibrado (0-100 %).	Copie los estados de ánimo de la columna 2. Vuelva a puntuar la intensidad de cada estado de ánimo (0-100 %) y de cualquier estado de ánimo nuevo.

FORMULARIO 9.2. **Registro de pensamientos**

REGISTRO DE PENSAMIENTOS

1. Situación	2. Estados de ánimo	3. Pensamientos (imágenes) automáticos	4. Pruebas que apoyan el pensamiento activo	5. Pruebas que no apoyan el pensamiento activo	6. Pensamientos alternativos/equilibrados	7. Puntúe los estados de ánimo actuales
¿Con quién estaba? ¿Qué hacía? ¿Cuándo fue? ¿Dónde estaba?	Describa cada estado de ánimo con una palabra. Puntúe la intensidad del estado de ánimo (0-100 %). Marque con un círculo el estado de ánimo que quiere examinar.	Responda a las primeras dos preguntas generales y luego a algunas o a todas las preguntas específicas (p. 83) para los estados de ánimo que haya identificado. ¿Qué me pasaba por la cabeza justo antes de sentirme así? ¿Qué imágenes o recuerdos tengo en esta situación?	En la columna anterior, marque el pensamiento activo para el que busque pruebas. Escriba información objetiva que apoye su conclusión. (Procure escribir hechos, no interpretaciones de los mismos, como ha hecho en el formulario 8.1 de la página 103.)	Hágase las preguntas de los consejos útiles de la página 105 para descubrir pruebas que no apoyen su pensamiento activo.	Hágase las preguntas de los consejos útiles del capítulo 9 (p. 132) para generar pensamientos alternativos o equilibrados. Escriba un pensamiento alternativo o equilibrado. Puntúe su creencia en cada pensamiento alternativo o equilibrado (0-100 %).	Copie los estados de ánimo de la columna 2. Vuelva a puntuar la intensidad de cada estado de ánimo (0-100 %) y de cualquier estado de ánimo nuevo.

De *Mind Over Mood, Second Edition*, © 2016, Dennis Greenberger y Christine A. Padesky.

FORMULARIO 9.2. **Registro de pensamientos**

REGISTRO DE PENSAMIENTOS

1. Situación	2. Estados de ánimo	3. Pensamientos (imágenes) automáticos	4. Pruebas que apoyan el pensamiento activo	5. Pruebas que no apoyan el pensamiento activo	6. Pensamientos alternativos/equilibrados	7. Puntúe los estados de ánimo actuales
¿Con quién estaba? ¿Qué hacía? ¿Cuándo fue? ¿Dónde estaba?	Describa cada estado de ánimo con una palabra. Puntúe la intensidad del estado de ánimo (0-100 %). Marque con un círculo el estado de ánimo que quiere examinar.	Responda a las primeras dos preguntas generales y luego a algunas o a todas las preguntas específicas (p. 83) para los estados de ánimo que haya identificado. ¿Qué me pasaba por la cabeza justo antes de sentirme así? ¿Qué imágenes o recuerdos tengo en esta situación?	En la columna anterior, marque el pensamiento activo para el que busque pruebas. Escriba información objetiva que apoye su conclusión. (Procure escribir hechos, no interpretaciones de los mismos, como ha hecho en el formulario 8.1 de la página 103.)	Hágase las preguntas de los consejos útiles de la página 105 para descubrir pruebas que no apoyen su pensamiento activo.	Hágase las preguntas de los consejos útiles del capítulo 9 (p. 132) para generar pensamientos alternativos o equilibrados. Escriba un pensamiento alternativo o equilibrado. Puntúe su creencia en cada pensamiento alternativo o equilibrado (0-100 %).	Copie los estados de ánimo de la columna 2. Vuelva a puntuar la intensidad de cada estado de ánimo (0-100 %) y de cualquier estado de ánimo nuevo.

De *Mind Over Mood, Second Edition*, © 2016, Dennis Greenberger y Christine A. Padesky.

REGISTRO DE PENSAMIENTOS

1. Situación	2. Estados de ánimo	3. Pensamientos (imágenes) automáticos	4. Pruebas que apoyan el pensamiento activo	5. Pruebas que no apoyan el pensamiento activo	6. Pensamientos alternativos/equilibrados	7. Puntúe los estados de ánimo actuales
¿Con quién estaba? ¿Qué hacía? ¿Cuándo fue? ¿Dónde estaba?	Describa cada estado de ánimo con una palabra. Puntúe la intensidad del estado de ánimo (0-100 %). Marque con un círculo el estado de ánimo que quiere examinar.	Responda a las primeras dos preguntas generales y luego a algunas o a todas las preguntas específicas (p. 83) para los estados de ánimo que haya identificado. ¿Qué me pasaba por la cabeza justo antes de sentirme así? ¿Qué imágenes o recuerdos tengo en esta situación?	En la columna anterior, marque el pensamiento activo para el que busque pruebas. Escriba información objetiva que apoye su conclusión. (Procure escribir hechos, no interpretaciones de los mismos, como ha hecho en el formulario 8.1 de la página 103.)	Hágase las preguntas de los consejos útiles de la página 105 para descubrir pruebas que no apoyen su pensamiento activo.	Hágase las preguntas de los consejos útiles del capítulo 9 (p. 132) para generar pensamientos alternativos o equilibrados. Escriba un pensamiento alternativo o equilibrado. Puntúe su creencia en cada pensamiento alternativo o equilibrado (0-100 %).	Copie los estados de ánimo de la columna 2. Vuelva a puntuar la intensidad de cada estado de ánimo (0-100 %) y de cualquier estado de ánimo nuevo.

De *Mind Over Mood, Second Edition*, © 2016, Dennis Greenberger y Christine A. Padesky.

REGISTRO DE PENSAMIENTOS

1. Situación	2. Estados de ánimo	3. Pensamientos (imágenes) automáticos	4. Pruebas que apoyan el pensamiento activo	5. Pruebas que no apoyan el pensamiento activo	6. Pensamientos alternativos/equilibrados	7. Puntúe los estados de ánimo actuales
¿Con quién estaba? ¿Qué hacía? ¿Cuándo fue? ¿Dónde estaba?	Describa cada estado de ánimo con una palabra. Puntúe la intensidad del estado de ánimo (0-100 %). Marque con un círculo el estado de ánimo que quiere examinar.	Responda a las primeras dos preguntas generales y luego a algunas o a todas las preguntas específicas (p. 83) para los estados de ánimo que haya identificado. ¿Qué me pasaba por la cabeza justo antes de sentirme así? ¿Qué imágenes o recuerdos tengo en esta situación?	En la columna anterior, marque el pensamiento activo para el que busque pruebas. Escriba información objetiva que apoye su conclusión. (Procure escribir hechos, no interpretaciones de los mismos, como ha hecho en el formulario 8.1 de la página 103.)	Hágase las preguntas de los consejos útiles de la página 105 para descubrir pruebas que no apoyen su pensamiento activo.	Hágase las preguntas de los consejos útiles del capítulo 9 (p. 132) para generar pensamientos alternativos o equilibrados. Escriba un pensamiento alternativo o equilibrado. Puntúe su creencia en cada pensamiento alternativo o equilibrado (0-100 %).	Copie los estados de ánimo de la columna 2. Vuelva a puntuar la intensidad de cada estado de ánimo (0-100 %) y de cualquier estado de ánimo nuevo.

De *Mind Over Mood, Second Edition*, © 2016, Dennis Greenberger y Christine A. Padesky.

FORMULARIO 9.2. Registro de pensamientos

REGISTRO DE PENSAMIENTOS

1. Situación	2. Estados de ánimo	3. Pensamientos (imágenes) automáticos	4. Pruebas que apoyan el pensamiento activo	5. Pruebas que no apoyan el pensamiento activo	6. Pensamientos alternativos/equilibrados	7. Puntúe los estados de ánimo actuales
¿Con quién estaba? ¿Qué hacía? ¿Cuándo fue? ¿Dónde estaba?	Describa cada estado de ánimo con una palabra. Puntúe la intensidad del estado de ánimo (0-100 %). Marque con un círculo el estado de ánimo que quiere examinar.	Responda a las primeras dos preguntas generales y luego a algunas o a todas las preguntas específicas (p. 83) para los estados de ánimo que haya identificado. ¿Qué me pasaba por la cabeza justo antes de sentirme así? ¿Qué imágenes o recuerdos tengo en esta situación?	En la columna anterior, marque el pensamiento activo para el que busque pruebas. Escriba información objetiva que apoye su conclusión. (Procure escribir hechos, no interpretaciones de los mismos, como ha hecho en el formulario 8.1 de la página 103.)	Hágase las preguntas de los consejos útiles de la página 105 para descubrir pruebas que no apoyen su pensamiento activo.	Hágase las preguntas de los consejos útiles del capítulo 9 (p. 132) para generar pensamientos alternativos o equilibrados. Escriba un pensamiento alternativo o equilibrado. Puntúe su creencia en cada pensamiento alternativo o equilibrado (0-100 %).	Copie los estados de ánimo de la columna 2. Vuelva a puntuar la intensidad de cada estado de ánimo (0-100 %) y de cualquier estado de ánimo nuevo.

REGISTRO DE PENSAMIENTOS

1. Situación	2. Estados de ánimo	3. Pensamientos (imágenes) automáticos	4. Pruebas que apoyan el pensamiento activo	5. Pruebas que no apoyan el pensamiento activo	6. Pensamientos alternativos/equilibrados	7. Puntúe los estados de ánimo actuales
¿Con quién estaba? ¿Qué hacía? ¿Cuándo fue? ¿Dónde estaba?	Describa cada estado de ánimo con una palabra. Puntúe la intensidad del estado de ánimo (0-100 %). Marque con un círculo el estado de ánimo que quiere examinar.	Responda a las primeras dos preguntas generales y luego a algunas o a todas las preguntas específicas (p. 83) para los estados de ánimo que haya identificado. ¿Qué me pasaba por la cabeza justo antes de sentirme así? ¿Qué imágenes o recuerdos tengo en esta situación?	En la columna anterior, marque el pensamiento activo para el que busque pruebas. Escriba información objetiva que apoye su conclusión. (Procure escribir hechos, no interpretaciones de los mismos, como ha hecho en el formulario 8.1 de la página 103.)	Hágase las preguntas de los consejos útiles de la página 105 para descubrir pruebas que no apoyen su pensamiento activo.	Hágase las preguntas de los consejos útiles del capítulo 9 (p. 132) para generar pensamientos alternativos o equilibrados. Escriba un pensamiento alternativo o equilibrado. Puntúe su creencia en cada pensamiento alternativo o equilibrado (0-100 %).	Copie los estados de ánimo de la columna 2. Vuelva a puntuar la intensidad de cada estado de ánimo (0-100 %) y de cualquier estado de ánimo nuevo.

FORMULARIO 9.2. **Registro de pensamientos**

REGISTRO DE PENSAMIENTOS

1. Situación	2. Estados de ánimo	3. Pensamientos (imágenes) automáticos	4. Pruebas que apoyan el pensamiento activo	5. Pruebas que no apoyan el pensamiento activo	6. Pensamientos alternativos/equilibrados	7. Puntúe los estados de ánimo actuales
¿Con quién estaba? ¿Qué hacía? ¿Cuándo fue? ¿Dónde estaba?	Describa cada estado de ánimo con una palabra. Puntúe la intensidad del estado de ánimo (0-100 %). Marque con un círculo el estado de ánimo que quiere examinar.	Responda a las primeras dos preguntas generales y luego a algunas o a todas las preguntas específicas (p. 83) para los estados de ánimo que haya identificado. ¿Qué me pasaba por la cabeza justo antes de sentirme así? ¿Qué imágenes o recuerdos tengo en esta situación?	En la columna anterior, marque el pensamiento activo para el que busque pruebas. Escriba información objetiva que apoye su conclusión. (Procure escribir hechos, no interpretaciones de los mismos, como ha hecho en el formulario 8.1 de la página 103.)	Hágase las preguntas de los consejos útiles de la página 105 para descubrir pruebas que no apoyen su pensamiento activo.	Hágase las preguntas de los consejos útiles del capítulo 9 (p. 132) para generar pensamientos alternativos o equilibrados. Escriba un pensamiento alternativo o equilibrado. Puntúe su creencia en cada pensamiento alternativo o equilibrado (0-100 %).	Copie los estados de ánimo de la columna 2. Vuelva a puntuar la intensidad de cada estado de ánimo (0-100 %) y de cualquier estado de ánimo nuevo.

De *Mind Over Mood, Second Edition*, © 2016, Dennis Greenberger y Christine A. Padesky.

EJERCICIO. **Definir un plan de actuación**

Identifique un problema de su vida que le gustaría solucionar y escriba su objetivo en la primera línea del formulario 10.2. Escriba el plan de actuación de la manera más precisa posible. Fije una fecha y hora de inicio, identifique los problemas que podrían interferir con su implementación, idee estrategias para afrontar los problemas que puedan surgir y tome nota de los avances que haga. Defina planes de actuación para otros problemas que querría solucionar.

FORMULARIO 10.2. **Plan de actuación**

OBJETIVO: _____

Medidas que tomar	Cuándo empezar	Posibles problemas	Estrategias para superar los problemas	Avances

De *Mind Over Mood, Second Edition*, © 2016, Dennis Greenberger y Christine A. Padesky.

EJERCICIO. **Definir un plan de actuación**

Identifique un problema de su vida que le gustaría solucionar y escriba su objetivo en la primera línea del formulario 10.2. Escriba el plan de actuación de la manera más precisa posible. Fije una fecha y hora de inicio, identifique los problemas que podrían interferir con su implementación, idee estrategias para afrontar los problemas que puedan surgir y tome nota de los avances que haga. Defina planes de actuación para otros problemas que querría solucionar.

FORMULARIO 10.2. **Plan de actuación**

OBJETIVO: _____

Medidas que tomar	Cuándo empezar	Posibles problemas	Estrategias para superar los problemas	Avances

FORMULARIO 11.2. **Experimentos para probar un supuesto subyacente**

SUPUESTO PARA COMPROBAR					
Experimento	**Predicción**	**Posibles problemas**	**Estrategias para superar los problemas**	**Resultado del experimento**	**Qué he aprendido sobre el supuesto con este experimento**
				¿Qué ha ocurrido (en comparación con sus predicciones)? ¿Los resultados coinciden con lo predicho? ¿Ha ocurrido algo inesperado? Si las cosas no han salido como esperaba, ¿cómo lo ha afrontado usted?	
SUPUESTO ALTERNATIVO QUE ENCAJE CON LOS RESULTADOS DE MIS EXPERIMENTOS					

FORMULARIO 11.2. **Experimentos para probar un supuesto subyacente**

SUPUESTO PARA COMPROBAR					
Experimento	**Predicción**	**Posibles problemas**	**Estrategias para superar los problemas**	**Resultado del experimento**	**Qué he aprendido sobre el supuesto con este experimento**
				¿Qué ha ocurrido (en comparación con sus predicciones)? ¿Los resultados coinciden con lo predicho? ¿Ha ocurrido algo inesperado? Si las cosas no han salido como esperaba, ¿cómo lo ha afrontado usted?	
SUPUESTO ALTERNATIVO QUE ENCAJE CON LOS RESULTADOS DE MIS EXPERIMENTOS					

FORMULARIO 12.6. Registro de creencias nucleares: pruebas que apoyan una creencia nuclear nueva

Creencia nuclear nueva: _____

Pruebas o experiencias que apoyan mi creencia nueva:

1. _____
2. _____
3. _____
4. _____
5. _____
6. _____
7. _____
8. _____
9. _____
10. _____
11. _____
12. _____
13. _____
14. _____
15. _____
16. _____
17. _____
18. _____
19. _____
20. _____
21. _____
22. _____
23. _____
24. _____
25. _____

EJERCICIO. **Puntuar con el tiempo la confianza en creencias nucleares nuevas**

En la primera línea del formulario 12.7, escriba la creencia nuclear nueva que haya reforzado en el formulario 12.6. A continuación, escriba la fecha y puntúe la creencia colocando una X sobre el número de la escala que mejor represente la medida en que encaja con sus experiencias actuales. Si no cree en ella, ponga la X en el 0 de la escala. Si cree plenamente en ella, ponga la X en el 100. Para medir la evolución de la creencia nueva, vuelva a puntuarla cada pocas semanas.

FORMULARIO 12.7. **Puntuar con el tiempo mi confianza en una creencia nuclear nueva**

Creencia nuclear nueva: _____

Puntuaciones de mi confianza en la creencia

Fecha:
0 %   25 %   50 %   75 %   100 %

Fecha:
0 %   25 %   50 %   75 %   100 %

Fecha:
0 %   25 %   50 %   75 %   100 %

Fecha:
0 %   25 %   50 %   75 %   100 %

Fecha:
0 %   25 %   50 %   75 %   100 %

Fecha:
0 %   25 %   50 %   75 %   100 %

Fecha:
0 %   25 %   50 %   75 %   100 %

EJERCICIO. **Puntuar conductas en una escala y no en función de «todo o nada»**

Con el formulario 12.8, identifique algunas conductas relacionadas con su creencia nuclear nueva. Por ejemplo, si está tratando de establecer la creencia de que hay personas que lo quieren, podría puntuar su conducta social u otras cosas que, según usted, harían que los demás lo quisieran. Si está tratando de establecer la creencia nuclear «Soy una persona válida», podría fijarse en conductas que, según usted, demostrarían su valía. Elija conductas que tienda a juzgar en términos de «todo o nada». Para cada escala, describa la situación y la conducta que esté puntuando. Fíjese en la sensación de juzgar su conducta con una escala en lugar de verla en términos de «todo o nada». Cuando haya evaluado varias conductas en estas escalas, resuma lo que haya aprendido al final del formulario 12.8.

FORMULARIO 12.8. **Puntuar conductas en una escala**

Situación: Conducta que estoy puntuando:
0 %   25 %   50 %   75 %   100 %
|_____|_____|_____|_____|

Situación: Conducta que estoy puntuando:
0 %   25 %   50 %   75 %   100 %
|_____|_____|_____|_____|

Situación: Conducta que estoy puntuando:
0 %   25 %   50 %   75 %   100 %
|_____|_____|_____|_____|

Situación: Conducta que estoy puntuando:
0 %   25 %   50 %   75 %   100 %
|_____|_____|_____|_____|

Situación: Conducta que estoy puntuando:
0 %   25 %   50 %   75 %   100 %
|_____|_____|_____|_____|

Situación: Conducta que estoy puntuando:
0 %   25 %   50 %   75 %   100 %
|_____|_____|_____|_____|

Resumen: _____

_____

_____

FORMULARIO 12.9. Experimentos conductuales para reforzar creencias nucleares nuevas

Escriba la creencia nuclear que desea reforzar: _____

Escriba dos o tres conductas nuevas que encajen con la creencia nuclear. Pueden ser conductas que llevaría a cabo si tuviera confianza en la creencia o conductas que se resiste a hacer, pero que la reforzarían: _____

_____

Prediga lo que sucederá basándose en sus creencias nucleares antiguas y nuevas.
    Predicción según creencia antigua:

_____

_____

    Predicción según creencia nueva:

_____

_____

Resultados de los experimentos con desconocidos (escriba qué ha hecho, con quién y qué ha sucedido):

Resultados de los experimentos con personas conocidas (escriba qué ha hecho, con quién y qué ha sucedido):

Qué ha aprendido (¿los resultados apoyan, aunque sea en parte, la creencia nuclear nueva?):

Futuros experimentos que desea realizar:

Formulario 13.1. **Inventario de depresión**

En cada ítem, marque el número que mejor describa la medida en que ha experimentado cada síntoma durante la última semana.

	Nada	A veces	Con frecuencia	Casi siempre
1. Estado de ánimo triste o deprimido	0	1	2	3
2. Sentimientos de culpa	0	1	2	3
3. Estado de ánimo irritable	0	1	2	3
4. Menor interés o placer en actividades habituales	0	1	2	3
5. Retraerse o evitar a la gente	0	1	2	3
6. Mayor dificultad de la habitual en hacer cosas	0	1	2	3
7. Sentirse inútil	0	1	2	3
8. Dificultad para concentrarse	0	1	2	3
9. Dificultad para tomar decisiones	0	1	2	3
10. Pensamientos suicidas	0	1	2	3
11. Pensamientos de muerte recurrentes	0	1	2	3
12. Dedicar tiempo a planificar el suicidio	0	1	2	3
13. Poca autoestima	0	1	2	3
14. Ver el futuro sin esperanza	0	1	2	3
15. Pensamientos autocríticos	0	1	2	3
16. Cansancio o pérdida de energía	0	1	2	3
17. Pérdida importante de peso o disminución del apetito (no incluye pérdida de peso por dieta)	0	1	2	3
18. Cambios en el sueño: dificultad para dormir o dormir más o menos de lo habitual	0	1	2	3
19. Disminución del deseo sexual	0	1	2	3
Puntuación (suma de las puntuaciones de los ítems)				

354   EL CONTROL DE TU ESTADO DE ÁNIMO

FORMULARIO 13.2. **Puntuaciones de los inventarios de depresión**

Puntuación															
57															
54															
51															
48															
45															
42															
39															
36															
33															
30															
27															
24															
21															
18															
15															
12															
9															
6															
3															
0															
Fecha															

De *Mind Over Mood, Second Edition*, © 2016, Dennis Greenberger y Christine A. Padesky.

EJERCICIO. **Programación de actividades**

Antes de rellenar el formulario 13.6 de la página siguiente, escriba varias actividades que desee planificar para cada día. Quizá le sea útil revisar el formulario 13.5 de la página 240, sobre todo sus respuestas a las preguntas 3, 6 y 8. Se aconseja pensar en varias actividades de cada una de las siguientes categorías y repartirlas a lo largo de la semana.

Actividades agradables: _____
_____
_____
_____
_____

Actividades que logran algo: _____
_____
_____
_____
_____

Qué puedo hacer para abordar cosas que he estado evitando: _____
_____
_____
_____
_____

Actividades que encajan con mis valores: _____
_____
_____
_____
_____

Algunas actividades encajan en varias categorías. Por ejemplo, caminar o hacer ejercicio puede ser agradable para una persona, un logro para otra y encajar con el valor de hacer actividades saludables para otra. Si alguien lleva tiempo evitando hacer ejercicio, incluso puede encajar en superar la evitación. Asigne sus actividades a las categorías que crea oportunas. Lo importante es realizar actividades de cada categoría durante la semana.

Basándose en el ejercicio sobre programación de actividades de la página anterior, utilice este formulario para programar algunas actividades y anótelas en las casillas correspondientes a las horas y los días en que piensa realizarlas. Si surge algo más agradable o importante, puede realizar la actividad nueva en el período que corresponda. Si ha hecho algo diferente en algún período, anótelo y tache lo planificado. Para cada período con una actividad planificada, anote: 1) la actividad; y 2) la puntuación del estado de ánimo (de 0 a 100).

Estado de ánimo que está puntuando: _____

Hora	Lunes	Martes	Miércoles	Jueves	Viernes	Sábado	Domingo
6.00-7.00							
7.00-8.00							
8.00-9.00							
9.00-10.00							
10.00-11.00							
11.00-12.00							
12.00-13.00							
13.00-14.00							

14.00-15.00						
15.00-16.00						
16.00-17.00						
17.00-18.00						
18.00-19.00						
19.00-20.00						
20.00-21.00						
21.00-22.00						
22.00-23.00						
23.00-24.00						
24.00-1.00						

Formulario 14.1. **Inventario de ansiedad**

Para cada ítem, marque el número que mejor describa la medida en que ha experimentado cada síntoma durante la última semana.

	Nada	A veces	Con frecuencia	Casi siempre
1. Nerviosismo	0	1	2	3
2. Preocupación	0	1	2	3
3. Temblores, tics	0	1	2	3
4. Músculos doloridos, tensos	0	1	2	3
5. Agitación	0	1	2	3
6. Cansancio	0	1	2	3
7. Falta de aliento	0	1	2	3
8. Palpitaciones	0	1	2	3
9. Sudoración no debida a calor	0	1	2	3
10. Sequedad de boca	0	1	2	3
11. Mareos, aturdimiento	0	1	2	3
12. Náuseas, diarrea, problemas estomacales	0	1	2	3
13. Más necesidad de orinar	0	1	2	3
14. Sofocación o escalofríos	0	1	2	3
15. Dificultad al tragar o «nudo en la garganta»	0	1	2	3
16. Nervios de punta o a flor de piel	0	1	2	3
17. Sobresaltos	0	1	2	3
18. Problemas de concentración	0	1	2	3
19. Problemas de sueño	0	1	2	3
20. Irritabilidad	0	1	2	3
21. Evitar lugares que causan ansiedad	0	1	2	3
22. Pensamientos de peligro	0	1	2	3
23. Verme incapaz de afrontarlo	0	1	2	3
24. Pensar que pasará algo aterrador	0	1	2	3
Puntuación (suma de las puntuaciones de los ítems)				

De *Mind Over Mood, Second Edition,* © 2016, Dennis Greenberger y Christine A. Padesky.

FORMULARIO 14.2. **Puntuaciones de los inventarios de ansiedad**

Puntuación														
72														
69														
66														
63														
60														
57														
54														
51														
48														
45														
42														
39														
36														
33														
30														
27														
24														
21														
18														
15														
12														
9														
6														
3														
0														
Fecha														

EJERCICIO. **Definir mi escala de miedo**

Defina su escala de miedo rellenando los formularios 14.4 y 14.5. El objetivo del formulario 14.4 es encontrar y puntuar situaciones que usted evita a causa de la ansiedad. Cuando lo haya hecho, escriba en el peldaño superior del formulario 14.5 la situación que haya puntuado con más ansiedad y en el primer peldaño la situación que haya puntuado con menos. Rellene los peldaños restantes en función de las puntuaciones de ansiedad. Si ha puntuado igual algunas situaciones, escríbalas en el orden que crea oportuno para que los peldaños vayan de la situación menos temida a la más temida. De ser necesario, puede dejar algún peldaño en blanco.

FORMULARIO 14.4. **Definir una escala de miedo**

1. Primero, escriba una lista de situaciones, sucesos o personas que la ansiedad le haga evitar. Anótelos en la columna izquierda en cualquier orden.
2. Una vez hecha la lista, puntúe de 0 a 100 la ansiedad que siente al pensar en cada caso, siendo 0 la menor ansiedad y 100 la máxima. Escriba las puntuaciones en la columna derecha.

Qué evito	Puntuación de la ansiedad (0 a 100)

FORMULARIO 14.5. Mi escala de miedo

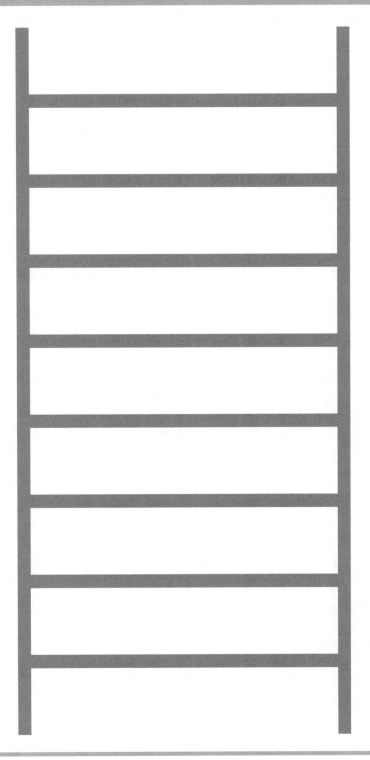

De *Mind Over Mood, Second Edition,* © 2016, Dennis Greenberger y Christine A. Padesky.

FORMULARIO 15.1. **Puntuar y seguir mis estados de ánimo**

Rellene este formulario para puntuar y seguir la frecuencia, la intensidad y la duración de cualquier estado de ánimo que desee mejorar. Este formulario también se puede utilizar para puntuar y seguir emociones positivas, como la felicidad.

Estado de ánimo: _____

FRECUENCIA

Marque el número de la escala que describa mejor con qué frecuencia ha sentido este estado de ánimo durante la última semana:

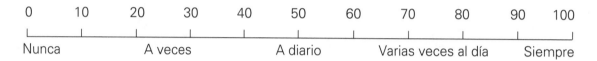

0	10	20	30	40	50	60	70	80	90	100
Nunca		A veces			A diario		Varias veces al día			Siempre

FORTALEZA

Marque la intensidad del estado de ánimo durante la última semana. Puntúe el momento de mayor intensidad, aunque la mayor parte del tiempo no haya sido tan elevada. Una puntuación de 0 significa que no ha sentido el estado de ánimo en toda la semana. Una puntuación de 100 significa que nunca lo había sentido con tanta intensidad. Los estados de ánimo muy intensos tendrán una puntuación superior a 70. Si cree que la intensidad ha sido media, valórela entre 30 y 70. Si la intensidad ha sido baja, entre 1 y 30.

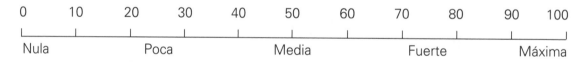

0	10	20	30	40	50	60	70	80	90	100
Nula		Poca			Media			Fuerte		Máxima

DURACIÓN

Marque el número de la escala que indique el tiempo total que ha sentido el estado de ánimo con más intensidad (basándose en la puntuación que ha dado en la escala de intensidad). Si no lo ha sentido en toda la semana, puntúe la duración con 0.

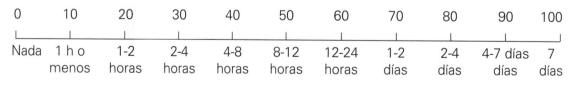

0	10	20	30	40	50	60	70	80	90	100
Nada	1 h o menos	1-2 horas	2-4 horas	4-8 horas	8-12 horas	12-24 horas	1-2 días	2-4 días	4-7 días	7 días

EJERCICIO. Puntuaciones de los estados de ánimo

Rellene el formulario 15.2 para anotar las puntuaciones de la frecuencia, la intensidad y la duración del estado de ánimo del formulario 15.1. Puede representar la frecuencia con *F*, la intensidad con *I* y la duración con *D*, o usar un color diferente para cada una. Hacer el seguimiento de las tres puntuaciones en el mismo gráfico permite ver los avances realizados al aprender las técnicas de *El control de tu estado de ánimo*. Rellene una copia del formulario 15.2 para cada estado de ánimo que quiera seguir. Por ejemplo, si estuviera puntuando la vergüenza y la felicidad, habría que hacer el seguimiento de cada una en un formulario 15.2 diferente.

FORMULARIO 15.2. Puntuaciones de los estados de ánimo

Estado de ánimo:

100															
90															
80															
70															
60															
50															
40															
30															
20															
10															
0															
Fecha															

De *Mind Over Mood, Second Edition*, © 2016, Dennis Greenberger y Christine A. Padesky.

FORMULARIO 15.4. **Escribir una carta de perdón**

1. Esto es lo que me has hecho:

2. Este es el impacto que ha tenido en mi vida:

3. Así es como me sigue afectando:

4. Así imagino que mejorará mi vida si soy capaz de perdonarte:

5. (El perdón suele empezar entendiendo a las personas que nos han herido de una manera compasiva. Escriba cualquier vivencia de la otra persona que pueda haber contribuido a sus maltratos.) Por esto puedo entender lo que has hecho:

6. (Todo el mundo hiere a alguien alguna vez. Si hemos herido a una persona, ¿qué querríamos que pensara de nosotros?) Si hiriera a alguien, así es como querría que me viera:

7. (Perdonar no significa aprobar, olvidar o negar lo que se ha hecho y el dolor sufrido. Significa hallar una manera de dejar la ira atrás y entender lo sucedido desde otra perspectiva.) Así puedo perdonar lo que me has hecho:

8. Estas son las cualidades que me permitirán seguir adelante:

EJERCICIO. **Perdonarme**

A algunas personas les cuesta mucho perdonarse porque su voz interior las critica con dureza. Si es usted capaz de perdonar a los demás pero le cuesta mucho perdonarse a sí mismo, puede practicar lo que podríamos llamar *autoperdón*, es decir, mirarse con la misma generosidad y compasión con la que mira a los demás. El formulario 15.9 le puede guiar en este proceso.

FORMULARIO 15.9. **Perdonarme**

1. Debo perdonarme por esto:

2. Este es el impacto de lo que hice en mí y en otras personas:

3. Así me sigue afectando a mí y a otras personas:

4. Así imagino que mejorará mi vida si me perdono:

5. El perdón se basa en la comprensión. ¿Qué experiencias personales pueden haber contribuido a lo que hice?

6. ¿Qué pensaría de alguien que hiciera lo mismo?

7. ¿Qué aspectos positivos de mí y de mi vida tiendo a ignorar al sentir culpa o vergüenza?

8. Perdonar no significa olvidar o negar lo hecho ni el dolor sufrido. Perdonar es hallar la manera de librarme de la culpa y de la vergüenza y entender mis actos desde otra perspectiva. Desde un punto de vista generoso y compasivo, así me puedo perdonar por lo que he hecho:

9. Estas son las cualidades personales que me permitirán seguir adelante:

FORMULARIO 16.2. Mi plan para reducir el riesgo de sufrir recidivas

1. Mis situaciones de alto riesgo:

_____

_____

_____

_____

_____

_____

2. Mis señales de aviso:

_____

_____

_____

_____

_____

_____

Puntuar mi estado de ánimo periódicamente (por ejemplo, una vez al mes). Mi puntuación de aviso es _____

3. Mi plan de actuación (buscar ideas en el formulario 16.1):

_____

_____

_____

_____

_____

_____

_____

3/19 ∅